5-7, rue de l'Ecole-Polytechnique, 75005 Paris

www.editions-harmattan.fr

ISBN : 978-2-14-025386-7
EAN : 9782140253867

Histoire de la cardiologie à travers ses noms propres

Dictionnaire historique des termes éponymes en cardiologie

Acteurs de la Science

Fondée par Richard Moreau,
professeur honoraire à l'Université de Paris XII
Dirigée par Claude Brezinski et Roger Teyssou

La collection Acteurs de la Science est consacrée à des études sur les acteurs de l'épopée scientifique moderne ; à des inédits et à des réimpressions de mémoires scientifiques anciens ; à des textes consacrés en leur temps à de grands savants par leurs pairs ; à des évaluations sur les découvertes les plus marquantes et la pratique de la Science.

Dernières parutions

Frédéric VIOUX, *La physique pour ceux qui n'aiment pas ça*, 2022.
Paul AVAN, *Giuseppe Tartini et le troisième son,* 2022.
Michel DUBUISSON, *Pierre-Charles-Alexandre Louis (1787 - 1872). Un médecin à l'aube de la médecine scientifique,* 2022.
Hugo PIERRARD, *La Pression atmosphérique et la santé. Une histoire de bulles*, 2021.
Guillaume REY, *Les stations en primatologie. Etude des cas de Makokou et Paimpont (1962-1989),* 2021.
Michel PINAULT, *Noël Bernard (1874-1911). Du maître des orchidées au pionnier de la symbiose végétale,* 2021.
Monica GINNAIO, *Sur les antidotes contre la peste, Écrits médicaux sur la peste XIVe-XVIIe siècles*, 2021
AMIC, *L'équilibre*, 2021.
Daniel BOIS, *L'information du vivant au numérique. L'homme face à la complexité*, 2020.
Frédéric TOURNIER, *Une vie à chercher*, 2020.
Robert LOCQUENEUX, *Les commencements du monde, de Moïse à Buffon*, 2020.
Alain MARMONIER, *Le Dr Melchior Marmonier,1813-1891.Vie et œuvre du promoteur de la transfusion sanguine en Grésivaudan,* 2020.
Claudio GRIMALDI, *Les Éloges de Fontenelle. La création du discours sur la science*, 2020.

Histoire de la cardiologie à travers ses noms propres

Dictionnaire historique des termes éponymes en cardiologie

Acteurs de la Science

Fondée par Richard Moreau,
professeur honoraire à l'Université de Paris XII
Dirigée par Claude Brezinski et Roger Teyssou

La collection Acteurs de la Science est consacrée à des études sur les acteurs de l'épopée scientifique moderne ; à des inédits et à des réimpressions de mémoires scientifiques anciens ; à des textes consacrés en leur temps à de grands savants par leurs pairs ; à des évaluations sur les découvertes les plus marquantes et la pratique de la Science.

Dernières parutions

Frédéric VIOUX, *La physique pour ceux qui n'aiment pas ça*, 2022.
Paul AVAN, *Giuseppe Tartini et le troisième son,* 2022.
Michel DUBUISSON, *Pierre-Charles-Alexandre Louis (1787 - 1872). Un médecin à l'aube de la médecine scientifique,* 2022.
Hugo PIERRARD, *La Pression atmosphérique et la santé. Une histoire de bulles*, 2021.
Guillaume REY, *Les stations en primatologie. Etude des cas de Makokou et Paimpont (1962-1989),* 2021.
Michel PINAULT, *Noël Bernard (1874-1911). Du maître des orchidées au pionnier de la symbiose végétale,* 2021.
Monica GINNAIO, *Sur les antidotes contre la peste, Écrits médicaux sur la peste XIV*^e^*-XVII*^e^ *siècles*, 2021
AMIC, *L'équilibre*, 2021.
Daniel BOIS, *L'information du vivant au numérique. L'homme face à la complexité*, 2020.
Frédéric TOURNIER, *Une vie à chercher*, 2020.
Robert LOCQUENEUX, *Les commencements du monde, de Moïse à Buffon*, 2020.
Alain MARMONIER, *Le Dr Melchior Marmonier,1813-1891.Vie et œuvre du promoteur de la transfusion sanguine en Grésivaudan,* 2020.
Claudio GRIMALDI, *Les Éloges de Fontenelle. La création du discours sur la science*, 2020.

Martine Maarek

Histoire de la cardiologie à travers ses noms propres

Dictionnaire historique des termes éponymes en cardiologie

Préface de Jean-Noël Fabiani-Salmon

L'Harmattan

En couverture :

Deux médecins hollandais de la Guilde des Chirurgiens d'Amsterdam, Cornelis Boekelman (à gauche) et Jan Six (à droite), montrant un cœur préparé selon la méthode du biologiste hollandais Jam Swammerdam, perfectionnée par l'anatomiste hollandais Frederik Ruysch. La canule de verre est l'instrument utilisé pour injecter le liquide d'embaumement dans les artères, à base de cire colorée et de térébenthine. L'œuvre originale, datée de 1699, est du peintre néerlandais Jurriaen Pool (1666-1745), gendre de Frederik Ruysch, et se trouve au musée Boerhaeve, Leyde, Pays-Bas.

À Jean-Pierre
À Raphaël et Florent

« On ne connaît pas complètement une science tant qu'on n'en sait pas l'histoire. »

Auguste Comte (1798-1857)

« On ne connaît pas complètement une science tant qu'on n'en sait pas l'histoire. »

Auguste Comte (1798-1857)

Préface

S'il fallait trouver un fondateur de la cardiologie moderne, c'est à l'évidence vers William Harvey qu'il faudrait se tourner quand il décrit d'une façon magistrale la circulation sanguine en 1628 dans son livre : *Exercitatio Anatomica de Motu Cordis et Sanguinis in Animalibus.* Ce livre n'est pas uniquement l'acte fondateur de la cardiologie et l'aboutissement d'une des premières démarches de physiologiste, mais une véritable révolution de la pensée médicale et scientifique, un tournant dans la pensée de l'humanité.

Et pourtant le cœur avait déjà bien fait rêver au cours des siècles précédents. Durant l'antiquité, la distinction entre la vie et la mort était simple : le vivant était chaud et le mort était froid ! La vie était donc liée à la production de chaleur. Mais quel organe pouvait produire cet élan vital, cette chaleur de la vie ? Les anciens étaient observateurs. Ils avaient palpé cet organe agité en permanence à travers les poitrines et qui s'arrêtait quand la vie s'enfuyait. Il était à l'évidence le moteur de cette chaleur vitale, donc le siège de l'âme comme l'exprimait déjà Aristote. Or Aristote avait été le philosophe le plus influent sur la pensée médicale du Moyen Âge arabe et occidental. Galien, grand synthétiseur de la pensée antique s'était lui aussi fourvoyé dans une description de la circulation à la fois inutilement complexe et totalement fausse. Mais son influence a elle aussi été majeure sur l'occident jusqu'au XVIIe siècle, imposée par l'Église qui l'a considéré comme une référence, voire comme un dogme.

Harvey va donc permettre le développement de la cardiologie. Et l'on va assister au cours des siècles suivants à l'adjonction progressive de multiples progrès proposés par de nombreuses personnalités qui constituent progressivement les pièces d'un puzzle. Il faudra attendre réellement la seconde moitié du XXe siècle pour assembler la presque totalité de ce puzzle où cliniciens, hémodynamiciens, pharmacologistes, thérapeutes et chirurgiens vont prendre leur part.

Il fallait un cardiologue pour réaliser cette synthèse. C'est le travail du Docteur Martine Maarek, passionnée de cardiologie, qui a choisi d'aborder son histoire par la vie de tous ceux qui ont laissé leur nom sur une de ces découvertes, sur une nouvelle exploration, sur un traitement original ou simplement sur un outil utile aux malades cardiaques. Faire vivre la cardiologie, c'était aussi faire vivre ces hommes et ces femmes qui avaient consacré leur vie à travailler pour mieux comprendre les problèmes et soigner les malades.

Pari réussi par Martine Maarek ! En partant des termes éponymes, on arrive aux noms propres, noms (et parfois même surnoms !) que l'auteur anime en leur donnant une profondeur qui les sort de la simple désignation technique. On apprend ainsi l'histoire de leur découverte, mais aussi l'histoire de leur vie avec les anecdotes qui émaillent toute existence et qui les rapproche.

Magnifique et émouvant voyage !

Pr Jean-Noël Fabiani-Salmon
Chirurgien cardio-vasculaire
Professeur Émérite à l'Université de Paris
Membre de l'Académie Nationale de Chirurgie
Membre correspondant de l'Académie Nationale de Médecine

Avant-Propos

Ils étaient des découvreurs, des inventeurs, des défricheurs.

Ils étaient médecins cardiologues, chirurgiens cardio-thoraciques, mais aussi anatomistes, physiologistes, pédiatres, radiologues, vétérinaires, ingénieurs… Chacun des hommes et femmes cités dans cet ouvrage a laissé son nom à une maladie, un signe séméiologique, une technique chirurgicale, un instrument ou un dispositif médical…

Parmi ces éponymes liés à la cardiologie, certains termes sont toujours largement utilisés et indémodables, d'autres sont tombés en désuétude, telles que des appellations anatomiques que les nouvelles générations d'étudiants en médecine n'utilisent plus guère. Certaines procédures opératoires ne sont plus employées de nos jours, remplacées par des techniques chirurgicales tellement plus fines et plus précises, permettant des réparations plus adaptées.

Malgré cela, l'auteur a tenu, par ses choix, à rendre hommage à ces médecins et à ces scientifiques plus ou moins célèbres, à préciser dans quelles circonstances ils ont été amenés à réaliser leur découverte, à retracer les grandes lignes de leur vie professionnelle, tout en rappelant le contexte historique. Parmi ces médecins, certains ont côtoyé rois et empereurs, ont connu la gloire et ont reçu de grands honneurs de leur vivant. D'autres ont eu une vie et une carrière humbles et modestes. Tous ont ajouté leur pierre à la grande histoire de la médecine en général, à l'édifice de la cardiologie en particulier.

Le premier médecin qui apparaît, par ordre chronologique, dans cet ouvrage, est Claude Galien (né vers 130-mort vers 201), dont l'œuvre a dominé la médecine occidentale pendant quinze siècles. Son œuvre fut élaborée à partir de la médecine hippocratique, développée par Hippocrate (460-377 av. J.-C.) et ses élèves, sur l'île de Cos, en Grèce. Selon Hippocrate, les maladies avaient une cause naturelle et non divine, et la santé ainsi que la maladie résultaient de l'équilibre ou du déséquilibre des quatre humeurs, représentées par le flegme, le sang, l'atrabile et la bile.

Aristote (384-322 av. J.-C.), fondateur de l'école péripatéticienne, détermina, suite à des dissections d'animaux, que le cœur était l'organe central de la circulation, mais aussi le siège de l'âme. Hérophile de Chalcédoine (vers 330-vers 260 av. J.-C.) réalisa les premières dissections humaines, différencia les veines des artères et rédigea un *Manuel du pouls.* Erasistrate de Ceos (vers 310-250 av. J.-C.) décrivit les artères rénales, les artères pulmonaires et la veine cave.

Claude Galien fut le dernier grand médecin grec de l'Antiquité. Suite à des dissections, notamment de porcs, il élabora une théorie de la circulation sanguine, à la fois complexe et totalement erronée, qui prévaudra jusqu'au dix-septième siècle. Il considérait aussi que le siège de l'âme était dans le cerveau et non dans le cœur.

Au cours du treizième siècle furent fondées les universités de Paris, Montpellier et Bologne. On y enseignait la médecine d'Hippocrate et de Galien. C'est seulement à partir de la fin de ce siècle que des dissections humaines commencèrent à être réalisées dans un cadre universitaire. C'est aussi au cours de ce treizième siècle qu'une première contradiction à la théorie de Galien fut apportée par Ibn-Al-Nafis (vers 1210-1288), brillant médecin exerçant au Caire et dirigeant l'Hôpital Al Mansouri. Il décrivit, le premier, de façon claire et exacte, la circulation pulmonaire, et précisa qu'« il n'y a point de passage entre les deux ventricules », infirmant ainsi les écrits de Galien sur la circulation cardiovasculaire. Mais le concept décrit par Ibn-Al-Nafis resta ignoré de l'Occident.

Le seizième siècle fut celui de l'anatomie, aboutissant à l'exploration du corps humain, et du cœur en particulier. Cette évolution des connaissances en anatomie fut facilitée par les dissections de cadavres humains et les autopsies dont la pratique commençait à se répandre. La diffusion du savoir scientifique fut aussi grandement favorisée par l'invention de l'imprimerie en 1455 par Johannes Gutenberg (vers 1400-1468).

Parmi les anatomistes fameux de ce siècle, on peut citer Léonard de Vinci (1452-1519), le grand artiste italien de la Renaissance, passionné par la structure du corps humain. De son œuvre anatomique, on a conservé cinquante planches dessinées de sa main, concernant le cœur et les vaisseaux, mais peu ou pas annotées.

Si la chrétienté, en général, répugnait à l'effraction des corps humains, les autorités de l'Église, à l'origine de bulles papales parfois ambiguës ou mal interprétées, n'interdisaient pas les dissections scientifiques. Prudemment, certains chirurgiens et médecins de l'époque préféraient cependant renoncer à pratiquer des dissections humaines, par crainte d'excommunication. Quelques anatomistes, tel l'espagnol Michel Servet (vers 1511-1553), osèrent braver ces réticences. Celui-ci reprit, dans son ouvrage intitulé *Christianismi Restitutio,* publié en 1552, le concept de la petite circulation pulmonaire, tel que décrit par Ibn-Al-Nafis. Dénoncé, certainement davantage pour les propos hérétiques rapportés dans cet ouvrage que pour sa remise en cause de la théorie de Galien alors unanimement respectée, Servet fut condamné par le tribunal de l'Inquisition. Il parvint à s'évader, et seule son effigie fut brûlée. Mais, réfugié à Genève, il fut de nouveau jugé, cette fois à l'instigation de Jean Calvin. Servet périt sur le bûcher, et ses livres furent brûlés avec lui.

L'anatomiste le plus célèbre de la Renaissance fut sans conteste le flamand Andries Wytinck van Wesel, francisé en André Vésale (1514-1564). Professeur d'anatomie à l'Université de Padoue, il donna tort à Galien et à sa théorie de la circulation sanguine. Il décrivit l'anatomie du cœur dans son ouvrage publié en 1543, intitulé *De humani corporis fabrica libri septem.* Ce livre, dont le texte est riche et très descriptif, comporte des planches anatomiques dessinées par Jan Stephan Van Calcar, élève du Titien. Dans sa deuxième édition de 1555, malgré des erreurs sur la physiologie du cœur, Vésale réfuta clairement le caractère perméable de la cloison interventriculaire, comme le soutenait Galien.

Le dix-septième siècle fut marqué par la découverte de la vraie circulation du sang, par le médecin anglais William Harvey (1578-1657). Sous son influence, la médecine européenne se débarrassa définitivement de la tradition héritée de Galien, qui était restée incontestée pendant quinze siècles, et abandonna la théorie des humeurs encore en usage. C'est en 1616 que Harvey présenta pour la première fois, dans ses cours d'anatomie, son "modèle" de circulation cardiovasculaire, décrivant un circuit fermé actionné par la pompe cardiaque. Ce système circulatoire fut rendu public lors de la publication, en 1628, de son ouvrage l'*Exercitatio Anatomica de Motu Cordis et Sanguinis in Animalibus (Exercice anatomique sur le mouvement du cœur et du sang chez les animaux).* Malgré ses nombreux détracteurs, la théorie de Harvey trouva cependant des partisans, et pas des moindres, tels que René Descartes, et même Louis XIV qui exigea de faire enseigner, à Paris, « l'anatomie de l'homme suivant la circulation et les dernières découvertes ». La raison prit alors le pas sur les anciennes croyances, les critiques changèrent de bord, les "circulateurs" victorieux étant soutenus par les écrits de Molière, Boileau ou La Fontaine qui ridiculisaient les médecins officiels.

Le dix-huitième siècle, le "Siècle des Lumières", fut dominé par l'essor des sciences, porteuses d'espoir et de curiosité. Les médecins de ce siècle, au cours duquel l'*Encyclopédie* de Denis Diderot (1713-1784) rassembla toutes les connaissances du monde d'alors, apportèrent à leur discipline une vision rationnelle et scientifique, une fois libérés du carcan galénique.

L'anatomie pathologique apparut comme une nouvelle science, consistant à confronter les données de la clinique avec les constatations fournies par l'autopsie. Cette méthode anatomo-clinique fut mise à l'honneur par Raymond Vieussens (1641-1715), Antonio Maria Valsalva (1666-1723), et surtout l'élève de ce dernier, Giovanni Battista Morgagni (1682-1771).

Ce furent aussi les débuts de la cardiologie, avec des tentatives de classification des maladies. L'ouvrage de Jean-Baptiste Sénac (1693-1770), publié en 1749 sous le titre de *Traité de la structure du cœur, de son action et de ses maladies*, peut d'ailleurs être considéré comme l'acte fondateur de la cardiologie. L'autre fondateur de la cardiologie fut l'anglais Richard Lower (1631-1691) qui sut reconnaître l'insuffisance cardiaque en distinguant l'insuffisance ventriculaire droite de la gauche, et qui publia en 1679 son grand livre de pathologie cardiovasculaire, le *Tractatus de Corde*. Quant à William Heberden (1710-1801), il décrivit remarquablement, en 1768, l'angine de poitrine.

C'est aussi au cours de ce siècle qu'on mesura pour la première fois les pulsations cardiaques, de même que la pression artérielle, sur une jument, étude réalisée par l'anglais Stephen Hales (1677-1761).

Le dix-neuvième siècle vit émerger les premiers grands cliniciens, le plus souvent français et britanniques, tels que Robert Adams (1791-1875), Jean-Baptiste Bouillaud (1796-1881), William Stokes (1804-1878), ou Jean-Martin Charcot (1825-1893). La cardiologie devint une spécialité à part entière. L'examen clinique s'approfondit grâce à la percussion, sous l'impulsion de Jean-Nicolas Corvisart (1755-1821), et à l'auscultation, avec le stéthoscope découvert par René-Théophile Laennec (1781-1826). Par ces nouvelles méthodes d'exploration, la séméiologie s'enrichit, et de nouvelles pathologies furent découvertes, telles que certaines cardiopathies congénitales.

Ce siècle fut aussi celui des physiologistes qui voulurent, avec les premiers instruments de mesure, explorer le système cardiovasculaire. Parmi ces physiologistes, on retient Carl Ludwig (1816-1895) et son kymographe, et Étienne-Jules Marey (1830-1904), inventeur du sphygmographe et de la "méthode graphique" permettant d'enregistrer les phénomènes liés à la vie. Ces appareils furent utilisés pour mesurer, pour la première fois, la pression artérielle chez l'homme.

Au cours du dix-neuvième siècle fut fondée la méthode expérimentale, établie par François Magendie (1783-1855) puis par son élève Claude Bernard (1813-1878). Ces savants s'appuyèrent sur la physique et la chimie pour expliquer la médecine, au moyen d'expériences adaptées. Sur le plan cardiovasculaire, Claude Bernard découvrit la vasomotricité.

Les premiers médicaments à visée cardiologique furent découverts, tels que le nitrite d'amyle dans l'angine de poitrine. Mais, dans ce siècle où triomphèrent les théories de Louis Pasteur (1822-1895), ce furent surtout les progrès liés à l'asepsie, tel que le lavage obligatoire des mains et du matériel dans les hôpitaux, préconisé par Ignace-Philippe Semmelweis (1818-1865) en 1847, et la découverte de l'anesthésie (protoxyde d'azote puis éther et chloroforme), qui allaient permettre l'avènement de la chirurgie, élément majeur du siècle suivant.

Le vingtième siècle commença avec la découverte de l'électrocardiographie au moyen du galvanomètre à corde de William Einthoven (1860-1927). Ce fut le début d'une succession de progrès techniques et scientifiques, amenant à des explorations du cœur de plus en plus fines et poussées. C'est ainsi qu'on assista à l'avènement de la radiologie, grâce à la découverte des rayons X par Wilhelm Röntgen (1845-1923), qu'on put mettre au point des appareils de mesure de la pression artérielle non invasifs et de plus en plus faciles à utiliser. La seconde partie du vingtième siècle vit l'explosion des techniques diagnostiques, aidées par l'informatique, telles que Holter, Doppler, échocardiographie, cathétérisme, artériographie, coronarographie, scintigraphie myocardique, scanner, IRM…

La chirurgie cardiaque, après quelques débuts balbutiants à la fin du dix-neuvième siècle, allait enfin pouvoir se déployer. Les progrès de cette chirurgie furent consécutifs à la mise au point de la circulation extracorporelle, avec la machine cœur-poumon créée par John Gibbon

(1903-1973), puis améliorée par la suite. De grands chirurgiens, pleins d'audace, d'inventivité, de passion pour leur métier, parvinrent à fonder la spécialité, à part entière, de chirurgie cardiaque. On peut citer, parmi les plus remarquables, Alfred Blalock (1899-1964), Robert Edward Gross (1905-1988), Michael DeBakey (1908-2008), Charles Dubost (1914-1991), Clarence Walton Lillehei (1918-1999), Denton Cooley (1920-2016), Norman Shumway (1923-2006) qui, le premier, mit au point la procédure de la transplantation cardiaque, Alain Carpentier (1933-). Pensons aussi à tous ces ingénieurs qui, aux côtés de ces cardiologues, imaginèrent les techniques, les matériaux et les modèles qui deviendraient prothèses valvulaires, stimulateurs cardiaques, défibrillateurs ou cœurs artificiels.

Outre l'immense découverte de la pénicilline par Alexander Fleming (1881-1955) en 1928, la pharmacopée à visée cardiovasculaire fut aussi l'objet d'avancées prodigieuses, au cours du vingtième siècle. Ces nouveaux médicaments permirent le traitement de l'insuffisance coronarienne, de l'insuffisance cardiaque, des troubles du rythme, de l'hypertension artérielle, de l'athérosclérose, et autorisèrent les greffes cardiaques, grâce à la découverte de la ciclosporine.

Le vingtième siècle s'est achevé par une véritable révolution : la cardiologie interventionnelle. Cette technique, permettant d'alléger le geste chirurgical, a débuté par le traitement de l'insuffisance coronarienne, pour s'étendre dans les domaines de la rythmologie et des valvulopathies.

Ce bref survol de l'histoire de la cardiologie met en exergue le génie et l'ouverture d'esprit de ces hommes qui durent parfois affronter et surmonter calomnies, obscurantisme, condamnation et rejet de la part de leurs confrères, mais qui voulurent avancer coûte que coûte, avec obstination, vers la connaissance, et affirmer leurs certitudes, parfois au prix de leur vie. Nous sommes les héritiers de ces hommes et de ces femmes qui ont voué leur vie à faire progresser la science médicale. Nous leur devons une infinie reconnaissance, en préservant leur mémoire et en les mettant à l'honneur.

Dr Martine Maarek

Dictionnaire Historique des Termes Éponymes en Cardiologie

ABBOTT MAUDE ELIZABETH SEYMOUR, NÉE BABIN (1869-1940) : Médecin pathologiste canadienne, née à St. Andrews East (actuellement Saint-André-d'Argenteuil, Québec), morte à Montréal (Canada) ; *voir Rokitansky-Maude Abbott (syndrome de).*

Élève douée et assidue, élevée par sa grand-mère, Maude Abbott rêve, dès son enfance, de faire des études supérieures. En 1885, elle obtient une bourse pour étudier les arts à l'Université McGill, alors que les femmes viennent juste d'y être admises. Elle est déterminée à entreprendre des études de médecine à la Faculté de Médecine de McGill (Montréal), mais sa candidature est refusée, en tant que femme. Elle est par contre acceptée au *Bishop's Medical College* à Lennoxville, où elle est la seule femme, et obtient son diplôme de médecin en 1894. Elle poursuit ensuite sa formation en Europe, à Vienne, pendant trois ans.

À son retour au Canada en 1897, Maude Abbott ouvre son cabinet à Montréal, tout en exerçant au *Royal Victoria Hospital*. Suite à un article remarqué sur les bruits fonctionnels du cœur, elle est nommée premier membre féminin de la *Montréal Medico-Chirurgical Society*. En 1898, Maude Abbott se rend à l'Université Johns-Hopkins (Baltimore, Maryland) et y rencontre William Osler qui l'encourage et l'incite à se consacrer à l'étude des cardiopathies congénitales. En 1898, elle est nommée curatrice adjointe du *McGill Pathological Medical Museum*, où elle fait preuve de grandes qualités d'organisatrice, tout en poursuivant sa collaboration avec William Osler. Elle est promue Conservatrice Principale du musée trois ans plus tard, tandis qu'elle est fascinée par un spécimen du musée nommé le "cœur de Holmes", cœur privé de cloison interventriculaire. En 1905, William Osler lui demande d'écrire le chapitre sur les cardiopathies congénitales pour son ouvrage *System of Modern Medicine,* travail pour lequel elle recevra de grands éloges. Maude Abbott devient alors mondialement connue dans le domaine des cardiopathies congénitales. En 1906, elle participe à la fondation de l'*International Association of Medical Museums*, avec Osler.

En 1910, huit ans avant que l'Université McGill ne se décide enfin à admettre des femmes en médecine, Maude Abbott reçoit de cette université un doctorat en médecine *honoris causa* et est nommée Maître de Conférences en Pathologie, puis Professeur Adjointe en 1925.

En 1924, elle décrit la forme incomplète de la persistance du canal atrioventriculaire commun, déjà décrite en 1875 par Karl von Rokitansky, et leurs deux noms seront joints pour désigner cette anomalie congénitale, le "syndrome de Rokitansky-Maude Abbott". En 1936, Maude Abbott publie *Atlas of Congenital Cardiac Disease*, ouvrage qui regroupe plus de mille cas cliniques et post-mortem de cardiopathies congénitales, et elle élabore un nouveau système de classification.

Au cours de sa carrière, Maude Abbott a publié plus de 140 articles et ouvrages scientifiques, et a été membre de multiples sociétés savantes, dont la *Federation of Medical Women of Canada* dont elle a été membre fondateur. Elle a surtout, grâce à son *Atlas*, jeté les bases de la chirurgie cardiaque moderne, en aidant les médecins à mieux comprendre et diagnostiquer les malformations cardiaques et à développer de nouvelles méthodes de traitement. Enfin, surnommée "la tornade bienfaisante", elle a ouvert la voie aux femmes en médecine.

Son portrait est visible au *Pavillon Strathcona* d'anatomie et de chirurgie dentaire à l'Université McGill, et une plaque de bronze a été posée à l'entrée du *Pavillon McIntyre* des sciences médicales de cette même université. En 1994, Maude Abbott a été intronisée dans le Temple de la Renommée Médicale Canadienne (*Canadian Medical Hall of Fame*). Un timbre à son effigie a été édité en 2000.

Maude Abbott est enterrée dans le *Christ Church Cemetery* à Saint-André-d'Argenteuil (Québec) (Canada).

Adams-Stokes *(maladie ou syndrome d') ; voir aussi Morgagni Giovanni Battista et Stokes William :* Syndrome caractérisé par la survenue brutale de syncopes à l'emporte-pièce avec chute soudaine, provoquées par un arrêt souvent bref de la circulation cérébrale consécutif d'un pouls lent par bloc atrioventriculaire complet. Ce syndrome peut aussi se manifester par des attaques d'épilepsie, et il peut entraîner une mort subite. Rarement, le débit cardiaque insuffisant est lié à une tachycardie ventriculaire de type torsade de pointes.

ADAMS ROBERT (1791-1875) : Chirurgien irlandais, né et mort à Dublin (Irlande) (Royaume-Uni).

En 1810, Robert Adams commence des études artistiques au *Trinity College de Dublin*, et rapidement décide d'apprendre la médecine auprès de William Hartigan, Professeur d'Anatomie et de Chirurgie au *Trinity College,* puis de George Stewart, Chirurgien Général de l'*English Army in Ireland.* En 1815, Adams reçoit la licence du *Royal College of Surgeons in Ireland.* Il n'a jamais obtenu le diplôme de *Bachelor in Medicine* de l'*University of Dublin,* et c'est seulement en 1842 qu'il recevra son doctorat en médecine.

Après une tournée en Europe passée à perfectionner ses connaissances médicales et chirurgicales, Robert Adams revient, en 1818, à Dublin, devient membre de l'*Irish College of Surgeons,* et commence à exercer comme chirurgien au *Jervis Street Hospital.* Passionné par l'enseignement, il crée en 1826 la *Richmond School of Medicine, Anatomy and Surgery*, en coopération avec Richard Carmichael et Ephraim MacDowell. Cette école, associée au *Richmond Hospital* de Dublin, sera renommée, en 1849, *Carmichael School of Medicine and Surgery.*

Adams y enseigne l'anatomie, la physiologie et la chirurgie, et oriente plus spécifiquement ses recherches dans le domaine de l'arthrite et de la goutte, dont il souffrait lui-même, en corrélant ses observations cliniques à ses examens post-mortem. Il est le premier à décrire le kyste poplité.

Adams s'intéresse aussi aux pathologies cardiaques et publie, en 1827, un long article intitulé *"Cases of Diseases of the Heart Accompanied with Pathological Observations".* On y trouve d'excellentes descriptions de diverses pathologies cardiaques, telles qu'anévrysme du ventricule gauche, rupture de cordages, calcifications de la valve aortique, "ossification" des artères coronaires, sténose mitrale et thrombus de l'oreillette gauche. C'est dans ce même article qu'il décrit le cas basé sur l'observation clinique d'un patient de soixante-huit ans, chez lequel sont associés des symptômes cérébraux, à type de malaises et convulsions, sur une période de sept ans, et un pouls lent à environ trente battements par minute, le patient décédant au cours d'une de ces crises. Adams est le premier à considérer, à juste titre, que "l'apoplexie", et donc les symptômes cérébraux, sont la conséquence d'une pathologie organique dont le siège est cardiaque.

Plusieurs décennies plus tard, en 1854, le médecin irlandais William Stokes confirmera ce syndrome, caractérisé par des syncopes, un pouls lent et parfois des crises convulsives ou des vertiges incontrôlables. Ce syndrome sera nommé "syndrome d'Adams-Stokes" par le cardiologue français Henri Huchard, en 1899.

Les premières descriptions de ce syndrome datent en fait de 1717. Le médecin slovène Marcus Gerbezius avait rapporté, dans le journal annuel de l'Académie Nationale des Sciences Leopoldine à Halle (Allemagne), deux cas de patients dont la symptomatologie était similaire (pouls extrêmement lent, syncopes, vertiges et crises d'épilepsie). Ce syndrome est aussi, parfois, nommé "syndrome de Morgagni-Adams-Stokes", en référence aux observations de l'anatomiste italien Giovanni Battista Morgagni. Celui-ci avait publié, en 1761, son œuvre majeure *De Sedibus et Causis Morborum per Anatomen Indagatis (Recherches anatomiques sur le siège et les causes des maladies).* Dans la deuxième section de son ouvrage, portant sur les maladies du thorax, Morgagni décrivait le cas d'un patient de soixante-quatre ans, marchand à Padoue, chez qui il avait constaté un pouls rare et extrêmement lent, à vingt-deux battements par minute, associé à deux crises épileptiques, le patient décédant quinze mois après le début des symptômes. Malgré ces précédentes observations, c'est Robert Adams qui, le premier, sut attribuer les symptômes cérébraux à la pathologie cardiaque.

Quant à sa cause, il faudra attendre la découverte du faisceau de His par Wilhelm His en 1893, puis les travaux d'Henri Vaquez au début du vingtième siècle, pour relier ce syndrome à un bloc intracardiaque.

En 1835, à la mort de MacDowell, Robert Adams est nommé Chirurgien au *Richmond Hospital*. En 1861, il obtient le poste de Professeur, puis *Regius Professor of Surgery* au *Trinity College*, Dublin. En 1861 également, il est fait *Surgeon in Ordinary to Her Majesty Queen Victoria in Ireland.*

Auteur d'une centaine de publications scientifiques, Robert Adams fut considéré comme une figure éminente de la médecine irlandaise. Il fut élu à trois reprises Président du *Royal College of Surgeon*s, en 1840, 1860 et 1867, et fut aussi Président de la *Dublin Pathological Society.*

Robert Adams est enterré au *Mount Jerome Cemetery and Crematorium*, Dublin (Irlande) (Royaume-Uni).

***Albini** (nodules ou nodosités d')* ; *voir aussi Cruveilhier (nodosités de) :* Petits nodules fibreux sur les marges des valves mitrales et tricuspides du cœur, résidus de tissus fœtaux, appelés également nodosités de Cruveilhier.

ALBINI GIUSEPPE (1827-1911) : Médecin physiologiste italien, né à Milan et mort à Turin (Italie).

Giuseppe Albini commence ses études de médecine en 1845 à Pavie, d'où il est expulsé trois ans plus tard pour avoir participé au Printemps des Peuples en 1848. Il termine ses études de médecine à Vienne et obtient son diplôme en 1852. Il devient l'Assistant de Von Brücke, Professeur de Physiologie à l'Université de Vienne. Puis il part à Berlin et est nommé, en 1857, Professeur de Physiologie à l'Université de Cracovie.

En 1859, Albini décrit les nodosités siégeant sur le bord libre des valves cardiaques qui avaient déjà été notifiées par Jean Cruveilhier en 1849, et qui seront nommées "nodosités d'Albini" ou "nodules de Cruveilhier".

La même année, après que la Lombardie ait été libérée de la puissance autrichienne, Albini démissionne de son poste à l'Université de Cracovie, et retourne en Italie pour occuper le poste de Professeur d'Histoire Naturelle à l'École Secondaire à *Casale Monferrato* (Piémont).

En 1860, Giuseppe Albini est nommé Professeur de Physiologie à Parme et, l'année suivante, il devient Directeur de l'Institut de Physiologie de Naples où il établit un laboratoire de physiologie moderne. Ses recherches concernent la physiologie, l'anatomie, la chimie biologique, l'embryologie, l'ophtalmologie.

Il est enterré dans le cimetière d'*Abbiate Guazzone*, près de Côme (Lombardie) (Italie).

***Arantius** (corps d')* : Petits tubercules ou nodules des valves semi-lunaires, au niveau des valves aortiques et de l'artère pulmonaire.

ARANTIUS : ARANZIO GIULIO CESARE (LATINISÉ EN JULIUS CAESARE ARANTIUS) (1530-1589) : Chirurgien et anatomiste italien, né et mort à Bologne (Émilie-Romagne) (Italie).

Né dans une famille pauvre, Giulio Aranzio commence à étudier la médecine avec son oncle, Bartolomeo Maggi, chirurgien réputé et maître de conférences à l'Université de Bologne. En 1548, il entre à l'Université de Padoue où, à l'âge de dix-neuf ans, alors qu'il est l'élève du grand médecin et anatomiste André Vésale, il découvre et décrit le muscle releveur de la paupière supérieure.

En 1554, il poursuit ses études à l'Université de Bologne où il obtient son doctorat en médecine en 1556. Quelques mois après, il enseigne déjà la médecine et la chirurgie dans cette université. En 1570, les enseignements d'anatomie et de chirurgie sont séparés, à son instigation, pour faire de l'anatomie une branche médicale distincte, pour la première fois dans l'histoire de la médecine. Aranzio occupera donc conjointement la chaire d'Anatomie, nouvellement créée, et la chaire de Chirurgie, jusqu'à sa mort en 1589. Son patronyme est latinisé en Julius Caesare Arantius.

On doit à Arantius des découvertes importantes sur le développement de l'embryon, sur l'anatomie de l'oreille, de l'œil et de ses muscles, des structures cérébrales, en particulier l'hippocampe, et sur les organes circulatoires.

Dans le domaine cardiovasculaire, il est le premier à décrire le canal artériel, le foramen ovale et les petits tubercules des valvules de l'aorte et de l'artère pulmonaire, qui seront nommés "corps d'Arantius". Il corrobore le concept de la circulation pulmonaire, énoncé et soutenu par l'anatomiste Realdo Colombo, Professeur à l'Université de Padoue à la suite de Vésale, et confirme l'imperméabilité de la cloison interventriculaire, ainsi que le soutenait Vésale.

Arantius publie en 1564 un traité d'anatomie intitulé *De Humano Foetu Libellus,* et est le premier à démontrer que le sang maternel et le sang du fœtus restent séparés au cours de la grossesse. Il décrit le *ductus venosus* ou "canal d'Arantius".

C'est également un chirurgien habile, pouvant traiter polypes nasaux, goîtres, phymosis, hémorroïdes, abcès et fistules de l'anus, et réalise même des rhinoplasties.

Une statue, située dans le théâtre anatomique du *Palazzo dell'Archiginnasio* à Bologne, est dédiée à Arantius, considéré comme une figure majeure dans l'histoire de l'anatomie humaine.

***Aschoff** (nodules d')* : Lésion histologique élémentaire, arrondie ou ovoïde, parsemant le tissu conjonctif interstitiel du myocarde, évocatrice, mais non pathognomonique d'une atteinte par le rhumatisme articulaire aigu.

***Aschoff-Tawara** (nœud d') ; voir aussi Tawara Sunao :* Élément anatomique du système nerveux autonome du cœur, le nœud d'Aschoff-Tawara, ou nœud atrioventriculaire, est situé dans l'oreillette droite, dans le triangle de Koch, délimité par l'orifice du sinus coronaire, l'orifice de la veine cave inférieure et l'insertion de la tricuspide septale. Il reçoit l'influx nerveux venu du nœud sinusal de Keith et Flack et se prolonge par le faisceau de His. L'influx électrique subit un ralentissement à ce niveau.

ASCHOFF KARL ALBERT "LUDWIG" (1866-1942) : Médecin et anatomopathologiste allemand, né à Berlin (Prusse, actuellement Allemagne) et mort à Freiburg in Bresgau (Allemagne).

Fils d'un médecin réputé, Ludwig Aschoff étudie la médecine à l'Université de Bonn et y reçoit son doctorat en médecine en 1889. À partir de 1891, spécialisé en anatomie pathologique, il commence à travailler comme Assistant de Friedrich von Recklinghausen à l'Institut d'Anatomie Pathologique de Strasbourg. Puis, deux ans plus tard, en 1893, il devient le Premier Assistant à l'Institut de Pathologie de Göttingen, poste qu'il occupera une dizaine d'années.

En 1903, Aschoff est nommé Professeur à l'Université de Marburg et dirige le département d'Anatomie Pathologique. Les années 1904-1914 seront parmi les plus fructueuses sur le plan des découvertes, en partie grâce aux études histologiques détaillées du cœur, entreprises par le japonais Sunao Tawara, en formation post-doctorat, et qui travaillera pendant trois ans dans le laboratoire d'Aschoff.

En 1904, Tawara et Aschoff décrivent les nodules rhumatoïdes sur le muscle cardiaque, présents dans la maladie de Bouillaud, prenant le nom de "nodules d'Aschoff". Les études d'Aschoff portent également sur le mécanisme de la thrombose et sur le système de conduction intracardiaque. La plus grande contribution d'Aschoff à la cardiologie est la découverte et la publication en 1906, suite aux deux années d'intenses recherches de Sunao Tawara, du nodule atrioventriculaire, qui sera nommé "nœud d'Aschoff-Tawara". Aschoff consacre aussi ses recherches à l'appareil digestif, en particulier les lithiases biliaires, et au scorbut.

En 1906, Aschoff accepte le poste de Professeur à l'Université de Freiburg in Bresgau où il termine sa carrière en 1936. Il établit à Freiburg un Institut de Pathologie. Son institut à Freiburg, comme son laboratoire à Marburg, attirent des étudiants du monde entier, en particulier du Japon, venus travailler et se former auprès d'Aschoff.

Après la Première Guerre mondiale qui avait interrompu ses travaux, Aschoff effectue une tournée aux États-Unis, en 1924, pour donner des conférences à New York, Philadelphie, Pittsburgh, Chicago, Los Angeles et San Francisco. Il expose, à cette occasion, sa théorie soutenant que l'athérosclérose est due en partie à une dysfonction du métabolisme lipidique.

Il est aussi un fervent défenseur des différences raciales, créant la théorie de "Pathologie de la Constitution" qui sera utilisée par les médecins nazis.

Remarquable enseignant en anatomopathologie, considéré comme le continuateur de l'œuvre de Rudolf Virchow, Ludwig Aschoff fut l'auteur de plus de 200 publications et ouvrages scientifiques, tel que son Traité d'Anatomie Pathologique (intitulé *Pathologische Anatomie ; ein Lehrbuch für Studierende und Aertzte*), publié en 1909, et l'un des fondateurs de la *Deutsche Gesellschaft für Pathologie* (*Société Allemande de Pathologie).*

Il est enterré dans le cimetière protestant de la Congrégation de l'Église de Jérusalem à Berlin-Kreuzberg (Allemagne).

***Ashman** (phénomène d')* : Bloc intraventriculaire transitoire ou aberration ventriculaire, survenant lorsqu'un cycle long est suivi par un cycle court. Ce phénomène est visible en particulier après une diastole longue lors d'une fibrillation auriculaire ou lors du démarrage d'une tachycardie supraventriculaire.

***Ashman** (unité)* : Unité de temps/voltage utilisée en électrocardiographie, représentant dans les conditions standard un carré de 1 mm de côté correspondant à 0,1 millivolt x 0,04 seconde.

ASHMAN RICHARD F. (1890-1970) : Physiologiste américain, né à Philipsburg (Pennsylvanie), mort à New Orléans (Louisiane) (USA).

Après ses études dans le New Jersey, Richard Ashman devient, en 1917, Assistant en Physiologie à l'Université de l'Illinois. L'année suivante, il commence à enseigner à l'Université de Tulane (Nouvelle-Orléans, Louisiane), avant d'être nommé, en 1924, Professeur Assistant de Physiologie dans cette même université.

En 1930, Ashman est Professeur Assistant de Physiologie à l'Université de Vanderbilt (Nashville, Tennessee). Puis, en 1932, il est nommé Chef du Département de Physiologie à la *Louisiana State University School of Medicine*.

Ashman publie des travaux originaux sur l'électrocardiographie clinique, la vitesse de l'onde de pouls et la conduction du muscle cardiaque. Il publie en 1937 *Essentials of Electrocardiography,* et décrit, en 1947, le phénomène électrocardiographique qui portera son nom, le "phénomène d'Ashman".

Richard Ashman fut membre de plusieurs sociétés savantes, dont l'*American Physiological Society*, et a aussi été reconnu comme poète.

Il est enterré au *Lake Lawn Park Cemetery and Mausoleum*, Nouvelle-Orléans (Louisiane) (USA).

***Astrand** (formule d')* : Formule permettant de calculer la fréquence cardiaque maximale théorique. Elle est de 220 moins l'âge.

***Astrand et Ryhming** (test d')* : Épreuve d'effort destinée aux sportifs, visant à mesurer la consommation maximale d'oxygène, à partir d'un nomogramme, tenant compte de la fréquence cardiaque, de l'âge, du sexe et du poids du sujet.

ASTRAND PER-OLOF (1922-2015) : Physiologiste suédois, né à Svenarum, mort à Täby Parish (Suède).

Après sa thèse de médecine obtenue en 1952, Per-Olof Astrand est nommé en 1970 Professeur de Physiologie au *Royal Gymnastic Central Institute* de Stockholm, puis, en 1977, à l'Institut Karolinska de Stockholm.

Les champs de recherche d'Astrand incluent la physiologie de l'effort, la performance physique, la médecine préventive et la rééducation. Il publie en 1952 *Experimental Studies of Physical Working Capacity in Relation to Sex and Age.*

C'est en 1954 qu'il développe l'*"Astrand-Ryhming Cycle Ergometer Test"*, en collaboration avec sa future femme, Irma Ryhming. Ce test est basé sur une grande étude réalisée sur 242 hommes et femmes de quarante à cinquante ans, pédalant sur une bicyclette ergométrique. Les résultats seront confirmés par une seconde étude en 1958, réalisée sur 81 employés des brasseries de Stockholm. Cette épreuve d'effort, destinée aux sportifs, vise à estimer la capacité aérobique.

Ce test permet aussi de déceler une insuffisance coronarienne avant même que celle-ci ne s'exprime cliniquement. Astrand détermine ainsi les critères de l'électrocardiogramme d'effort normal ou pathologique. Quant à la "formule d'Astrand", elle permet de calculer la fréquence cardiaque maximale théorique.

Per-Olof Astrand a publié plus de 200 articles scientifiques au cours de sa carrière, a été membre de plusieurs sociétés savantes internationales. De 1977 à 1988, il a été membre de l'Assemblée Nobel de l'Institut Karolinska.

Bachmann *(faisceau de)* : Le faisceau de Bachmann appartient aux voies de conduction intra-atriales qui sont la partie du tissu cardionecteur responsable de la propagation de la dépolarisation myocardique entre le nœud sinoauriculaire et le nœud atrioventriculaire. Il naît du faisceau internodal antérieur, traverse la paroi interauriculaire afin de dépolariser l'oreillette.

BACHMANN JEAN "GEORGE" (1877-1959) : Physiologiste germano-américain, né à Mulhouse (Alsace, Empire Allemand, actuellement en France), mort à Atlanta (Géorgie) (USA).

Né à Mulhouse, alors en territoire allemand, Jean George Bachmann grandit à Nancy, puis s'engage dans la marine marchande pour finalement s'installer aux États-Unis en 1902.

Jean Bachmann entreprend des études de médecine au *Jefferson Medical College* à Philadelphie où il obtient son doctorat en 1907. Il s'oriente vers la physiologie au *Jefferson Hospital*. En 1910, il est nommé Professeur et titulaire de la chaire de Physiologie à l'*Atlanta College of Physicians and Surgeons*, qui deviendra une partie de l'*Emory University School of Medicine* (Géorgie). Il occupera ce poste jusqu'à sa retraite en 1947.

Ses recherches portent essentiellement sur l'électrophysiologie du cœur. Il découvre la fonction des voies intra-atriales, en 1916, grâce à des expérimentations sur le chien, en constatant un allongement de la conduction après clampage de fibres musculaires reliant les oreillettes. Ces fibres constituent le faisceau musculaire qui sera nommé "faisceau de Bachmann".

Bachmann publie, en collaboration avec A. Richard Bliss, un ouvrage qui sera diffusé largement en Europe et aux USA : *Essentials of Physiology and Pharmacodynamics*.

Jean George Bachmann était aussi un expert dans l'art culinaire, ayant fait office de chef cuisinier dans divers grands hôtels.

Il est enterré au *Westview Cemetery* à Atlanta (Géorgie) (USA).

Bainbridge *(réflexe de)* : Le réflexe de Bainbridge, également appelé réflexe auriculaire, est une augmentation de la fréquence cardiaque due à une élévation de la pression veineuse centrale. Une augmentation du volume sanguin entraîne un étirement des volorécepteurs, et la tachycardie réflexe permet d'éviter une accumulation du sang veineux en amont du cœur.

Bainbridge Francis Arthur (1874-1921) : Médecin et physiologiste anglais, né à Stockton-on-Tees (Durham), mort à Londres (Royaume-Uni).

Fils d'un pharmacien, Francis Bainbridge, après des études de médecine à Cambridge (Angleterre), poursuit sa formation au *St. Bartholomew's Hospital* (Londres), et obtient son diplôme en 1901. Il commence à exercer à Londres au *St. Bartholomew's Hospital* et à l'*Hospital for Sick Children, Great Ormond Street,* tout en s'orientant vers la recherche en physiologie à l'*University College*.

Il reçoit son doctorat en médecine en 1904 à Cambridge, puis se forme en bactériologie et anatomopathologie, au *Guy's Hospital* (Londres) et au *Lister Institute of Preventive Medicine* (Londres). Il est nommé Professeur de Physiologie en 1911 à la *Durham University*. En 1915, Bainbridge obtient la chaire de Physiologie au *St. Bartholomew's Hospital University of London,* poste qu'il gardera jusqu'à la fin de sa carrière.

Bainbridge étudie particulièrement les mécanismes de formation de la lymphe, les propriétés de filtration des glomérules rénaux et la physiologie de l'exercice musculaire. Mais il est surtout connu pour avoir montré qu'une augmentation de la pression veineuse centrale a pour conséquence une accélération de la fréquence cardiaque. Ce "réflexe de Bainbridge", décrit en 1918 à partir d'expériences sur des chiens, s'explique par une augmentation du volume sanguin qui entraîne un étirement des volorécepteurs, la tachycardie réflexe permettant ainsi d'éviter une accumulation du sang veineux en amont du cœur.

Francis Bainbridge a publié plusieurs ouvrages de physiologie, parmi lesquels *Essentials of Physiology*, et a été nommé, en 1919, membre de la *Royal Society.*

***Barlow** (maladie ou syndrome de)* : Prolapsus ou ballonnisation, au cours de la systole, d'une ou des deux valves mitrales refoulées dans l'atrium gauche, anomalie pouvant être responsable d'une insuffisance mitrale.

Barlow John Brereton (1924-2008) : Cardiologue sud-africain né à Cape Town et mort à Johannesburg (Afrique du Sud).

Fils de médecin, John Barlow démarre ses études de médecine à l'Université de Witwatersrand située à Johannesburg. Celles-ci sont interrompues en 1940 lorsque l'Afrique du Sud entre en conflit lors de la Seconde Guerre mondiale, et Barlow sert alors dans les Forces Sud-Africaines, rattachées à la Huitième Armée Britannique en Afrique du Nord, puis à la Cinquième Armée Américaine en Italie.

De retour à Johannesburg, en 1946, Barlow poursuit ses études de médecine à l'université et obtient son doctorat en 1951. Il poursuit sa formation en médecine, en chirurgie et en pédiatrie au *Baragwanath Hospital* à Soweto. En 1955, il gagne l'Angleterre, devient membre du *Royal College of Physicians*, puis exerce à la *Royal Postgraduate Medical School,* au *Hammersmith Hospital* de Londres. C'est à cette époque qu'il s'intéresse à l'auscultation et à la phonocardiographie, l'amenant à étudier les clicks et les souffles télésystoliques.

Lors de l'examen post-mortem d'un patient connu pour avoir présenté un click, Barlow constate un cordage mitral fibreux, sans autre pathologie associée, l'amenant à faire le lien entre l'anomalie auscultatoire et le caractère pathologique de la valve mitrale, puis à publier cette observation. Mais cet article est controversé et reçu avec scepticisme par la communauté cardiologique.

À la fin des années cinquante, Barlow retourne en Afrique du Sud pour exercer au *Johannesburg Hospital*. Une seconde publication, dont le titre est : *"The Significance of Late Systolic Murmurs and Mid-Late Systolic Clicks"*, datant de 1963, est alors très remarquée. Elle décrit le mécanisme du "click" et du souffle systolique, montrant qu'ils sont causés, respectivement, par un prolapsus de la valve mitrale et par une régurgitation mitrale. Ces anomalies auscultatoires avaient déjà été mentionnées dans la littérature médicale depuis 1887, mais sans que le lien avec la valve mitrale ait été fait. L'année suivante, lors d'une visite au *Johns Hopkins Hospital* (Baltimore, Maryland), Barlow rencontre John Michael Criley, qui introduit le terme de "prolapsus" pour cette pathologie qui sera nommée "syndrome de Barlow".

En 1971, John Barlow devient Directeur de l'Unité de Recherche Cardiovasculaire à l'Hôpital de Johannesburg. En pleine période d'apartheid, alors qu'il mène une étude sur douze mille écoliers de Soweto, il découvre un taux élevé de cardiopathies rhumatismales dans cette population, et fait le lien entre cette pathologie cardiaque et les conditions socio-économiques très précaires de ces enfants.

En 1980, John Barlow est nommé Professeur de Cardiologie, dans le département de cardiologie nouvellement créé, à l'Hôpital de Johannesburg, poste qu'il gardera jusqu'à sa retraite en 1990. Il acquiert une réputation internationale pour sa connaissance des cardiopathies liées à la valve mitrale, et devient le médecin personnel de Nelson

Mandela. En 1986, est publié son ouvrage intitulé *Perspectives on the Mitral Valve.*

Pour ses contributions à la cardiologie, John Barlow a reçu de nombreuses distinctions internationales et nationales, dont plusieurs prix et honneurs délivrés par la *South Africa Cardiac Society.*

Bazett *(formule de)* : La formule de Bazett est une correction logarithmique de l'intervalle QT mesuré sur l'électrocardiogramme, permettant la comparaison de valeurs de QT à différentes fréquences cardiaques. Le QT corrigé selon la formule de Bazett est égal à $QT/\sqrt{RR}$.

BAZETT HENRY CUTHBERT (1885-1950) : Médecin et physiologiste anglo-américain né à Gravesend (Angleterre), mort sur le paquebot *Queen Mary*, en route vers Copenhague.

Fils de médecin, Henry Bazett entreprend des études de médecine à l'*Oxford University* (Angleterre), et s'oriente vers la physiologie. Il se forme au *St. Thomas's Hospital* (Londres) où il exerce comme Démonstrateur en Physiologie en 1910. L'année suivante, il devient membre du *Royal College of Surgeons,* et pratique la chirurgie, toujours au *St. Thomas's Hospital,* dans le département d'oto-rhino-laryngologie.

En 1912, il obtient une bourse qui lui permet de passer une année à la *Harvard University* (Cambridge, Massachusetts), puis il revient à Londres, peu de temps avant le déclenchement de la Première Guerre mondiale. Pendant la guerre, Bazett sert en France dans l'armée britannique comme *Medical Officer*, jusqu'en novembre 1918, faisant preuve d'un courage exemplaire, et finit décoré de l'*Order of the British Empire* et de la *Military Cross.*

Henry Bazett obtient son doctorat en médecine en 1920, puis est nommé Maître de Conférences en Physiologie à l'*Oxford University.* Il s'intéresse alors aux problèmes physiologiques liés à l'aviation et aux hautes altitudes.

C'est aussi en 1920 que Bazett définit sa formule de correction de l'intervalle QT en fonction de la fréquence cardiaque, à partir d'enregistrements électrocardiographiques d'un petit groupe d'individus sains, formule qui sera nommée "formule de Bazett".

En 1921, il part à Philadelphie, pour occuper la chaire de Professeur de Physiologie à l'Université de Pennsylvanie, poste qu'il gardera jusqu'à son décès brutal. Henry Bazett étudie particulièrement la circulation sanguine en utilisant des techniques de cathétérisme, et effectue des recherches sur le contrôle de la température corporelle, n'hésitant pas à réaliser des expérimentations sur lui-même.

Lors du déclenchement de la Seconde Guerre mondiale, il se met en disponibilité de son poste à l'Université de Pennsylvanie, pour se consacrer à des recherches médicales en aéronautique afin d'aider le Canada et la Grande-Bretagne.

En 1950, Henry Cuthbert Bazett est élu Président de l'*American Physiological Society.* C'est en se rendant au Congrès International de Physiologie qu'il devait présider, et qui se tenait à Copenhague, que Bazett meurt subitement en mer, à bord du paquebot *Queen Mary.*

Il fut inhumé au *Holywell Cemetery*, Oxford (Angleterre) (Grande-Bretagne).

***Beck** (triade de)* : Ensemble de signes associant hypotension artérielle, turgescence jugulaire bilatérale témoignant d'une pression veineuse élevée et bruits du cœur très atténués. Ils s'observent en cas de tamponnade, compression aiguë du cœur par un épanchement péricardique.

BECK CLAUDE SCHAEFFER (1894-1971) : Chirurgien cardiaque américain, né à Shamokin (Pennsylvanie), mort à Cleveland (Ohio) (USA).

Claude Beck obtient son diplôme de docteur en médecine en 1921 à la *Johns Hopkins Medical School* (Baltimore, Maryland). Influencé par William Halsted, il développe un immense intérêt pour la chirurgie. Il poursuit alors sa formation, en chirurgie, au *Yale University's New Haven Hospital* (Connecticut), puis, en 1923-1924 à la *Harvard University* (Cambridge, Massachusetts) avec Harvey Cushing. Après avoir démarré en neurochirurgie, il se tourne vers la recherche cardiovasculaire et la chirurgie cardiaque.

En 1924, Beck obtient un poste au *Lakeside Hospital* de la *Western Reserve University School of Medicine* (Cleveland, Ohio), où il met en place et organise le premier laboratoire de recherche chirurgicale dans cette université. Dans les années vingt, étant un proche collaborateur d'Elliott Cutler, il participe aux premières commissurotomies mitrales réalisées par celui-ci aux USA, à l'aide d'un valvulotome.

En 1928, Beck devient Chirurgien Assistant, puis Professeur Associé en chirurgie en 1933.

Dans les années trente, Claude Beck étudie le moyen de restaurer la circulation cardiaque, et, en 1935, il met au point et réalise la néovascularisation épicardique : il sacrifie ou pèle l'épicarde et y implante le muscle grand pectoral pédiculé, afin de fournir un réseau vasculaire de suppléance, opération qu'il nomme cardiopéricardiopexie, puis qui prendra le nom de "Beck I". Il s'agit alors du premier traitement chirurgical de la maladie coronarienne. Mais, après un moment d'enthousiasme, la technique est rapidement abandonnée. En 1935 également, il décrit les signes de la tamponnade aiguë, qui prendront le nom de "triade de Beck".

En 1940, Claude Beck est nommé Professeur de Neurochirurgie à la *Western Reserve University*, tout en poursuivant la chirurgie cardiaque. Son travail est interrompu de 1942 à 1945 par la Seconde Guerre mondiale, au cours de laquelle il sert dans le *Medical Corps* avec le grade de Colonel.

À la fin des années quarante, Beck crée une nouvelle technique opératoire dans le cadre de l'ischémie myocardique, en créant une greffe veineuse entre l'aorte et le sinus coronaire, opération qui sera nommée "Beck II".

Beck est surtout célèbre pour avoir, en 1947, réalisé avec succès la première défibrillation sur un être humain : alors qu'il termine une opération sur un garçon de quatorze ans atteint d'une anomalie congénitale de type pectus excavatum, son jeune patient fait un arrêt cardiaque. Beck ouvre à nouveau le thorax du garçon, et procède à un massage cardiaque manuel pendant environ quarante-cinq minutes, avant d'utiliser le défibrillateur, à courant alternatif, que Beck avait lui-même conçu et fait construire par son ami médecin James Rand. Le choc électrique, appliqué directement sur le cœur, permit la ressuscitation du jeune patient. Cette méthode, utilisée donc pour la première fois, avait été suggérée par les expérimentations du collègue de Beck, le physiologiste Carl Wiggers, qui avait restauré la circulation sanguine sur des animaux par un massage du cœur suivi d'un choc électrique. Il est à noter que l'anatomiste et chirurgien écossais Allan Burns, avait été le premier, dès 1809, à envisager le traitement d'arrêts cardiaques au moyen d'un choc électrique.

Dans les années cinquante, avec l'aide de la *Cleveland Heart Society*, Beck et ses collègues développent les techniques de ressuscitation cardiopulmonaire, puis forment plusieurs milliers de médecins et d'infirmières à ces techniques. À partir du début des années soixante, l'usage du choc électrique par défibrillateur est généralisé, sur thorax fermé, que ce soit en salle d'opération comme à l'extérieur, permettant de ressusciter d'innombrables patients en arrêt cardiaque.

En 1952, Claude Beck est le premier américain à être nommé Professeur de Chirurgie Cardiovasculaire, poste qu'il gardera jusqu'à sa retraite en 1965, étant alors nommé Professeur Émérite.

Claude Beck est considéré comme un pionnier en chirurgie cardiaque, ayant été le premier à proposer un traitement chirurgical dans l'insuffisance coronarienne, à défibriller un cœur humain, à extraire avec succès des tumeurs cardiaques. Membre de multiples sociétés savantes, telles l'*American College of Surgeons*, l'*American Heart Association*, il a été élu Président de l'*American Association for Thoracic Surgery* et, en 1952, il a été nominé pour le Prix Nobel de Médecine.

***Bentall** (opération de) :* L'opération de Bentall est une opération de chirurgie cardiaque dans les anévrysmes de l'aorte ascendante avec insuffisance aortique qui consiste au remplacement de la valve aortique malade et de la racine de l'aorte ascendante avec un tube composite contenant une greffe de valve prothétique (valve mécanique le plus souvent, parfois prothèse biologique), avec réimplantation directe des ostia des artères coronaires dans le greffon.

BENTALL HUGH HENRY (1920-2012) : Chirurgien cardiaque britannique, né à Worthing (Sussex), mort à Henley-on-Thames (Oxfordshire) (Royaume-Uni).

Hugh Bentall étudie la médecine à l'Université de Cambridge et au *St Bartholomew's Hospital* à Londres. Ayant obtenu son diplôme en 1942, il s'oriente vers la chirurgie et se forme au *North Middlesex Hospital* (Londres) où il participe à des premiers succès (embolectomie pulmonaire, correction de l'atrésie œsophagienne), puis se spécialise en chirurgie thoracique au *London Chest Hospital*.

Au cours de la Seconde Guerre mondiale, en 1945, Bentall rejoint la *Royal Navy*, servant sur un navire-hôpital, puis sur l'*Empire Clyde*, le seul navire-hôpital de la flotte du Pacifique. À Singapour, il soigne les prisonniers de guerre libérés. En 1947, après la démobilisation, il retourne à Londres et enseigne l'anatomie pendant six mois au *Charing Cross Hospital*. Il devient membre du *Royal College of Surgeons* en 1950, et intègre l'équipe chirurgicale au *Hammersmith Hospital,* où il exercera jusqu'à sa retraite en 1985. Hugh Bentall commence à enseigner la chirurgie en 1959 à la *Royal Postgraduate Medical School*, au *Hammersmith Hospital,* pour devenir, en 1965, le premier Professeur de Chirurgie Cardiaque du Royaume-Uni.

Bentall est considéré comme un pionnier dans la chirurgie cardiaque à cœur ouvert pour avoir réalisé, avec William Cleland, chirurgien en chef, en 1953, la première opération à cœur ouvert du Royaume-Uni sur une femme présentant une sténose valvulaire aortique, intervention couronnée de succès. Il utilisera pour cela la machine cœur-poumon développée par le physiologiste sud-africain Denis Graham Melrose. Après une pause de plusieurs années, le programme d'opérations à cœur ouvert est repris en 1957, la première patiente étant alors une femme porteuse d'une communication inter-atriale, qui sera toujours en vie vingt-cinq ans plus tard.

En mai 1959, en pleine "guerre froide" avec Moscou, William Cleland, chirurgien-chef, Bentall, Melrose et leur équipe embarquent à bord d'un bateau en partance pour Leningrad en URSS, transportant avec eux tout le matériel nécessaire pour réaliser six opérations à cœur ouvert, ainsi que la fameuse machine cœur-poumon de Melrose. Ils avaient en effet été mis au défi par le Professeur russe Aleksandr Bakulev, rencontré en 1952, de prouver l'efficacité et la fiabilité de cette machine. À l'Institut de Chirurgie Cardiovasculaire de Moscou, six opérations, sur deux adultes et quatre enfants atteints d'une cardiopathie congénitale cyanogène (dont deux tétralogies de Fallot), sont menées avec succès, sous les yeux de deux cents chirurgiens soviétiques. Ceux-ci sont si impressionnés qu'ils décident d'acquérir immédiatement le matériel de cette équipe britannique, qui rentrera au pays par avion, avec uniquement leurs bagages à main.

C'est en 1966 que Bentall opère avec succès un jeune homme présentant une insuffisance aortique sévère associée à un anévrysme aortique dans le cadre d'un syndrome de Marfan, en remplaçant la valve aortique et l'aorte ascendante au cours de la même opération. Il publie, en 1968, cette procédure qu'il a mise au point et qui prendra le nom d'"opération de Bentall", publication intitulée *"A technique for complete replacement of the ascending aorta"*.

Dans ses dernières années d'activité, Hugh Bentall se consacrera au traitement chirurgical du syndrome de Wolff-Parkinson-White.

BEUREN ALOIS JOSEF (1919-1984) : Cardiologue et pédiatre allemand ; *voir Williams ou Williams et Beuren (syndrome de).*

En 1962, Alois Beuren, de l'Université de Göttingen, décrit l'association d'un retard mental, d'une sténose aortique congénitale supra-valvulaire et d'un faciès caractéristique d'"elfe", à partir de trois observations d'enfants. Ce syndrome avait déjà été décrit l'année précédente par le Néo-Zélandais John Cyprian Phipps Williams, et prendra le nom de "syndrome de Williams" ou de "Williams et Beuren".

En 1964, Alois Beuren complète la description de ce syndrome, cette fois à partir de dix observations, montrant en plus l'association de malformations dentaires, et, pour la majorité des patients, de sténoses pulmonaires périphériques multiples à l'angiocardiographie.

Bigelow *ou* ***Bigelow-Cleland*** *(myotomie ou opération de) ; voir aussi Cleland William Paton "Bill" :* Technique chirurgicale utilisée dans le traitement de la cardiomyopathie obstructive du ventricule gauche et qui consiste, après aortotomie sous circulation extracorporelle, à réséquer le bourrelet musculaire septal caractéristique de l'affection.

BIGELOW WILFRED GORDON "BILL" (1913-2005) : Chirurgien cardiaque canadien, né à Brandon (Manitoba) (Canada), mort à Toronto (Ontario) (Canada).

Fils du généraliste et chirurgien ayant fondé la première clinique médicale privée au Canada, Wilfred Bigelow obtient son doctorat de médecine à l'Université de Toronto en 1938. Il poursuit sa formation au *Toronto General Hospital* jusqu'en 1941.

Durant la Seconde Guerre mondiale, il sert dans le corps médical de l'Armée Royale Canadienne, réalisant des actes chirurgicaux sur le théâtre militaire, en Angleterre, en Normandie et dans le nord de l'Europe.

Après la guerre, en 1946, Bigelow obtient une bourse de recherche, au *Johns Hopkins Medical School* (Baltimore, Maryland), et se forme en chirurgie cardiaque et vasculaire sous la direction de Richard Bing et d'Alfred Blalock.

En 1947, Bigelow intègre l'équipe chirurgicale du *Toronto General Hospital.* Il est aussi nommé Directeur du Laboratoire Cardio-vasculaire au *Banting Research Institute*, poste qu'il occupera jusqu'en 1977. Là, il s'intéresse à l'étude des effets physiologiques de l'hypothermie. Il réalise, sur des chiens, des expérimentations consistant à les mettre en état d'hypothermie, dans le but de réduire les besoins en oxygène lors d'opérations de chirurgie cardiaque. Il démontre ainsi que l'hypothermie est bien supportée et déclare, en 1950 : « L'état de l'organisme dans lequel la température est abaissée réduit très au-dessous de la normale la demande en oxygène des tissus et permet d'exclure de la circulation certains organes pendant d'assez longues périodes. En utilisant cette technique, le chirurgien peut opérer un cœur asséché. »

En 1948, Wilfred Bigelow est nommé Professeur Associé dans le Département de Chirurgie à l'Université de Toronto. L'année suivante, il réalise avec succès une commissurotomie mitrale, la seconde opération de ce type effectuée au Canada. Il est aussi l'un des premiers à prôner l'utilisation de l'artère mammaire interne (procédure de Vineberg) dans le cadre de la revascularisation myocardique.

Wilfred Bigelow participe aussi au développement du premier stimulateur cardiaque en 1951, en collaboration avec Callaghan et l'ingénieur canadien John Alexander Hopps du *National Research Council of Canada*, jetant ainsi les bases technologiques d'un futur pacemaker implantable.

En 1952, le 02 septembre, la technique de l'hypothermie est utilisée avec succès, pour la première fois, sur une petite fille de cinq ans porteuse d'une communication interauriculaire, la température étant abaissée à 27 degrés grâce à un matelas conçu par Bigelow. L'enfant est opérée par le chirurgien Floyd John Lewis de Minneapolis, assisté de Clarence Walton Lillehei, avec un clampage n'excédant pas dix minutes. La méthode de l'hypothermie aura permis la première opération à cœur ouvert sur un être humain, mais fournira aussi les bases théoriques et pratiques de la protection du cœur par refroidissement, lors d'une chirurgie cardiaque.

L'année suivante, Bigelow est nommé Chef de la 3ème Division de Chirurgie Générale du *Toronto General Hospital*, puis occupe le poste de Chef du Département de Chirurgie Cardiovasculaire dans ce même hôpital, de 1956 à 1977. Il est nommé Professeur Émérite de Chirurgie à l'Université de Toronto.

C'est en 1963 qu'il se lance dans la chirurgie de la cardiomyopathie obstructive, avec une technique de ventriculomyotomie, reprenant et modifiant une technique utilisée en 1959 par William Cleland, avec des résultats satisfaisants. Cette procédure sera nommée "opération de Bigelow ou de Bigelow-Cleland".

Wilfred Bigelow fut honoré de nombreux prix prestigieux, tels que le *Gairdner Foundation International Award for achievement in biomedical research* en 1959, et la *Starr Medal* de la *Canadian Medical Association* en 1992. Il a publié plus de 120 articles scientifiques, a été élu Président de l'*American Association for Thoracic Surgery*, de la *Society for Vascular Surgery* et de la *Canadian Cardiovascular Society*. Il est considéré comme l'un des plus éminents chirurgiens formés par le Canada et comme un pionnier internationalement reconnu en chirurgie cardiaque. Il a reçu la distinction d'Officier de l'Ordre du Canada, et en 1997, a été intronisé dans le Temple de la Renommée Médicale Canadienne *(Canadian Medical Hall of Fame).*

Sa tombe est visible au *Mount Pleasant Cemetery* à Toronto (Canada).

***Bing** (syndrome de)* ; *voir Taussig-Bing (syndrome de)*

BING RICHARD JOHN (1909-2010) : Cardiologue et physiologiste germano-américain né à Nuremberg (Allemagne), mort à La Canada Flintridge (Californie) (USA).

Après des études de musique, de piano et de composition, Richard Bing hésite entre sa passion musicale et la médecine pour finalement s'orienter vers des études de médecine qu'il effectue à Vienne, Munich et Berlin. Il obtient son diplôme à l'Université de Munich en 1934. Richard et sa famille doivent cependant quitter l'Allemagne nazie en raison de leurs origines juives. Bing poursuit alors ses études à l'Université de Berne (Suisse), où il travaille dans le laboratoire de Fritz de Quervain, et décide de consacrer sa carrière à la recherche. Il reçoit un second diplôme de médecine de l'Université de Berne en 1935.

Bing passe une année à Copenhague au *Carlsberg Biological Institute*, et y reçoit la visite du chirurgien et Lauréat du Prix Nobel Alexis Carrel et de l'aviateur Charles Lindbergh qui s'intéressaient à la perfusion des organes en vue de futures transplantations. Richard Bing, qui rêvait de vivre aux États-Unis, obtient, grâce à leur intervention, une bourse pour venir travailler au *Rockefeller Institute for Medical Research* à New York en 1936.

L'année suivante, il part travailler en Physiologie au *Columbia University College of Physicians and Surgeons*, avec Allen Whipple, puis dans le *New York University Physiology Department*. Il s'intéresse à la physiologie cardiaque, et ses travaux portent sur le métabolisme cardiaque, le cathétérisme cardiaque, la mesure du flux sanguin dans le cœur.

Lors de la Seconde Guerre mondiale en 1943, Bing rejoint le Département de Médecine à l'Hôpital Johns Hopkins (Baltimore, Maryland), puis se porte volontaire pour servir dans l'*U.S. Army Medical Corps*, dans le Maryland, puis en Allemagne.

Après la guerre, de retour à l'Hôpital Johns Hopkins, Bing met en place le premier laboratoire de cathétérisme cardiaque aux USA dédié au diagnostic des cardiopathies chez les "bébés bleus". Richard Bing est alors le premier à effectuer des cathétérismes chez le nourrisson. Ses recherches, de 1945 à 1951, en collaboration avec Alfred Blalock et Helen Taussig, portent sur différents types de cardiopathies congénitales étudiés par cathétérisme. C'est en 1949 qu'il décrit, avec Helen Taussig, le syndrome qui portera leurs deux noms, le "syndrome de Taussig-Bing".

En 1951, Richard Bing est nommé Professeur de Physiologie Clinique à l'*University of Alabama,* tout en organisant le Laboratoire de Cathétérisme à la *School of Medicine* de l'*University of Alabama.* Après un passage à St. Louis, où il est nommé Professeur de Médecine à la *Washington University,* il part à Detroit, pour diriger le Département de Médecine à la *Wayne State University*, où il développe la technique utilisant l'émission de positrons afin de déterminer le flux coronaire chez l'homme.

En 1969, Bing part en Californie rejoindre le *Huntington Medical Research Institutes* (Pasadena) pour poursuivre ses recherches, en particulier sur des méthodes de visualisation de la microcirculation coronaire et cérébrale. Il enseigne aussi à l'*University of Southern California School of Medicine.*

Élu Président à vie de l'*International Society for Heart Research*, et auteur de plus de 500 publications et ouvrages scientifiques, Richard John Bing a fait preuve d'une activité débordante, travaillant encore dans son laboratoire en 2007, à l'âge de 98 ans ! Il a apporté des contributions majeures dans le domaine de la recherche biomédicale et des cardiopathies congénitales. Sa créativité et sa passion pour la musique lui ont aussi permis d'être l'auteur et le compositeur de plus de 300 œuvres musicales éditées.

Il est enterré au *Hillside Cemetery*, Wilton (Connecticut) (USA).

Björk-Shiley *(valve de)* ; *voir aussi Shiley Donald Pearce :* La valve Björk-Shiley est une valve cardiaque artificielle mécanique, utilisée pour remplacer les valves aortiques et mitrales. Cette prothèse valvulaire cardiaque est composée d'un disque en alliage cobalt - chrome recouvert de Téflon blanc dans lequel une ailette en carbone pyrolytique oscille entre deux crochets. Plus de 255 000 valves de ce type ont été implantées dans le monde, de 1969 à 1986, date à laquelle leur fabrication fut interrompue en raison de la survenue de plusieurs fractures des ailettes sur le modèle convexo-concave.

BJÖRK VIKING OLOV (1918-2009) : Chirurgien cardiothoracique suédois, né à Sunnansjö (Dalecarlia), mort à Stockholm (Suède).

Après ses études médicales dans différentes universités suédoises (Lund, Uppsala et Malmö), Viking Björk poursuit sa formation, d'abord à Rome en 1942, étudiant la tuberculose pulmonaire à l'Institut Carlo Forlanini, puis, en Suède, à l'Hôpital Universitaire de Lund. En 1945, il obtient une bourse du *British Council* pour travailler au *Brompton Hospital* de Londres, sous la direction de Sir (puis Lord) Russell Brock, mais aussi des fameux chirurgiens Tudor Edwards et de Sir Clement Price Thomas.

De retour en Suède, en 1946, Björk est invité par le grand chirurgien Clarence Crafoord à venir travailler dans son laboratoire du *Sabbatsberg Hospital* de Stockholm. Ce dernier lui confie la tâche de concevoir et de développer une pompe oxygénatrice, avec l'aide de l'ingénieur Emil Andersson. En octobre 1946, Björk parvient à mettre au point une machine cœur-poumon à disques rotatifs, permettant de perfuser le cerveau d'un chien pendant une trentaine de minutes. Cet appareil de circulation extracorporelle fera le sujet de sa thèse de doctorat, présentée en 1948, et sera le point de départ de la chirurgie cardiaque à cœur ouvert en Suède.

En 1950, Björk part aux États-Unis, grâce à une bourse de la *Swedish-American Foundation*, et enrichit ses connaissances et sa pratique auprès d'éminents chirurgiens cardiaques américains, tels qu'Alfred Blalock. Après cette expérience, Björk est chargé de la chirurgie pulmonaire, particulièrement de la chirurgie de la tuberculose, au *Sabbatsberg Hospital* et réalise plus de 1500 interventions sur le poumon, avant que son intérêt se focalise sur la chirurgie cardiaque.

En 1954, Crafoord et son équipe, dont Viking Olov Björk et Åke Senning, réussissent, le 16 juillet, la première opération à cœur ouvert en Europe, la deuxième au monde, en utilisant la machine cœur-poumon, et sous hypothermie, sur une femme de quarante-deux ans porteuse d'un myxome de l'oreillette gauche, qui vivra jusqu'en 2002.

En 1958, Björk est nommé Chef de la nouvelle unité de Chirurgie Cardiovasculaire de l'Université d'Uppsala. Il fait équipe avec le chirurgien français renommé Charles Dubost pour explorer les limites de l'hypothermie profonde et de l'arrêt circulatoire. En 1966, Björk succède à Crafoord, recevant la chaire de Chirurgie Thoracique et Cardiovasculaire au *Karolinska Institutet,* et est nommé Chef du Service de Chirurgie Thoracique au *Karolinska Hospital* de Stockholm, poste qu'il occupera jusqu'en 1983, date de sa retraite.

En 1968, Viking Björk collabore avec l'ingénieur américain Donald Shiley pour développer la "valve Björk-Shiley", une valve cardiaque prothétique mécanique, qui est implantée pour la première fois en janvier 1969 au *Karolinska Hospital*. Il s'agit de la première "valve à disque inclinable", utilisée pour remplacer la valve aortique ou mitrale.

En 1970, il réalise le premier pontage aorto-coronaire de Suède et, en 1972, introduit l'utilisation de l'artère mammaire interne dans cette opération. Il développe également des méthodes pour réparer des cardiopathies congénitales complexes. En 1980, Björk informe le Laboratoire *Pfizer*, qui avait racheté la société *Shiley*, de défauts parfois mortels sur les valves Björk-Shiley, menant à des dédommagements considérables du laboratoire pour les patients impliqués, avant l'arrêt de commercialisation de cette valve en 1987.

Viking Björk fut le premier éditeur de la revue scientifique *Scandinavian Journal of Thoracic and Cardiovascular Surgery*, et a publié plus de 400 articles scientifiques. Il a été nommé membre honoraire de l'*American Association of Thoracic Surgery* et de l'*American College of Cardiology*, et élu Président de l'*European Society of Thoracic and Cardiovascular Surgery* en 1981 et 1982.

Blalock-Hanlon *(opération ou procédure de)* ; *voir aussi Hanlon Cyril Rollins :* il s'agit d'une intervention chirurgicale palliative utilisée dans la transposition des gros vaisseaux. Elle consiste à créer ou à agrandir une communication inter-atriale (septostomie) par un abord postérieur des oreillettes, permettant, par un shunt croisé, la survie de l'enfant en attendant une réparation complète ultérieure.

Blalock-Thomas-Taussig *ou* ***Blalock-Taussig*** *(opération, anastomose ou shunt de)* ; *voir aussi Taussig Helen Brooke et Thomas Vivien :* Il s'agit d'une intervention chirurgicale palliative utilisée dans des cardiopathies congénitales cyanogènes. Elle consiste à créer un shunt circulatoire entre l'artère sous-clavière et l'artère pulmonaire, initialement par implantation directe de l'artère sous-clavière dans l'artère pulmonaire, actuellement grâce à la mise en place d'un tube prothétique entre les deux artères. Elle crée l'équivalent d'un canal artériel permanent, permet d'améliorer l'oxygénation sanguine et de diminuer la cyanose. Cette intervention est le plus souvent réalisée actuellement de façon transitoire, dans l'attente d'une correction définitive de la cardiopathie.

BLALOCK ALFRED (1899-1964) : Chirurgien cardiaque américain, né à Culloden (Géorgie), mort à Baltimore (Maryland) (USA).

Après des études supérieures à l'*University of Georgia*, Alfred Blalock commence à étudier la médecine en 1918 à la *Johns Hopkins Medical School* (Baltimore, Maryland), et y reçoit son doctorat en 1922. Grand admirateur de William Halsted, il décide de se destiner à la chirurgie. Il passe les trois années suivantes à la *Johns Hopkins Medical School* pour poursuivre sa formation en chirurgie.

En 1925, Blalock est nommé Chef-résident en chirurgie au *Vanderbilt University Hospital* à Nashville, en charge du laboratoire de recherche chirurgicale. Atteint d'une tuberculose pulmonaire, il doit interrompre ses recherches pendant deux années, qu'il passe dans un sanatorium, avant de revenir travailler au *Vanderbilt University Hospital.* Dans ses travaux qui portent sur le choc hémorragique et traumatique et sur le syndrome d'écrasement, il est aidé par son Assistant de Recherche afro-américain, Vivien Thomas, engagé en 1930. Blalock préconise l'utilisation de plasma ou de sang complet au début du choc, ce qui permettra ainsi de sauver de nombreuses vies au cours de la Seconde Guerre mondiale. Il perfectionne la chirurgie d'ablation du thymus dans le traitement de la myasthénie. En 1938, il est nommé Professeur de Chirurgie à la *Vanderbilt University School of Medicine*.

En 1941, Blalock est nommé Chef du Département de Chirurgie au *Johns Hopkins Hospital,* et Professeur de Chirurgie à la *Johns Hopkins University*, tout en poursuivant ses travaux de recherche. Pour cela, il demande à Thomas, qui a montré de grandes compétences à son poste d'Assistant Chirurgical, de l'accompagner et de superviser le laboratoire chirurgical au *Johns Hopkins*. Leurs recherches s'orientent vers la chirurgie vasculaire et cardiaque. Blalock développe, avec son assistant Vivien Thomas, une technique de shunt permettant de court-circuiter la coarctation de l'aorte.

En 1944, en collaboration avec la cardiologue pédiatrique Helen Taussig et Vivien Thomas, Blalock met au point l'"anastomose ou opération de Blalock-Taussig", aujourd'hui nommée "opération de Blalock-Thomas-Taussig", utilisée dans le syndrome des "bébés bleus", la tétralogie de Fallot. Blalock travaillait alors sur l'hypertension pulmonaire et avait créé des courts-circuits entre l'artère sous-clavière gauche et l'artère pulmonaire. Helen Taussig réalisa que ce type d'anastomose équivalait à un canal artériel persistant et qu'il pouvait soulager les enfants bleus en dérivant une partie du flux sanguin aortique vers les poumons.

Le 29 novembre 1944, assisté de Vivien Thomas et du jeune Denton Cooley, Alfred Blalock tente, pour la première fois, cette intervention sur une petite fille de quinze mois, Eileen Saxon, sévèrement cyanosée, atteinte d'une tétralogie de Fallot, et dont la mort à court terme était inéluctable. C'est un succès immédiat, les intervenants constatant le changement de couleur de l'enfant qui devient rose. La publication date de 1945, et apporte à ses auteurs une renommée internationale. Cette intervention sauvera des milliers de vies et marquera une étape essentielle pour la chirurgie cardiaque.

En 1948, Blalock met au point, avec le chirurgien cardiaque Cyril Rollins Hanlon, une nouvelle procédure permettant de traiter, de façon palliative, la transposition des gros vaisseaux, technique qui sera nommée "opération de Blalock-Hanlon", publiée en 1950.

En 1964, lors de sa retraite, Blalock est nommé Professeur Émérite de Chirurgie de la *Johns Hopkins School of Medicine* et Chirurgien-en-Chef Émérite du *Johns Hopkins Hospital*, mais il décède d'un cancer, deux mois après avoir pris sa retraite. Jusqu'à cette date, il aura réalisé plus de mille opérations sur des cardiopathies congénitales et aura formé des dizaines de chirurgiens.

Alfred Blalock est l'auteur de plus de 135 publications et d'un ouvrage ayant pour titre *Principles of Surgery, Shock and Other Problems.* Considéré comme le père de la chirurgie cardiaque moderne, il a reçu de multiples distinctions et prix, dont l'*Albert Lasker Clinical Medical Research Award*, décerné en 1954 conjointement à Blalock et à Helen Taussig pour « des contributions remarquables à la chirurgie et à la science cardiovasculaire ».

Alfred Blalock fut également membre de dizaines de sociétés médicales aux USA et dans d'autres pays, telles que la *National Academy of Sciences*, la *Royal Society of Medicine*, et l'*American Association for Thoracic Surgery* dont il a été le trentième Président en 1951. Il a été nominé plusieurs fois pour le Prix Nobel de Médecine. Son nom a été attribué au bâtiment des sciences cliniques à l'Hôpital Johns Hopkins *(Alfred Blalock Clinical Sciences Building),* et deux films lui ont été consacrés, intitulés *"Partners of the Heart"* et *"Something the Lord Made"*.

Sa tombe est visible au *Druid Ridge Cemetery* à Pikesvile, Baltimore County, Maryland (USA).

Bland, White et Garland *(syndrome de)* ; *voir aussi White Paul Dudley et Garland Joseph :* Malformation cardiaque congénitale dans laquelle la coronaire gauche naît de façon anormale de l'artère pulmonaire au lieu du sinus coronaire gauche. Cette pathologie correspond à l'acronyme anglais *ALCAPA (abnormal left coronary artery from pulmonary artery)* et entraîne une anoxie du ventricule gauche aboutissant à une défaillance cardiaque mortelle dès la première année de vie.

BLAND EDWARD FRANKLIN "ED" (1901-1992) : Cardiologue américain, né à West Point (Virginie), mort à Boston (Massachusetts) (USA).

Issu d'une famille établie de longue date en Virginie, Edward Bland obtient son doctorat en médecine à l'Université de Virginie. Il entre, pour son internat, au *Massachusetts General Hospital* à Boston (Massachusetts) en 1927, où il est subjugué par l'aura de Paul Dudley White. Après un an dans le laboratoire de recherche de Sir Thomas Lewis à l'*University College Hospital* de Londres, il rejoint l'équipe du *Massachusetts General Hospital* en 1931, et se passionne pour la cardiologie.

C'est en 1933 qu'il décrit, avec Paul Dudley White et Joseph Garland, le syndrome qui portera leur nom, le "syndrome de Bland, White et Garland", sur un petit garçon âgé de trois mois, le fils d'un collègue radiologue.

Plus tard, Bland s'intéresse au rhumatisme articulaire aigu. Il travaille avec Thomas Duckett Jones à la *House of the Good Samaritan,* l'hôpital dédié à cette affection à Boston. Bland et Jones apportent d'immenses contributions à la connaissance de cette affection, en réalisant une analyse sur plus de mille cas de rhumatismes articulaires aigus, avec un suivi de dix et vingt ans, et publiée en 1942.

Durant la Seconde Guerre mondiale, Bland sert dans un hôpital militaire en Afrique du Nord et en Italie, et en revient médaillé, puis retourne, en 1946, au *Massachusetts General Hospital*. Il publie la première expérience de traitement d'une endocardite bactérienne par la pénicilline. En 1949, Edward Bland devient le Chef du Service de Cardiologie au *Massachusetts General Hospital*, succédant à Paul White, et se fait remarquer par la qualité de son enseignement.

En 1965, Edward Bland est nommé Professeur de Médecine Clinique à la *Harvard Medical School* (Boston, Massachusetts). En 1967, date de sa retraite, il est nommé Professeur Émérite de l'Université de Harvard. Bien que retraité, il continuera à consulter et à faire ses tournées dans le service de cardiologie au *Massachusetts General Hospital* jusqu'en 1986.

Au cours de sa carrière professionnelle, Edward Bland a publié une centaine d'articles scientifiques. Il était réputé pour l'immense affection qu'il manifestait à ses petits patients.

***Bouillaud** (maladie de) :* La maladie de Bouillaud ou rhumatisme articulaire aigu est une complication inflammatoire d'une angine à Streptocoque beta-hémolytique du groupe A. Elle débouche sur une cardiopathie rhumatismale chronique, ou cardite rhumatismale, sous la forme essentiellement de valvulopathies mitrales, aortiques et/ou tricuspides.

BOUILLAUD JEAN-BAPTISTE (1796-1881) : Médecin cardiologue et interniste français, né à Bragette (Charente), mort à Paris (France).

Né d'une famille charentaise pauvre, dans les environs d'Angoulême, Jean-Baptiste Bouillaud prend modèle sur son oncle, chirurgien-major de l'armée, et quitte sa région natale en 1814, pour étudier la médecine à Paris en suivant les cours de Guillaume Dupuytren. Il se retrouve à cette époque dans un isolement total et dans un grand dénuement.

Ses études médicales sont interrompues par sa participation aux campagnes napoléoniennes. Il s'enrôle dans le troisième régiment de Hussards à Dôle, pendant la campagne des Cent Jours en 1815. Bouillaud n'achève son parcours universitaire qu'à la suite de la défaite de Waterloo. Il est reçu à l'Internat de Paris en 1818 et intègre le service de René-Joseph-Hyacinthe Bertin à l'Hospice Cochin, où démarre son intérêt pour la cardiologie.

C'est à Paris, en 1816, dans une modeste pension de famille du Quartier Latin, qu'il rencontre Balzac qui s'inspirera plus tard de lui pour créer son personnage d'Horace Bianchon, le plus fameux médecin de la *Comédie Humaine*, nommé dans plus de trente romans et nouvelles. Bouillaud est décrit ainsi par le grand romancier, dans *La Messe de l'athée* : « Avant d'être interne, ce jeune homme sentait les atteintes de cette ardente misère, espèce de creuset d'où les grands talents doivent sortir purs et incorruptibles comme des diamants. »

Bouillaud obtient son doctorat en médecine à Paris en 1823. Ses recherches s'étendent à de nombreux domaines médicaux : étude des troubles cardiaques, des pathologies du système nerveux, des fièvres, du choléra... En 1823, il rédige son *Essai sur le diagnostic des anévrysmes de l'aorte et spécialement sur les signes que fournit l'auscultation de cette maladie.* Il publie en 1824, en association avec son maître Bertin, un *Traité des Maladies du Cœur et des Gros Vaisseaux*, puis, en 1825, un *Traité Clinique et Physiologique de l'Encéphalite*. Il est le premier à localiser le centre du langage dans les lobes frontaux du cerveau.

À trente ans, Bouillaud devient alors membre de l'Académie Royale de Médecine. En 1831, il obtient un poste de Professeur de Clinique médicale à l'Hôpital de La Charité de Paris, et a pour élève, en particulier, Paul-Louis Duroziez. C'est Bouillaud qui réalise l'autopsie de son maître, l'illustre chirurgien Dupuytren, en 1835.

En 1840, Jean-Baptiste Bouillaud publie son *Traité Clinique du Rhumatisme Articulaire et de la Loi de Coïncidence des Inflammations du Cœur avec cette Maladie,* identifiant le lien entre le rhumatisme articulaire aigu et l'atteinte cardiaque, ce qu'il appelait les lésions des "portes du cœur". Ses constatations seront confirmées par la découverte de nodules rhumatoïdes sur le muscle cardiaque par Ludwig Aschoff et Sunao Tawara en 1904, nommés "nodules d'Aschoff". Le nom de "maladie de Bouillaud" fut proposé par Trousseau à l'endocardite d'origine rhumatismale, maladie qui, avant Bouillaud, était si mal connue. En 1841, Bouillaud décrit et nomme pour la première fois le bruit de "galop". Il est aussi célèbre pour ses travaux sur la péricardite aiguë et ses étiologies.

Il entre à l'Académie de Médecine en 1847, dont il devient Président en 1862, puis est élu membre de l'Académie des Sciences en 1868. Il est nommé Doyen de la Faculté de Médecine de Paris en 1848.

Jean-Baptiste Bouillaud fut l'un des plus célèbres médecins du dix-neuvième siècle, ayant pour patients Lamartine et Napoléon III, et fut aussi député de Charente de 1842 à 1846.

Une statue en bronze à son effigie avait été érigée à Angoulême, Place Bouillaud, mais elle a été fondue pour les besoins de la guerre, et aujourd'hui c'est une plaque le représentant qui a été apposée sur une des tours du château de Marguerite de Valois, sœur de François Ier.

Bouley-Charcot *(syndrome de) ; voir aussi Charcot Jean-Martin :* Le syndrome de Bouley-Charcot, ou claudication intermittente d'origine artérielle, est caractérisé par une crampe douloureuse de la jambe ou une faiblesse musculaire apparaissant lors de la marche et soulagée par l'arrêt de la marche. Ce syndrome est causé par une artériopathie des membres inférieurs, résultant le plus souvent d'une athérosclérose, et s'explique par un flux sanguin insuffisant dans les muscles de la jambe lors de l'effort.

BOULEY JEAN-FRANÇOIS (1787-1855) : Vétérinaire français, né à Paris, mort à Paris (France).

Fils d'un maréchal-ferrant, Jean-François Bouley dit "Bouley Jeune" entre à dix-huit ans, en 1805, à l'École Vétérinaire d'Alfort. Il y obtient le titre d'"Artiste Vétérinaire" en 1808, et s'installe à Paris l'année suivante. Grand clinicien, il s'applique à une observation clinique rigoureuse et, à leur mort, réalise l'autopsie des bêtes, afin de corréler ses observations post-mortem aux symptômes et aux signes présents de leur vivant. Il acquiert vite une grande renommée, et, dès 1823, Bouley est élu membre de l'Académie Nationale de Médecine. Il participe à la création du *Recueil de Médecine Vétérinaire* de l'École Vétérinaire d'Alfort, où il publie de nombreux articles.

En 1831, il réalise la première description de la claudication intermittente sur une jument qui boitait de l'extrémité postérieure sans cause connue, et seulement au trot, et qui mourut après aggravation des symptômes. À l'autopsie, Bouley constate la présence de caillots fibrineux obstruant les deux artères fémorales, et conclut son observation par une explication juste et limpide des symptômes présentés par l'animal uniquement à l'effort. Les lésions artérielles du cheval n'étaient cependant pas dues à l'athérosclérose, mais à un parasite intestinal ayant migré vers les artères, et ayant causé une endartérite aortique et des accidents thrombo-emboliques. Cette observation fut communiquée à l'Académie Royale de Médecine, sous le titre *"Claudication intermittente des membres postérieurs, déterminée par l'oblitération des artères fémorales"*. Cette pathologie ne sera reconnue chez l'homme qu'en 1858 par Jean-Martin Charcot et sera dénommée "syndrome de Bouley-Charcot".

En 1844, Jean-François Bouley devient l'un des fondateurs de la Société Centrale de Médecine Vétérinaire, qui deviendra plus tard, en 1928, l'Académie Vétérinaire de France.

Jean-François Bouley a occupé une place importante dans l'histoire de la médecine vétérinaire, ayant permis la rupture d'avec le monde de la maréchalerie et l'avènement d'une nouvelle science. Il fut l'un des premiers membres d'une lignée de vétérinaires réputés (son frère dit "Bouley Aîné", son neveu, son fils dit "Le Grand Bouley" et son petit-fils) qui marqueront l'histoire de la médecine vétérinaire française.

***Bourassa et Judkins** (technique de) ; voir aussi Judkins Melvin Paul :* Technique de coronarographie utilisant des sondes préformées, par voie fémorale. Les sondes type Bourassa permettent le cathétérisme immédiat, et à peu près sans manipulation, des coronaires droite et gauche. Les sondes type Judkins sont les plus utilisées et de manipulation simple.

BOURASSA JOSEPH "MARTIAL" GERMAIN (1931-2020) : Médecin cardiologue canadien, né à Saint-Barnabé (Mauricie), mort à Montréal (Canada).

En 1959, Martial Bourassa effectue ses études de médecine à l'Université Laval, poursuit sa spécialisation en médecine interne au *Buffalo General Hospital* de New York en 1961, puis s'oriente vers la cardiologie au *City of Hope Medical Center* de Los Angeles. Il complète sa formation à l'Institut de Cardiologie de Montréal, et obtient sa spécialisation en cardiologie en 1965. C'est dans cet Institut qu'il effectuera toute sa carrière, gravissant rapidement les échelons, en étant nommé Professeur titulaire à la Faculté de Médecine de Montréal en 1976. Il y enseignera jusqu'en 2010. Martial Bourassa participe à la création du Centre de Recherche de l'Institut de Cardiologie de Montréal, qu'il dirige, permettant un développement notable de la recherche fondamentale et de la recherche clinique au sein de cet Institut, qui devient alors un centre de cardiologie réputé sur le plan international.

Martial Bourassa est considéré comme l'un des pionniers de la cardiologie au Québec. Son nom est attaché à l'invention d'un cathéter utilisé dans les coronarographies, le "cathéter Bourassa". Par ailleurs, en 1967, il modifie la technique de coronarographie utilisée alors, par voie humérale, pour préférer la voie transcutanée fémorale rétrograde, qui prendra le nom de "technique de Bourassa et Judkins".

Il a été membre de plusieurs sociétés savantes dont il a occupé plusieurs présidences, et a publié plus de 400 articles originaux. Martial Bourassa a reçu, pour l'ensemble de sa carrière, de nombreux prix et honneurs, tels que le Grand Prix de la Francophonie de l'Académie Française, en 1986, pour son ouvrage *La Maladie Coronaire,* et le *Research Achievement Award*, de la *Canadian Cardiovascular Society*, en 1992.

***Bouveret** (maladie de) :* La maladie de Bouveret, ou tachycardie jonctionnelle ou tachycardie supraventriculaire paroxystique, se manifeste par des crises de tachycardie à début et fin brusques, et dont le mécanisme est une réentrée intranodale ou est lié à un syndrome de Wolff-Parkinson-White.

Bouveret Léon (1850-1929) : Médecin interniste et cardiologue français, né à Saint-Julien-sur-Reyssouze (Ain), mort à Lyon (Rhône) (France).

Fils de médecin, Léon Bouveret commence ses études médicales à Lyon, les poursuit à Paris, où il soutient sa thèse de doctorat en 1878. Il retourne alors à Lyon, passe une année comme Directeur de la Clinique du Professeur Lépine à la nouvelle clinique médicale de la Faculté de Lyon, puis est nommé Médecin des Hôpitaux de Lyon. En 1880, il obtient le poste de Professeur Agrégé des Hôpitaux de Lyon, qu'il occupera jusqu'en 1900. En 1884, il s'illustre dans la lutte contre l'épidémie de choléra qui sévit en Ardèche.

C'est en 1889 qu'il effectue la première description de la tachycardie paroxystique qui portera son nom, la "maladie de Bouveret", dans sa publication *"De la Tachycardie essentielle paroxystique".* Il s'agit d'une description clinique, car l'électrocardiogramme n'existe pas encore. Il semble cependant que cette tachycardie paroxystique avait déjà été décrite en 1887 par le médecin anglais John Syer Bristowe dans son article intitulé *"On recurrent palpitation of extreme rapidity in persons otherwise apparently healthy".* Bouveret publie en 1893 son *Traité des maladies de l'estomac* qui restera pendant longtemps un ouvrage de référence en gastroentérologie. Léon Bouveret a également légué son nom au syndrome caractérisé par une obstruction de l'estomac ou du duodénum par un calcul biliaire ayant migré à travers une fistule bilio-gastrique ou bilio-duodénale, le "syndrome de Bouveret".

Après avoir quitté son poste hospitalier en 1900, Léon Bouveret reprend une certaine activité médicale au cours de la Première Guerre mondiale. Il regrettera toute sa vie de n'avoir jamais été nommé professeur d'université, mais gardera jusqu'à ses derniers jours sa réputation de fin clinicien au diagnostic exceptionnel.

***Bowditch** (effet) :* Méthode d'autorégulation par laquelle la tension myocardique augmente avec l'accélération de la fréquence cardiaque (connu aussi sous le nom de "effet escalier"). Cet effet a pour conséquence une augmentation du débit cardiaque, mais est absent dans l'insuffisance cardiaque.

Bowditch Henry Pickering (1840-1911) : Médecin physiologiste américain, né à Boston (Massachusetts), mort à Jamaica Plain, Boston (Massachusetts) (USA).

En 1861, diplômé du *Harvard College*, Henry Bowditch se porte volontaire, au début de la Guerre de Sécession, pour servir dans l'Armée de l'Union. En 1865, au terme du conflit, il a atteint le grade de Major de la *Fifth Massachusetts Cavalry*. Il reprend alors ses études, interrompues par la guerre, à l'*Harvard's Lawrence Scientific School* (actuellement la *Harvard John A. Paulson School of Engineering and Applied Sciences*) (Cambridge, Massachusetts).

Puis Henry Bowditch s'oriente vers la médecine, à la *Harvard Medical School*, et obtient son doctorat en médecine en 1868. Il part pour Paris, poursuivre sa formation en physiologie dans le laboratoire de Claude Bernard, où il rencontre Étienne-Jules Marey, puis à Bonn, et à Leipzig dans le laboratoire de Carl Ludwig, où il améliore le kymographe inventé par ce dernier. En 1871, Bowditch établit, avec Carl Ludwig, la "loi du tout ou rien", selon laquelle la fibre cardiaque se contracte sous l'effet d'un stimulus, à partir d'un certain seuil, quelle que soit l'intensité de ce stimulus, ou bien pas du tout si le stimulus est insuffisant pour atteindre ce seuil. Concernant la contraction de la fibre cardiaque, il explique ainsi : *« An induction shock produces a contraction or fails to do so according to its strength ; if it does so at all, it produces the greatest contraction that can be produced by any strength »* (« Un choc d'induction produit ou non une contraction selon sa force. S'il le fait, il produit la plus grande contraction qui puisse être produite par n'importe quelle force de stimulus »)

En 1871, Bowditch est de retour à Boston, nommé Professeur Assistant de Physiologie à l'Université de Harvard. Il établit le premier laboratoire de physiologie à la *Harvard Medical School*. Influencé par Carl Ludwig, il oriente ses travaux de recherche, entre autres, vers la physiologie de la contraction cardiaque. C'est en 1871 qu'il observe le phénomène physiologique qui sera nommé "effet Bowditch".

En 1872, Henry Bowditch est élu Membre de l'*American Academy of Arts and Sciences*. En 1876, il est promu Professeur Titulaire de Physiologie à l'Université de Harvard. En 1887, il cofonde l'*American Physiological Society*, dont il est le premier Président, et crée l'*American Journal of Physiology*. Il devient le Doyen de la *Harvard Medical School* en 1883, et le restera jusqu'en 1893. Il prend sa retraite en 1906.

Henry Pickering Bowditch est enterré au *Mount Auburn Cemetery* à Cambridge, Middlesex County (Massachusetts) (USA).

Bretschneider-HTK *(solution de) :* Solution de cardioplégie, assurant une protection myocardique au cours des interventions de chirurgie cardiaque nécessitant un temps de clampage supérieur à 90 minutes. Elle est aussi utilisée pour la préservation des organes à greffer. Elle consiste en une solution ionique froide permettant d'arrêter le cœur, et dont les principaux composants sont l'histidine, le tryptophane et le cétoglutarate de potassium, d'où son nom ("HTK").

BRETSCHNEIDER HANS JÜRGEN (1922-1993) : Médecin interniste et physiologiste allemand, né à Neubrandenbourg, mort à Göttingen (Allemagne).

Fils d'un médecin généraliste, Hans Bretschneider commence par étudier la construction navale en 1941. Au bout d'une année, il doit interrompre ses études en raison du déclenchement de la Seconde Guerre mondiale. Après la guerre, en 1946, il entre à l'Université de Göttingen pour étudier les mathématiques, obtenant son diplôme en 1950, et la médecine, avec un diplôme reçu en 1952.

Bretschneider s'oriente alors vers la physiologie. En 1960, il obtient la spécialité de Médecine Interne. La même année, il reçoit une offre du Professeur Georg Heberer, Chef du Département Chirurgical à l'Hôpital Universitaire de Cologne, pour mettre en place le premier Département de Chirurgie Expérimentale en Allemagne. Bretschneider réunit alors une équipe de recherche mêlant chirurgiens et physiologistes, et oriente ses recherches vers le myocarde en anaérobie, formulant l'hypothèse que la tolérance cardiaque à l'ischémie est dépendante de la demande énergétique.

En 1968, Hans Bretschneider obtient la chaire de Physiologie Végétative et de Physiologie Pathologique, tout en étant Directeur du premier Institut de Physiologie de l'Université de Göttingen. C'est dans les années soixante-dix qu'il propose une solution ionique froide permettant d'arrêter le cœur pour le protéger, c'est la cardioplégie. La publication décrivant la "solution de Bretschneider" date de 1975. Cette solution permet alors une protection du cœur même après cinq heures d'ischémie. Ses concentrations en électrolytes (sodium, potassium) entraînent une diminution de l'activité électrique cardiaque, aboutissant à un arrêt cardiaque en diastole. Le cétoglutarate de potassium et l'histidine servent de substrats pour le métabolisme énergétique de la cellule, tandis que le tryptophane est utilisé comme agent protecteur de membrane.

De 1975 à 1977, Bretschneider est nommé Doyen de la Faculté de Médecine de Göttingen.

En 1980, la "solution de Bretschneider" est introduite comme solution de préservation en transplantation cardiaque. Par la suite, d'autres solutions et procédés ont été proposés par d'autres équipes : hyperpotassique pour la solution de cristalloïdes dite de St Thomas (*St. Thomas Hospital*), sanguine pour la solution de Buckberg, rétrograde (solution introduite dans le sinus coronaire) pour Jean-Noël Fabiani-Salmon.

Dans les années quatre-vingt-dix, cette solution est proposée, avec succès, dans la préservation du foie, avec un agrément de la *Food and Drug Administration* aux USA obtenu en 2002 dans cette indication.

Considéré comme un pionnier dans le domaine de la cardioplégie, Hans Jürgen Bretschneider a quasiment révolutionné la chirurgie cardiaque, car permettant des interventions longues et complexes sans dommages irréversibles du myocarde. En 1983, il reçoit le Prix Ernst Jung et, en 1993, la Médaille *Albrecht von Haller*, la plus haute distinction de la *Georg-August-Universität Göttingen*. Il a été membre honoraire de la Société Allemande de Chirurgie Thoracique et Cardiovasculaire, et, en 1987, Président de la Société Allemande de Cardiologie - Recherche Cardiovasculaire. En 1972, il est élu Membre de l'Académie des Sciences de Göttingen, et en 1990, Membre de l'Académie Allemande des Sciences Leopoldina.

***Brock** (opération de) :* Technique opératoire utilisée dans le rétrécissement pulmonaire, consistant à sectionner les valvules symphysées à l'aide d'un valvulotome lancéolé. Cette opération n'est plus pratiquée de nos jours.

BROCK RUSSELL CLAUDE, BARON BROCK OF WIMBLEDON, LORD (1903-1980) : Chirurgien cardiothoracique britannique, né et mort à Londres (Royaume-Uni).

Russell Brock commence des études de médecine à la *Guy's Hospital Medical School* (Londres) en 1921, et y reçoit son doctorat en 1927. Il décide de se destiner à la chirurgie et devient, l'année suivante, membre du *Royal College of Surgeons*. En 1929, il obtient une bourse pour se former auprès du grand chirurgien thoracique américain Evarts Ambrose Graham à St. Louis (Missouri), qui lui transmet son intérêt pour la chirurgie thoracique et cardiaque.

En 1932, de retour à Londres, Brock commence à enseigner la chirurgie à la *London University*, et effectue des travaux de recherche pour l'*Association of Surgeons of Great Britain and Ireland.* En 1935, il exerce comme chirurgien thoracique au *London County Council.* Puis, à partir de 1936, Russell Brock pratique la chirurgie au *Guy's Hospital* et au *Brompton Hospital*, où il exercera jusqu'en 1968, et est nommé Professeur en 1938. Durant la Seconde Guerre mondiale, c'est lui qui assure les urgences thoraciques dans sa région.

En 1947, il crée une unité de chirurgie thoracique au *Guy's Hospital.* C'est à cette époque que Brock et le célèbre cardiologue Maurice Campbell, Chef du Département de Cardiologie au *Guy's Hospital*, collaborent étroitement pour développer la chirurgie des cardiopathies rhumatismales et congénitales, et envisagent la possibilité d'opérer des sténoses mitrales et pulmonaires. Ils pensent alors qu'il est possible d'améliorer l'oxygénation des poumons des "bébés bleus" en traitant directement la sténose pulmonaire. Brock fait fabriquer un valvulotome, afin de diviser les valves symphysées. En février 1948, il utilise pour la première fois cette technique de "valvotomie à cœur fermé", qui prendra le nom d'"opération de Brock", et rapporte, dans sa publication de juin 1948, son expérience et ses trois premiers succès sur des sténoses pulmonaires isolées. Mais il apprend par la suite qu'un autre chirurgien, Thomas Holmes Sellors, qui travaillait au *Middlesex Hospital* (Londres), l'avait devancé de deux mois, opérant de façon similaire, mais sans utiliser d'autre instrument qu'un bistouri pour séparer les valves de la sténose pulmonaire dans le cadre d'une tétralogie de Fallot.

Campbell évoque aussi, lors d'une discussion avec Brock, la possibilité de se lancer dans la chirurgie mitrale. Prenant exemple sur les chirurgiens ayant déjà pratiqué une commissurotomie mitrale à cœur fermé (Henry Souttar, en 1925 au *London Hospital,* puis Charles Bailey à Philadelphie, Elliott Cutler au *Peter Bent Brigham Hospital* et Dwight Harken à Boston), Brock se lance avec succès dans ce type d'opération, au doigt ou à l'aide de son valvulotome, sur des sténoses mitrales rhumatismales. La première a lieu en septembre 1948, et sa publication, en 1950, signée aussi par Campbell, rapporte six cas opérés avec succès. En 1952, Brock publie les cent premiers cas de commissurotomies mitrales "à l'aveugle", avec une mortalité de 13 %, tombant à 8 % pour les cinquante suivants.

Par la suite, Russell Brock apportera d'autres innovations, utilisant l'hypothermie et la machine cœur-poumon. C'est avec Donald Ross, dans les années 1952-1954, qu'il démarre la chirurgie à cœur ouvert au *Guy's Hospital* de Londres, pour réparer d'abord des communications inter-atriales. Un autre chirurgien réputé, Magdi Yacoub, bénéficiera aussi de l'enseignement de Brock, en 1962.

Considéré comme un pionnier de la chirurgie cardiaque, Russell Brock a été élu Président de plusieurs sociétés scientifiques et académiques, telles que la *Thoracic Society of Great Britain and Ireland* en 1952, la *Society of Cardiovascular and Thoracic Surgeons of Great Britain and Ireland* en 1958. Il devient membre du conseil du *Royal College of Surgeons* en 1949, étant nommé Vice-Président en 1956 et Président de 1963 à 1966. En 1966, il reçoit la médaille *Lister* pour ses contributions à la chirurgie, et de nombreux autres prix et honneurs, tels que l'*International Gairdner Award* et la *Hunterian Oration* en 1961. La distinction de *Chevalier* lui est décernée en 1954, et il reçoit la Pairie à vie en 1965, avec le titre de *Baron Brock of Wimbledon.*

Vénéré par ses collègues et ses étudiants, Lord Russell Brock a permis, par son travail, que le *Guy's Hospital* et le *Brompton Hospital* gagnent une réputation internationale dans le domaine de la chirurgie thoracique.

***Bruce** (protocole de) :* Protocole de test d'effort utilisé sur tapis roulant permettant l'évaluation de la fonction cardiaque lors d'un exercice, en particulier dans la maladie coronarienne. Il consiste en une succession de paliers de trois minutes, avec une augmentation progressive de la pente et de la vitesse du tapis.

BRUCE ROBERT ARTHUR "BOB" (1916-2004) : Cardiologue et physiologiste américain, né à Somerville (Massachusetts), mort à Seattle (Washington) (USA).

Diplômé de l'*University of Rochester School of Medicine* (New York) en 1943, Robert Bruce complète sa formation en cardiologie à l'*University of Rochester Strong Memorial Hospital.* En 1946, il est nommé Chef du *Chest Laboratory for Pulmonary Function and Cardiology* à l'*University of Rochester.* C'est en 1949 qu'il publie, en collaboration avec Paul Yu arrivé de Chine, un protocole sur tapis roulant à un seul palier, analysant minute après minute les changements dans les fonctions respiratoire et cardiaque chez le sujet normal.

En 1950, Bruce part s'installer à Seattle, où il est le premier Chef de Cardiologie à être nommé à l'*University of Washington School of Medicine* (Seattle, Washington). Il dirigera la Division de Cardiologie jusqu'en 1971, puis sera Codirecteur avec Harold Dodge pendant les dix années suivantes. Il est aussi nommé Professeur à l'*University of Washington*. À la fin des années cinquante, il est l'un des premiers à suggérer que la thrombolyse pourrait avoir un effet bénéfique à la phase aiguë de l'infarctus du myocarde.

Surtout, Bruce poursuit ses recherches sur le test d'effort, et publie en 1963 la description du "protocole de Bruce", composé de plusieurs paliers avec une charge de travail progressive. Il détermine alors que ce test d'effort permet de détecter des signes en faveur d'une maladie coronarienne. En 1971, Bruce crée une base de données sur plus de dix mille sujets vivant à Seattle et suivis pendant dix ans, le *Seattle Heart Watch Program*, utilisant son protocole et permettant de fournir des valeurs standard basées sur l'âge, le sexe et l'activité habituelle des patients. Dans son service, il met aussi en place un laboratoire d'informatique et conçoit une méthode pour quantifier les segments QRS et ST sur l'électrocardiogramme pendant l'effort.

En 1987, Bruce est nommé Professeur Émérite. Au cours de sa carrière, Robert Bruce aura publié plus de 300 articles scientifiques, a été membre de plusieurs sociétés scientifiques, telle que l'*Association of University Cardiologists*, dont il a été membre fondateur et Président en 1969. Il est considéré comme le "père de la cardiologie d'effort" grâce à son protocole simple, rapide et reproductible, qui est l'une des méthodes les plus largement utilisées pour le diagnostic des cardiopathies ischémiques.

Brugada *(syndrome de) :* Maladie génétique rare caractérisée, à l'électrocardiogramme, par un sus-décalage du segment ST au niveau des dérivations précordiales droites (V1, V2, V3) et un aspect de bloc de branche droit, associés à un risque élevé d'arythmie ventriculaire pouvant entraîner syncope et mort subite. Les mutations génétiques sont responsables d'anomalies au niveau des canaux ioniques.

BRUGADA JOSEP (1958-) : Cardiologue pédiatrique espagnol, spécialiste en biologie et médecine du sport, né à Banyoles (Catalogne) (Espagne).

Josep Brugada démarre ses études de médecine en 1978 à l'Université de Barcelone, et, muni de son doctorat, commence à exercer dans un petit village au nord de Barcelone, comme médecin généraliste. Puis il part à Montpellier, y passe les quatre années suivantes pour se spécialiser en cardiologie, sous la direction de Paul

Puech, en s'intéressant particulièrement à la biologie et à la médecine du sport. On lui propose un poste, en 1987, combinant une activité clinique et de recherche, à la *Royal Netherlands Academy of Arts and Sciences* (Amsterdam, Pays-Bas), avec son frère Pedro, Hein Wellens et Maurits Allessie. En 1988, il est nommé Professeur Assistant du Département d'Électrophysiologie à l'Université de Limburg à Maastricht (Pays-Bas).

C'est en 1991 que Josep Brugada décrit, avec son frère Pedro, également cardiologue, un syndrome rare à risque de mort subite, à partir de huit cas, chez des patients apparemment en bonne santé. Son autre frère, Ramon, chercheur en génétique cardiovasculaire aux USA, en identifiera plus tard l'origine génétique. Ce syndrome est aujourd'hui connu sous le nom de "syndrome de Brugada". L'article, signé par les deux frères Pedro et Josep, est publié en 1992 sous le titre "*Right bundle branch block, persistent ST segment elevation and sudden cardiac death : a distinct clinical and electrocardiographic syndrome*".

Puis Josep Brugada retourne à Barcelone où il devient Directeur Médical à l'*University Hospital Clinic de Barcelone*, Professeur de Médecine à la Faculté de Médecine de l'*Universitat de Barcelona*, à partir de 1998, et Chef du Département Arythmies du *Pediatric Hospital Sant Joan de Déu.* Il est ensuite nommé Chef du Département de Cardiologie et Directeur du *Thorax Institute* (Barcelone).

Josep Brugada a présidé l'*European Heart Rhythm Association* de 2007 à 2009, est membre de nombreuses associations scientifiques internationales, et a obtenu plusieurs prix. Il poursuit aujourd'hui ses recherches en électrophysiologie pédiatrique, et travaille sur de nouvelles techniques d'ablation sur le nouveau-né et l'enfant. Il s'est investi dans la médecine humanitaire, allant plusieurs fois par an en Afrique pour traiter des enfants atteints de troubles du rythme. Il a publié plus de 400 articles scientifiques.

BRUGADA PEDRO (1952-) : Cardiologue et électrophysiologiste espagnol, né à Gérone (Espagne).

Pedro Brugada commence ses études de médecine à l'âge de seize ans à l'*University of Barcelona School of Medicine*, se spécialise en cardiologie à l'âge de vingt-six ans, et poursuit sa formation à l'Université de Limburg à Maastricht (Pays-Bas), en 1979, sous la direction de l'électrophysiologiste Hein Wellens. L'année suivante, il devient Professeur Assistant dans cette même université, dans le

Département de Cardiologie. En 1982, il est nommé Directeur du *Clinical Electrophysiology Laboratory* à l'Université de Limburg. Son frère Josep le rejoint en 1987. En 1988, Pedro Brugada est Chef de la *Division Coronary Disease* à l'*Institute for Cardiovascular Diseases* de l'Université de Limburg.

C'est en 1991 que, en collaboration avec son frère Josep qui travaillait aussi aux Pays-Bas, Pedro décrit le syndrome connu sous le nom de "syndrome de Brugada", article présenté sous forme d'abstract au *NASPE* (Société Nord-Américaine de Pacing et d'Électrophysiologie). Son premier patient présentant l'aspect électrocardiographique typique avait été identifié en 1986 : il s'agissait d'un garçon polonais âgé de huit ans, souffrant de syncopes à répétition, et dont la sœur avait fait une mort subite d'origine cardiaque avec ressuscitation. L'article princeps, signé par les deux frères Pedro et Josep, est publié en 1992 sous le titre "*Right bundle branch block, persistent ST segment elevation and sudden cardiac death : a distinct clinical and electrocardiographic syndrome*". Il rapporte, chez huit patients dont trois enfants (six de sexe masculin et deux de sexe féminin), des épisodes de mort subite suivis de ressuscitation, liés à des accès de tachycardie ventriculaire polymorphe, et dont l'électrocardiogramme de base montre des anomalies particulières. Quelques années plus tard, les deux frères Brugada constatent, dans une famille italienne, cette même anomalie électrocardiographique sur neuf de ses membres. Un échantillon sanguin est prélevé sur chacun des membres de la famille et envoyé à leur frère Ramon, chercheur en génétique cardiovasculaire aux USA, qui découvre la mutation génétique responsable du syndrome.

Pedro Brugada est aujourd'hui Professeur de Cardiologie au *Onze-Lieve-Vrouwziekehuis* (*Cardiovascular Research and Teaching Institute*) à Aalst, Moorselbaan en Belgique, et Directeur Scientifique du Centre des Maladies Cardiovasculaires à l'*Universitair Ziekenhuis* de Bruxelles, où il poursuit ses études sur l'électrophysiologie depuis 2006. Il a aussi mis en place des techniques innovantes, en particulier celle de l'ablation par cryoballon en cas de fibrillation atriale.

Pedro Brugada a reçu de nombreux prix, tels que, en 2012, la médaille d'or de l'*European Society of Cardiology* et, en 2019, le Grand Prix Scientifique de l'Institut de France, pour ses contributions aux connaissances en cardiologie.

***Bürger** (ou **Buerger**) (maladie de) :* Également nommée thrombo-angéite oblitérante, c'est une artériopathie inflammatoire auto-immune touchant les artères de petit et moyen calibres ainsi que des veines superficielles, survenant le plus souvent chez l'homme jeune dans un contexte d'intoxication tabagique importante. Il existe une composante génétique et ethnique, avec une prévalence de 80 % chez les juifs ashkénazes.

BÜRGER OU BUERGER LEO (1879-1943) : Chirurgien, urologue et anatomopathologiste américain d'origine autrichienne, né à Vienne (Autriche), mort à New York City (New York) (USA).

Peu après la naissance de Leo Buerger à Vienne, sa famille d'origine juive émigre aux États-Unis, et c'est à New York, en 1901, qu'il obtient son doctorat en médecine, au *College of Physicians and Surgeons* à la *Columbia University*. Il poursuit sa formation en chirurgie au *Lennox Hill Hospital* à partir de 1901, et au *Mount Sinai Hospital* (New York), puis revient au *Lennox Hill Hospital* pour passer les trois années suivantes comme interne en chirurgie.

En 1905, Buerger part en Europe, en Allemagne, à la *Breslau Surgical Clinic*, puis revient à New York pour une activité privée, tout en étant attaché au *Mount Sinai Hospital*, en tant que chirurgien urologique et anatomopathologiste. En 1906, il commence à améliorer le cystoscope, et présente, en 1909, cet instrument, connu sous le nom de "Brown-Buerger cystoscope".

C'est en 1908 que Leo Buerger publie la première description anatomopathologique précise de l'affection qu'il nomme "thrombo-angéite oblitérante", qui prendra par la suite le nom de "maladie de Bürger", à partir de onze pièces d'amputations pour gangrènes provenant de sujets jeunes fumeurs. Il s'agissait de jeunes immigrés juifs d'origine polonaise ou russe vivant à New York City, âgés de vingt à trente-cinq ans. Cette affection avait été initialement rapportée, par le médecin autrichien Félix von Winiwarter en 1879, sur un homme de cinquante-sept ans, sous le terme d'"endartérite oblitérante", d'où le nom parfois donné de "syndrome de von Winiwarter-Buerger".

En 1917, Leo Buerger devient Professeur de Chirurgie Urologique à la *Medical Urology Outpatient Clinic New York*. En 1924, il publie une monographie basée sur l'analyse de cinq cents patients atteints de la maladie qu'il avait décrite. En 1929, il part s'installer à Los Angeles, où il reçoit la chaire d'Urologie au *College of Medical Evangelists*, mais, peu apprécié par les Californiens, il doit retourner à New York en 1934 où il termine sa carrière de façon très humble et effacée.

Cabrera *(signe de) :* Signe électrocardiographique suggérant une séquelle de nécrose dans le territoire antéro-septal, associée à un bloc de branche gauche, et caractérisé par un crochetage sur la branche ascendante de l'onde S en dérivations précordiales V3 et V4, d'une durée d'au moins 0.05 seconde.

CABRERA E. : Cardiologue mexicain.

E. Cabrera publie en 1953, en collaboration avec Charlotte Friedland, l'article intitulé *"La onda de activacion ventricular en el bloqueo de rama izquierda con infarto : un nuevo signo electrocardiografico"* qui décrit le signe électrocardiographique permettant de diagnostiquer une nécrose myocardique en présence d'un bloc de branche gauche, nommé "signe de Cabrera".

Caillaud *(syndrome de) : voir Corvisart-Fallot (syndrome).*

Cardarelli *(signe de) ; voir aussi Oliver William Silver :* également nommé signe d'Oliver-Cardarelli ou signe de la trachée, il s'agit d'une pulsation anormale de la trachée, sous forme de battements latéraux transmis par un anévrysme de la crosse de l'aorte.

CARDARELLI ANTONIO (1831-1927) : Médecin italien et sénateur du Royaume d'Italie, né à Civitanova del Sannio (Molise), mort à Naples (Italie).

À l'âge de dix-sept ans, Antonio Cardarelli commence ses études de médecine au *Collegio Medico di Sant'Aniello* de Naples, et y obtient son doctorat en 1853. Il commence alors à travailler à l'*Ospedale degli Incurabili* (Naples), où il grimpe tous les échelons d'une carrière hospitalière. Il montre de grandes qualités de clinicien, étant capable de poser un diagnostic grâce à une observation fine du patient. C'est aussi un enseignant vénéré par tous ses étudiants, qui le nomment avec respect *"il Grande Clinico"*.

En 1868, en cardiologie, il publie sur les anévrysmes, et est à l'origine du signe qui porte son nom, le "signe de Cardarelli". Ce même signe sera décrit à nouveau, dix ans plus tard, par le chirurgien canadien William Silver Oliver, prenant alors la dénomination de "signe d'Oliver-Cardarelli".

En 1880, Cardarelli est nommé Professeur de Pathologie Médicale à la *Regia Universita di Napoli.* Il est le médecin de Giuseppe Garibaldi, de Victor Emmanuel II, de Giuseppe Verdi. La même année, il est élu député du Collège d'Isernia, puis, en 1896, sénateur du Royaume d'Italie. Il est ensuite nommé Professeur de Médecine Clinique. Il gardera ces deux chaires jusqu'à ses 93 ans, ses étudiants lui manifestant leur profonde admiration et leur sincère affection jusqu'à son dernier jour d'enseignement.

Antonio Cardarelli fut enterré dans sa ville natale, à Civitanova del Sannio, où un monument et deux plaques, à l'Hôtel de Ville et au cimetière, lui sont dédiées. À Arzano, près de Naples, on peut voir une plaque de marbre sur la façade de la maison où il habitait, et un buste à son effigie.

L'*Ospedale Antonio Cardarelli* de Naples est nommé ainsi en son honneur : c'est le plus grand hôpital de Campanie et d'Italie du Sud, et le premier au niveau national pour le traitement des brûlures.

Carpentier-Edwards *(valve ou bioprothèse de) ; voir aussi Edwards Miles Lowell :* cette valve biologique est une bioprothèse destinée à remplacer une valve cardiaque et fabriquée à partir de tissus animaux, constitués de valvule aortique porcine ou de péricarde bovin, avec une armature métallique recouverte de Dacron pour faciliter la suture (concept de bioprothèse).

Carpentier *(anneau de) :* Anneau prothétique servant à réduire le calibre orificiel de l'anneau mitral ou tricuspide quand il est dilaté (annuloplastie), permettant de corriger une insuffisance mitrale ou tricuspidienne. Cette intervention chirurgicale s'accompagne le plus souvent d'une réparation des valves.

CARPENTIER ALAIN (1933-) : Chirurgien cardiaque et cardiologue français, né à Toulouse (Haute-Garonne) (France).

Né à Toulouse, puis passant son enfance à Épinal dans les Vosges, Alain Carpentier commence des études de médecine, et est reçu à l'Internat des Hôpitaux de Paris en 1961. Il s'oriente alors vers la chirurgie cardiaque, obtenant son doctorat en médecine en 1966. En 1967, il est nommé Chirurgien des Hôpitaux de Paris, et exerce dans le service du Professeur Charles Dubost à l'Hôpital Broussais.

Au milieu des années 1960, il implante les premières hétérogreffes valvulaires porcines, nommées "valves de Carpentier-Edwards", car créées par lui-même, en collaboration avec la société américaine *Edwards*. Carpentier avait en effet été chargé, par Jean-Paul Binet, de constituer une banque d'homogreffes valvulaires. Donald Nixon Ross à Londres et Brian Gerald Barratt-Boyes à Auckland avaient précédemment montré que des valves cardiaques prélevées sur des cadavres humains (homogreffes), puis implantées, n'encouraient pas le risque de thrombose. Mais en raison d'une pénurie de valves humaines, Carpentier se tourne vers des valves d'origine animale (hétérogreffes). Il crée alors le Laboratoire d'Étude des Greffes et Prothèses cardiaques. En 1965, il réalise, avec Jean-Paul Binet, la première implantation chez l'homme d'une hétérogreffe valvulaire aortique fabriquée à base de tissu porcin, et en 1967, avec Charles Dubost, la première implantation chez l'homme d'une hétérogreffe valvulaire en position mitrale. Carpentier découvre, la même année, l'action du glutaraldéhyde sur les tissus conjonctifs animaux, et propose le concept de "bioprothèse" qui désigne un tissu d'origine animale monté sur un support artificiel. Les bioprothèses connaissent un succès immédiat, et sont actuellement le substitut valvulaire le plus implanté dans le monde.

En 1969, Alain Carpentier invente différentes techniques de chirurgie plastique et reconstructive des valves cardiaques, permettant de réparer valves mitrales et tricuspides, telles que l'annuloplastie au moyen de l'"anneau de Carpentier".

Il est nommé, en 1982, Chef du Département de Chirurgie Cardiovasculaire à l'Hôpital Broussais à Paris, poste qu'il gardera jusqu'en 2000.

En 1991, Alain Carpentier s'investit dans la médecine humanitaire et fonde l'Institut du Cœur de Hô-Chi-Minh-Ville (Vietnam), ayant pour mission d'opérer les enfants cardiaques vietnamiens. L'année suivante, il crée le Centre Médical International, structure de solidarité franco-vietnamienne, permettant de financer les opérations cardiaques pour l'Institut du Cœur.

En 2008, avec l'aide d'ingénieurs fournis par l'homme d'affaires Jean-Luc Lagardère, Carpentier met au point le premier cœur artificiel totalement autorégulé, totalement biocompatible, simulant l'hémodynamique du cœur naturel, qui sera implanté pour la première fois en 2013. Il est aujourd'hui Directeur Scientifique de la société *CARMAT*, qu'il a créée en 2008 avec *Matra Défense,* et qui fabrique un cœur artificiel issu de ses travaux.

Professeur Émérite à l'Université Pierre-et-Marie-Curie à Paris, Professeur à l'École de Médecine Mount Sinai à New York, Alain

Carpentier est le fondateur et Directeur du Laboratoire d'Étude des Greffes et Prothèses cardiaques de l'Université Paris VI. Il exerce aujourd'hui au Département de Chirurgie cardiovasculaire et de transplantation d'organes de l'Hôpital Européen Georges Pompidou à Paris.

Alain Carpentier a reçu de nombreux honneurs et prix pour sa carrière prestigieuse : en 1998, il est le lauréat du Grand Prix de la Fondation pour la Recherche Médicale, en 2000 il est élu membre de l'Académie des Sciences, dans la section Biologie humaine et Sciences médicales, qu'il présidera en 2011, et il reçoit, en 2007, le Prix *Albert Lasker* pour la recherche médicale, partagé avec Albert Starr.

Carvalho (ou Carvallo) *(signe de) ; voir Rivero-Carvalho (ou Carvallo) José Manuel :* Le signe de Carvalho ou de Rivero-Carvalho correspond à une nette augmentation du souffle systolique xiphoïdien de l'insuffisance tricuspidienne lors de l'inspiration profonde.

CHARCOT JEAN-MARTIN (1825-1893) : Médecin neurologue, psychiatre, psychologue français, né à Paris, mort à Montsauche-les-Settons (Nièvre) (France) ; *voir Bouley-Charcot (syndrome de).*

Jean-Martin Charcot commence ses études de médecine à Paris en 1843, et réussit le concours de l'Internat des Hôpitaux de Paris en 1848, puis effectue son internat à la Pitié, à la Charité, puis à la Salpêtrière en 1852 en service de gériatrie. Il soutient sa thèse de doctorat en médecine en 1853. Après son clinicat, il est nommé Médecin du Bureau Central des Hôpitaux en 1856. Entre les années cinquante et soixante, ses publications portent sur de nombreux sujets : rhumatisme articulaire aigu, hyperthyroïdie, kyste hydatique, ulcère de l'estomac…

En pathologie cardiovasculaire, Charcot décrit la claudication intermittente d'origine artérielle, dont la description princeps par le vétérinaire Jean-François Bouley datait de 1831, et qui sera nommée "syndrome de Bouley-Charcot". Cette description, effectuée en 1851, est rapportée en 1858 à la Société de Biologie, sur le cas d'un homme, peintre en bâtiment, âgé de cinquante-quatre ans, présentant des douleurs de la jambe et de la cuisse droites récidivantes, survenant après un quart d'heure de marche, et se dissipant rapidement au repos. Chez ce patient, décédé peu après, l'autopsie montra une tumeur anévrysmale aux dépens de l'artère iliaque droite et une obstruction de cette même artère. Ces lésions cependant n'étaient pas dues à l'athérosclérose, mais à un faux anévrysme, séquelle d'une plaie par balle reçue en 1830 durant la conquête de l'Algérie, balle qui n'avait pu être extraite.

En 1858, Charcot commence à enseigner la Pathologie à la Pitié et à l'École Pratique de Pathologie, et est reçu à l'agrégation de médecine en 1860.

En 1861, Charcot arrive comme Chef de Service en Médecine Générale à la Salpêtrière (nommé alors Hospice de la Vieillesse-Femmes, car l'activité de l'hôpital s'organise en deux pôles, l'hospice pour les femmes âgées et l'asile pour les aliénées). Il découvre là, avec son ami Alfred Vulpian, une large population de femmes atteintes de pathologies chroniques, et rassemble ainsi un très grand nombre de dossiers médicaux d'une vaste richesse séméiologique. Il aménage, parallèlement à son activité clinique, un petit laboratoire où il accueille, en 1862, Guillaume Duchenne de Boulogne, qui réalise des recherches sur l'exploration électrophysiologique des nerfs et des muscles.

En 1868, Charcot décrit, en collaboration avec Vulpian, la sclérose en plaques, et, l'année suivante, la sclérose latérale amyotrophique à laquelle il laissera son nom. Il étudie les complications neurologiques de la syphilis, de l'alcoolisme, décrit précisément et classifie de nombreux troubles neurologiques.

Une part de l'activité de Charcot est consacrée à l'enseignement, sous forme de conférences, qui, à partir de 1868, sont dédiées aux maladies du système nerveux, puis, à partir de 1872, également à l'hystérie, après avoir récupéré le service des hystéro-épileptiques en 1870.

Son travail est interrompu par la guerre Franco-Prussienne de 1870-1871, mais, dès 1872, Charcot obtient la chaire d'Anatomie Pathologique, succédant à Cruveilhier puis à Vulpian, et, l'année suivante, devient membre de l'Académie de Médecine. En 1878, il retourne à l'étude de l'hystérie, en testant diverses techniques comme l'hypnose, l'électrothérapie, l'hydrothérapie... En 1881, il ouvre à la Salpêtrière une consultation ou policlinique pour les maladies du système nerveux, lui permettant de recruter des malades en neurologie et en psychiatrie. La notoriété de son service s'étend alors tant en France qu'à l'étranger. Charcot connaît la consécration internationale lors du Congrès International de Médecine de Londres.

En 1882, la première chaire des "Maladies du Système Nerveux" est créée pour Jean-Martin Charcot, et la Salpêtrière devient une école de neurologie. Ses "leçons du mardi" à la Salpêtrière resteront à jamais célèbres. Parmi ses élèves figurent Paul Richer, Joseph Babinski, Alfred

Binet, Georges Gilles de La Tourette, Désiré-Magloire Bourneville. Sigmund Freud, en tant que boursier à titre étranger, participe à ses travaux pratiques et assiste aux présentations de patients. Les *Leçons sur les maladies du système nerveux*, dont l'écriture a été entamée par Charcot en 1872, ont été publiées en totalité en 1886. L'un de ses cours sera remarquablement représenté, en 1887, par le tableau d'André Brouillet, intitulé *"Une leçon clinique à la Salpêtrière"*, montrant Charcot décrivant, devant ses élèves, une patiente présentant une crise d'hystérie.

La vaste clientèle privée de Charcot inclut des personnalités telles que la reine d'Espagne, Ivan Tourgueniev, Alphonse Daudet, Léon Gambetta.

Jean-Martin Charcot est élu membre de l'Académie des Sciences en 1883. Il est le fondateur, avec Guillaume Duchenne de Boulogne, de la neurologie moderne. Écrivain prolifique, il est l'auteur de plus de 700 publications, en neurologie, mais aussi dans d'autres domaines pathologiques.

À son décès, survenu dans une auberge au lac des Settons dans le Morvan, des obsèques nationales lui sont célébrées et les honneurs militaires rendus.

Sa tombe est visible au cimetière de Montmartre, 29ème division, à Paris. Son fils, l'explorateur Jean-Baptiste Charcot, repose à ses côtés.

Une plaque commémorative est apposée à son ancien domicile, 53 boulevard du Commandant-Charcot, à Neuilly-sur-Seine. Un "Buste de Charcot", en bronze, sculpté par l'artiste français Jules Dalou vers 1884, est visible à l'Académie Nationale de Médecine. Un modèle en plâtre, d'une statue de Jean-Martin Charcot qui s'élevait à gauche du portail d'entrée de la Salpêtrière et qui a été fondue à l'arrivée des Allemands à Paris en 1941, est conservé au Musée de l'Assistance Publique de Paris.

Plusieurs centres hospitaliers et des établissements scolaires ont été nommés "Jean-Martin Charcot" en son honneur, un timbre postal à son effigie a été émis en 1960, et plusieurs œuvres cinématographiques ont été consacrées à sa vie et à sa carrière.

Chatterjee *(phénomène de ou effet) :* Anomalie de l'électro-cardiogramme, à type d'inversion de l'onde T des complexes spontanés. Elle peut se voir en cas d'entraînement électrique ventriculaire par stimulation cardiaque ou de bloc de branche gauche intermittent. Cette anomalie est liée à une aberration de la dépolarisation et a été aussi nommée "mémoire cardiaque", car « l'onde T se souvient du vecteur anormal du QRS stimulé ».

Chatterjee Kanu (1934-2015) : Cardiologue américain né au Bangladesh (Inde), mort à Iowa City (Iowa) (USA).

Kanu Chatterjee reçoit son diplôme de docteur en médecine du *R. G. Kar Medical College* (Calcutta, Inde) tandis qu'il vit dans un camp de réfugiés. En 1963, il arrive en Angleterre pour compléter sa formation en médecine et en cardiologie au *St. George's Hospital* et au *Royal Brompton Hospital* (Londres). En 1965, il devient membre du *Royal College of Physicians of Edinburgh and London.*

C'est en 1969 qu'il décrit l'anomalie de repolarisation succédant à un entraînement électrique par pacemaker, nommée "mémoire cardiaque" ou "effet Chatterjee". En 1970, Chatterjee est recruté au *Cedars-Sinai Medical Center* (Los Angeles, Californie) pour diriger l'unité de soins intensifs et la *Myocardial Infarction Reseach Unit.* Au *Cedars-Sinai Medical Center,* il travaille alors avec Jeremy Swan et William Ganz, et introduit l'usage du cathéter de Swan-Ganz en clinique médicale. Il décrit les caractéristiques hémodynamiques du syndrome coronaire aigu, et publie de nombreux articles sur l'hémodynamique lors de l'infarctus du myocarde aigu et de l'insuffisance cardiaque.

En 1975, Chatterjee part s'installer à San Francisco pour exercer à l'*University of California San Francisco (UCSF).* Il est alors nommé Directeur de la *Cardiac Care Unit* et *Associate Chief of Cardiology.* De 2001 à 2009, année de sa retraite, il dirige l'*UCSF Chatterjee Center for Cardiac Research,* nommé ainsi en son honneur.

Kanu Chatterjee termine sa vie à Iowa City, après avoir été un remarquable enseignant et un écrivain prolifique. Au cours de sa carrière, il a publié plus de 380 articles scientifiques, fait éditer six ouvrages, et a reçu de nombreux prix, dont le prestigieux *James B. Herrick Award* de l'*American Heart Association,* en 2014.

Cheyne-Stokes *(dyspnée ou respiration de) ; voir aussi Stokes William :* Variété spéciale de rythme respiratoire, la respiration de Cheyne-Stokes est le plus souvent présente chez les patients atteints d'insuffisance cardiaque et est un élément de pronostic défavorable. Il s'agit d'une respiration irrégulière cyclique, composée d'une pause respiratoire d'environ quinze secondes, suivie d'une reprise des mouvements respiratoires devenant de plus en plus amples, suivis d'une autre série d'amplitude décroissante, jusqu'à une nouvelle pause.

CHEYNE JOHN (1777-1836) : Médecin et chirurgien britannique, né à Leith (Écosse), mort à Sherington (Buckinghamshire) (Angleterre) (Royaume-Uni).

Fils d'un chirurgien écossais, John Cheyne, qui assistait son père dès son adolescence, entre à l'Université d'Édimbourg (Écosse) à l'âge de quinze ans, et reçoit son doctorat en médecine trois ans plus tard, en 1795. Il s'engage dans l'armée, en tant que Chirurgien Assistant dans le *Royal Regiment of Artillery*, et est présent lors de la bataille de Vinegar Hill en 1798. En 1799, il rejoint son père pour exercer avec lui à Leith, tout en prenant en charge le petit *Leith Ordnance Hospital*. Il étudie alors l'anatomopathologie et réalise de nombreuses autopsies.

Dix ans plus tard, Cheyne s'installe à Dublin, et est nommé Médecin au *Meath Hospital* en 1811. En 1813, il devient le premier Professeur de Médecine au *Royal College of Surgeons in Ireland*, enseignant la médecine et la chirurgie de guerre, tout en ayant une activité privée. Il est élu membre de la *Royal Society of Edinburgh* en 1814. L'année suivante, il démissionne de son poste au *Meath Hospital,* pour exercer comme Médecin de l'*House of Industry Hospitals,* où il devra faire face à une épidémie de fièvre typhoïde faisant rage à Dublin.

En 1818, Cheyne décrit pour la première fois le type particulier de respiration, nommée "dyspnée périodique", sur un homme de soixante ans, cloué au lit, aphasique et hémiplégique. L'article est publié dans le *Dublin Hospital Reports*, dont Cheyne était cofondateur. William Stokes décrira cette respiration à nouveau, en 1854, et ce rythme respiratoire prendra le nom de "respiration de Cheyne-Stokes". Cependant, Hippocrate, deux millénaires auparavant, avait déjà identifié ce rythme respiratoire particulier.

En 1820, Cheyne est nommé au poste prestigieux de Médecin-Général des Forces Britanniques en Irlande. En 1824, il est *Fellow of the King and Queen's College of Physicians of Ireland.*

Souffrant de dépression et perdant la vue, John Cheyne se retire en 1831 à Sherington en Angleterre où il termine sa vie.

John Cheyne est considéré comme l'un des fondateurs de l'École de Médecine Irlandaise, avec les médecins internistes William Stokes, Robert James Graves et Dominic Corrigan. Il est l'auteur de nombreux livres et publications, surtout en pédiatrie et en neurologie, traitant en particulier de l'hydrocéphalie aiguë, et publie un ouvrage sur le larynx en 1809.

Il est enterré à *St. Lauds Churchyard* à Sherington, Buckinghamshire (Angleterre) (Royaume-Uni).

CLELAND WILLIAM PATON "BILL" (1912-2005) : Chirurgien cardiothoracique australo-britannique, né à Sydney (Australie), mort à Andover (Hampshire) (Royaume-Uni) ; *voir Bigelow ou Bigelow-Cleland (myotomie ou opération de).*

Issu d'une longue lignée écossaise, mais né en Australie, fils d'un Professeur de Pathologie à l'Université d'Adélaide, Bill Cleland étudie la médecine à Adélaide et est diplômé en 1934. Il pratique médecine et chirurgie pendant deux années au *Royal Adelaide Hospital* et à l'*Adelaide Children's Hospital.*

En 1938, Cleland part au Royaume-Uni au *King's College Hospital* (Londres) et devient membre du *Royal College of Physicians*. Au cours de la Seconde Guerre mondiale, il sert dans un service médical d'urgence au *Horton Hospital* (Epsom, Surrey), où il extrait des fragments de bombes présents dans des cœurs et des poumons de blessés civils et militaires. Cette expérience l'attire vers la chirurgie thoracique et, en 1946, il obtient le titre de *Fellow of the Royal College of Surgeons of England.*

En 1948, Cleland est nommé Chirurgien Thoracique Consultant au *Royal Brompton Hospital* (Londres), où il est l'élève de Sir (puis Lord) Russell Brock, et au *King's College Hospital* (Londres). Là, il s'oriente vers la chirurgie cardiaque, puis il entre, l'année suivante, au *Hammersmith Hospital,* enseignant à la *Royal Postgraduate Medical School of London.* C'est dans le département de chirurgie de cet hôpital que Dennis Melrose est en train de développer la première machine cœur-poumon européenne. Celui-ci, en collaboration avec Cleland, mène de nombreux essais sur l'animal, avec cette machine, avant qu'elle soit utilisée sur des patients atteints de cardiopathies dont le pronostic est défavorable.

La première opération à cœur ouvert du Royaume-Uni a lieu le 09 décembre 1953 : ce jour-là, Bill Cleland, chirurgien en chef, opère, avec l'aide de Hugh Bentall, son premier assistant, une femme de trente-deux ans présentant une sténose valvulaire aortique, en utilisant la machine de Melrose. L'intervention est couronnée de succès, mais les patients suivants subiront une mortalité précoce. C'est pourquoi le programme d'opérations à cœur ouvert sera suspendu pendant plusieurs années, et ne reprendra qu'en 1957, avec succès. La première patiente est alors une femme porteuse d'une communication inter-atriale, qui sera toujours en vie vingt-cinq ans plus tard.

En mai 1959, en pleine période de "guerre froide" avec Moscou, William Cleland, Chirurgien-Chef, Hugh Bentall, Dennis Melrose et sa fameuse machine cœur-poumon, ainsi que leur équipe, embarquent à bord d'un bateau en partance pour Leningrad en URSS, transportant avec eux tout le matériel nécessaire pour réaliser six opérations à cœur ouvert. Ils avaient en effet été mis au défi, par le Professeur russe Aleksandr Bakulev, rencontré en 1952, de prouver l'efficacité et la fiabilité de cette machine. À l'Institut de Chirurgie Cardiovasculaire de Moscou, six opérations, sur deux adultes et quatre enfants atteints d'une cardiopathie congénitale cyanogène (dont deux tétralogies de Fallot), sont menées avec succès, sous les yeux de deux cents chirurgiens soviétiques. Ceux-ci sont si impressionnés qu'ils décident d'acquérir immédiatement le matériel de cette équipe britannique. L'équipe de Cleland retournera au Royaume-Uni sur le Tupolev 104, pour sa première liaison avec ce pays, avec uniquement leurs bagages à main.

Le 26 novembre 1959, Bill Cleland est le premier chirurgien à opérer avec succès un patient de quarante-deux ans, présentant des douleurs thoraciques et des syncopes, au diagnostic établi de cardiomyopathie obstructive, et dont les symptômes s'amélioreront après l'opération. La technique est celle d'une myectomie transaortique, avec résection d'une petite partie du muscle septal épaissi. Cette technique sera reprise et modifiée plus tard par Bill Bigelow, d'où son nom d'"opération de Bigelow-Cleland". La même opération sera réalisée sur six autres patients entre 1960 et 1962, avec une mortalité non négligeable pour certains, mais avec, pour les autres, une nette amélioration des symptômes.

En 1960, il obtient le premier poste de Directeur du Département de Chirurgie à l'*Institute for Diseases of the Chest* (actuellement *Cardio-Thoracic Institute, Brompton Hospital*).

À la fin des années soixante, Cleland développe la chirurgie cardiaque en Islande, opère aussi en Finlande et au Moyen-Orient, et termine sa carrière en 1977, puis se retire à Andover (Hampshire).

Chirurgien pionnier dans la chirurgie cardiaque à cœur ouvert, William Cleland a publié plus de soixante-dix articles scientifiques et a reçu de nombreux honneurs pour l'ensemble de sa carrière professionnelle.

Clerc, Robert-Lévy et Cristesco *(syndrome de) ; voir aussi Lown Bernard, Ganong William Francis Jr. et Levine Samuel Albert :* Aussi appelé *Lown-Ganong-Levine syndrome*, il s'agit d'une variété de syndromes de préexcitation, caractérisé par un raccourcissement isolé de l'espace PR à l'électrocardiogramme, sans déformation des complexes ventriculaires. Ce syndrome est lié à l'existence d'un faisceau anormal de tissu nodal, le faisceau de James, court-circuitant le nœud atrio-ventriculaire, bien qu'il puisse aussi être causé par une conduction accélérée au travers de ce nœud.

CLERC PIERRE "ANTONIN" (1871-1954) : Cardiologue français, né à Paris, mort à Outreau (Pas-de-Calais) (France).

Interne des Hôpitaux de Paris en 1897, Antonin Clerc obtient son doctorat en médecine en 1902, est nommé Médecin des Hôpitaux en 1910, et Agrégé en 1920. En 1934, il est Professeur de Clinique Médicale à la Pitié. Il termine sa carrière comme Chef de Service à l'Hôpital Lariboisière. Sous l'impulsion d'Henri Vaquez dont il est l'élève, son œuvre scientifique est centrée sur la pathologie cardio-vasculaire, étudiant les affections valvulaires, les cardiopathies congénitales, l'insuffisance coronarienne et surtout les arythmies. Parallèlement, Clerc mène des recherches expérimentales, en collaboration avec son collègue et ami, Cesare Pezzi, sur les voies de conduction du cœur de lapin, sur la ligature des coronaires, sur l'action de la nicotine et de la quinidine sur le cœur de l'animal et de l'homme.

En 1925, Clerc fait paraître l'ouvrage *Les Arythmies en Clinique,* et, en 1929, un *Précis des Maladies du Cœur et des Vaisseaux* qui connaît un rapide succès.

En 1927, il publie un article intitulé *"Anomalies électrocardiographiques au cours de l'oblitération coronarienne",* dans lequel il décrit le sous-décalage du segment ST lors de la crise angineuse.

Clerc est aussi un érudit dans le domaine des arts, que ce soit la peinture comme la musique, fréquentant Tchaïkovski et Fauré. Il se passionne également pour la botanique et l'entomologie. En 1935, Antonin Clerc est élu membre de l'Académie de Médecine. Il est aussi élu Président de la Société Française de Cardiologie et le restera plusieurs années.

C'est en 1938 qu'il décrit le syndrome électrocardiographique qui prendra le nom de "syndrome de Clerc, Robert-Lévy et Cristesco" et qui sera décrit à nouveau en 1952 par Lown, Ganong et Levine. En

1950, Antonin Clerc est désigné Vice-Président du Congrès Mondial de Cardiologie.

À sa retraite, Antonin Clerc s'installe définitivement dans sa résidence secondaire d'Outreau, la "Villa Perrochaud", où il décède en 1954. Il est enterré au cimetière d'Outreau (Pas-de-Calais) (France).

Un lycée d'Outreau porte son nom, inauguré en 1975, et construit sur le terrain de l'ancienne propriété d'Antonin Clerc, celle-ci ayant été détruite par les bombardements de la Seconde Guerre mondiale.

***Conn** (adénome ou syndrome de) :* Syndrome d'hyperaldostéronisme primaire, cause rare d'hypertension artérielle, caractérisé par une hypertension artérielle souvent résistante aux traitements, associée à une hypokaliémie, un taux élevé d'aldostérone et une rénine basse. Il peut être dû à une tumeur bénigne de la corticosurrénale ("adénome de Conn") ou à une hyperplasie bilatérale des surrénales.

CONN JEROME W. (1907-1994) : Endocrinologiste américain, né à New York City (New York), mort à Naples (Floride) (USA).

En 1928, Jerome Conn entre à l'*University of Michigan Medical School* à Ann Arbor (Michigan). La Grande Dépression survenue l'année suivante ayant ruiné sa famille, ce sont les deux sœurs de Jerome qui le soutiendront matériellement et lui permettront d'obtenir son doctorat en médecine en 1932. Conn s'intéresse à la médecine interne et entre, pour faire de la recherche, à la *Division of Clinical Investigation* en 1935, où il établit la relation entre obésité et diabète non insulino-dépendant. Il est nommé Professeur Assistant de Médecine Interne en 1938. En 1941, Conn détermine que l'administration de corticostérone permet de traiter la maladie d'Addison. En 1943, il obtient le premier poste de Chef de la *Division of Endocrinology & Metabolism* et le titre de Professeur de Médecine Interne en 1950.

C'est en 1954 que Conn présente, à la *Central Society for Clinical Research*, le cas d'une patiente de trente-quatre ans se plaignant d'une faiblesse musculaire confinant à la paralysie, avec des spasmes et des crampes, sur une période de sept ans. Conn relie cette symptomatologie à des taux élevés d'aldostérone, sécrétée par un adénome surrénalien. Ce syndrome, qu'il appelle hyperaldostéronisme primaire, prendra le nom de "syndrome de Conn". Suite à cette découverte, l'*University of Michigan Hospital* sera, entre 1955 et 1975, le centre mondial d'étude et de traitement des patients présentant ce syndrome. Conn étudie également le système hypophysaire, le mécanisme de l'acclimatation à la chaleur et le système rénine-angiotensine-aldostérone.

En 1968, Conn est élu membre de la *National Academy of Sciences of the United States of America*. Il a aussi été Président de la *Central Society for Clinical Research* et de l'*American Diabetes Association*. Après avoir passé toute sa carrière à l'*University of Michigan*, il se retire en 1973. Jerome Conn a publié près de 300 articles scientifiques et a reçu de nombreux prix et honneurs pour l'ensemble de sa carrière, dont le *Gairdner Foundation International Award* en 1975.

***Cooley** (opérations de) :* Technique chirurgicale utilisée pour corriger le retour veineux pulmonaire anormal total. Elle consiste à anastomoser le collecteur des veines pulmonaires anormales à l'oreillette gauche à travers la communication interauriculaire, puis à fermer cette communication.

C'est également une technique utilisée dans la cardiomyopathie obstructive du ventricule gauche avec insuffisance mitrale : septoplastie ventriculaire avec résection de l'appareil valvulaire mitral et mise en place d'une prothèse valvulaire.

COOLEY DENTON ARTHUR (1920-2016) : Chirurgien cardiaque américain, né à Houston (Texas), mort à Houston (Texas) (USA).

Après des études à l'*University of Texas Medical Branch* à Galveston, Denton Cooley, fils de dentiste, obtient son diplôme de doctorat en médecine en 1944, à la *Johns Hopkins University School of Medicine* (Baltimore, Maryland). C'est là qu'il poursuit sa formation en chirurgie. La même année, alors jeune interne de vingt-quatre ans, il assiste Alfred Blalock, qui deviendra son mentor, dans sa première opération de correction chez un "bébé bleu", et cette expérience le décide à s'orienter vers la chirurgie cardiaque. Au cours de la Seconde Guerre mondiale, en 1946, il sert dans l'*Army Medical Corps* à Linz en Autriche, comme Chef des Services de Chirurgie. En 1950, il poursuit sa formation à Londres au *Royal Brompton Hospital*, auprès du grand chirurgien britannique Lord Russell Brock.

En 1951, Cooley revient à Houston, sa ville natale, et est nommé Professeur Associé de Chirurgie au *Baylor University College of Medicine,* tout en exerçant dans l'Hôpital Méthodiste associé au *College*. Il devient le collaborateur, mais aussi le rival de Michael DeBakey, et est réputé pour son extraordinaire dextérité et sa rapidité en salle d'opération. Au milieu des années cinquante, les deux chirurgiens développent alors, en collaboration, de nouvelles méthodes pour traiter les anévrysmes et les dissections de l'aorte.

À partir de 1954, toujours à Houston, Cooley exerce au *St. Luke's Episcopal Hospital* et au *Texas Children's Hospital*, tout en enseignant au *Baylor College of Medicine*. Cooley est aussi connu pour ses compétences chirurgicales dans le domaine des cardiopathies congénitales, et il met au point plusieurs nouvelles techniques chirurgicales auxquelles il donnera son nom, les "opérations de Cooley". En 1955, il utilise avec succès une machine de circulation extracorporelle, mise au point par DeBakey et adaptée par lui-même, permettant des opérations à cœur ouvert de plus en plus complexes. Grâce à cette machine et aux performances de Cooley, le *St. Luke's Episcopal Hospital* et le *Texas Children's Hospital* deviennent les lieux de la plus grande activité de chirurgie cardiaque au monde. En 1962, Cooley fonde le *Texas Heart Institute* dont il est le Chirurgien en Chef. Lui et son équipe développent la chirurgie de remplacement valvulaire, abaissant considérablement la mortalité de ce type d'intervention, la faisant passer de 70 % à 8 % sur une période de cinq ans.

Le 03 mai 1968, Denton Cooley effectue la première transplantation cardiaque considérée comme un succès aux USA, sur un homme de quarante-sept ans qui survivra 204 jours. La même année, Cooley réalise la première transplantation cardiopulmonaire mondiale sur un enfant qui ne survivra que pendant quatorze heures.

À cette époque, une grande compétition a lieu entre les équipes de Cooley et de DeBakey, séparées de quelques centaines de mètres, pour obtenir des dons de cœurs. Cette pénurie d'organes à transplanter explique la raison pour laquelle, en 1969, le 04 avril, au *St. Luke's Episcopal Hospital*, Denton Cooley décide seul d'implanter un cœur artificiel expérimental, mis au point par Domingo Liotta, sur un patient mourant, en attente d'une greffe cardiaque. Ce patient recevra deux jours plus tard un cœur humain, mais décèdera au bout de soixante-quatre heures. Il s'agit alors d'une première mondiale, mais Cooley est très critiqué et sanctionné par l'*American College of Surgeons*, en raison de conditions éthiques discutables. Suite au décès rapide de deux autres patients ayant aussi reçu ce cœur artificiel, il est alors interdit d'enseignement et des crédits lui sont supprimés.

Cooley concentre alors son attention sur la chirurgie coronaire, si bien qu'en 1972 il est le chirurgien à avoir réalisé le plus de pontages coronaires au monde, soit 1200 pontages, et 10 000 opérations à cœur ouvert. En 1972 est créée la *Denton A. Cooley Cardiovascular Surgical Foundation* en son honneur.

En 1974, Cooley recrute Tetsuko Akutsu, expert renommé dans le domaine du cœur artificiel, et qui avait créé, en 1957, avec Willem Johan Kolff, un cœur artificiel en plastique implanté sur un chien. Des systèmes d'assistance ventriculaire gauche sont mis au point et Denton Cooley en implantera des douzaines au cours de la décennie.

C'est seulement en 2007 que Cooley et DeBakey se réconcilient, après toute une vie de rivalité et de compétition, quelques mois avant le décès de DeBakey à l'âge de 99 ans !

Considéré par beaucoup comme étant le plus grand chirurgien cardiaque au monde, Denton Cooley a reçu de nombreux prix et honneurs dont, en 1967, le Prix *René Leriche*, plus haute distinction de la Société Internationale de Chirurgie, la *Presidential Medal of Freedom,* accordée en 1984 par le Président Ronald Reagan, et, en 1998, la *National Medal of Technology and Innovation,* accordée par le Président Bill Clinton. Il est le seul à avoir reçu à la fois le *Lifetime Achievement Award* et le *Scientific Achievement Award* de l'*American Association for Thoracic Surgery*. Il est l'auteur ou co-auteur de plus de 1400 articles scientifiques et de douze livres. En 2012, Denton Cooley publie ses mémoires sous le titre *100.000 hearts : a Surgeon's Memoir*, rapportant son expérience professionnelle et soulignant la performance de l'équipe chirurgicale du *Texas Heart Institute* ayant opéré cent mille patients à cœur ouvert.

Denton Cooley est enterré au *Glenwood Cemetery* à Houston, Harris County, Texas (USA).

***Corrigan** (maladie de) :* Ce terme, qui n'est actuellement plus en usage, désigne une insuffisance aortique isolée.

***Corrigan** (pouls de) :* Signe caractérisant une grande insuffisance aortique, réalisant un pouls ample, bondissant, suivi d'une dépression marquée, et témoignant d'une hyperpulsatilité artérielle visible au niveau des carotides. Ce pouls abrupt et ample ressemble au relâchement brutal d'un ressort qui aurait été préalablement compressé.

CORRIGAN DOMINIC JOHN, SIR, 1ST BARONET (1802-1880) : Médecin irlandais, né à Thomas Street (Dublin), mort à Merrion Square (Dublin) (Irlande) (Royaume-Uni).

Très tôt, Dominic Corrigan s'intéresse à la médecine et passe plusieurs années comme apprenti chez un médecin de ville. Il étudie alors la médecine d'abord à Dublin puis à l'*Edinburgh Medical School* (Écosse), où il obtient son doctorat en 1825, et où il se lie d'amitié avec William Stokes. Il retourne à Dublin où il s'établit comme médecin dans un cabinet privé, et exerce aussi dans des établissements publics : *Jervis Street Hospital, Sick-Poor Institute, House of Industry Hospital.* Corrigan se spécialise dans les pathologies du cœur et des poumons, telles que la fibrose pulmonaire idiopathique qu'il nomme *"cirrhosis of the lung"*, s'intéresse aux anévrysmes de l'aorte dès 1829, et surtout à l'insuffisance aortique.

Dans son article majeur, publié en 1832 et intitulé *"On Permanent Patency of the Mouth of the Aorta or Inadequacy of the Aortic Valves",* Corrigan analyse cliniquement, de façon précise et claire, onze cas d'insuffisance aortique, dont un cas concernant un homme de vingt ans pour lequel Corrigan fait le lien entre une crise de rhumatisme articulaire aigu et cette valvulopathie, établissant ainsi l'une des premières références aux cardites rhumatismales. Bien que l'insuffisance aortique ait déjà été antérieurement plusieurs fois décrite, en particulier par le médecin et anatomiste français Raymond Vieussens, c'est Corrigan qui recevra d'Armand Trousseau la priorité historique de la reconnaissance clinique de cette valvulopathie, lui conférant alors le nom de "maladie de Corrigan", malgré la contestation de son collègue londonien James Hope qui en revendiquait aussi la paternité. C'est dans ce même article que Corrigan décrit le pouls particulier présent dans l'insuffisance aortique, nommé "pouls de Corrigan". Ce signe séméiologique avait en fait déjà été mis en évidence en 1715 par Vieussens. La publication de Corrigan est cependant remarquable et essentielle pour la connaissance clinique et anatomopathologique de l'insuffisance aortique.

En 1833, Corrigan commence à enseigner la médecine à la *Carmichael School of Medicine* (Dublin). En 1838, il cofonde, avec, en particulier, ses amis Robert James Graves et William Stokes, la *Dublin Pathological Society*. Ce remarquable et talentueux groupe de médecins internistes, incluant John Cheyne, est à l'origine de la fondation de l'École de Médecine Irlandaise.

En 1840, Corrigan est médecin aux *Whitworth Medical* et *Hardwicke Fever Hospitals* et a déjà acquis une grande réputation. Il s'investit beaucoup dans son travail lors de la grande famine sévissant en Irlande entre 1845 et 1847, tout en critiquant les autorités pour leur gestion de la crise. En 1847, il est nommé *Honorary Physician-in-Ordinary to Queen Victoria in Ireland*, fonction encore jamais accordée à un catholique romain, comme l'était Corrigan. En 1859, il est élu membre du *King and Queen's College of Physicians of Ireland* (actuellement *Royal College of Physicians of Ireland*), qu'il sert en tant que Président dès 1859, puis pendant quatre années consécutives. Il reçoit de multiples honneurs, dont le titre de *Baronet* en 1866, et est élu à la *Royal Irish Academy* et à l'Académie de Médecine de Paris.

En 1870, Sir Dominic Corrigan est élu Membre du Parlement *(House of Commons)* à Westminster pour représenter Dublin, siège qu'il occupera pendant quatre ans. Dans ses dernières années, il est membre du *General Medical Council.*

Sir Dominic Corrigan est enterré dans la crypte de l'église St. Andrews, Westland Row, à Dublin.

Une statue en marbre a été édifiée en son honneur au *Royal College of Physicians of Ireland* (Dublin).

Corvisart-Fallot *(syndrome) ; voir aussi Fallot Étienne-Louis Arthur :* Aussi appelé syndrome de Caillaud, il s'agit d'une variété de tétralogie de Fallot avec situation à droite de l'arc aortique.

Corvisart Jean-Nicolas des Marets, Baron (1755-1821) : Médecin et anatomiste français, né à Dricourt (Ardennes), mort à Courbevoie (France).

Jean-Nicolas Corvisart commence ses études de médecine en 1777 à l'Hôtel-Dieu de Paris où il réalise de nombreuses dissections et s'intéresse à l'anatomie. Il obtient son doctorat ("docteur-régent") en 1782 à la Faculté de Médecine de Paris. Dès l'année suivante, il enseigne la physiologie, l'anatomie et l'obstétrique. Il entre en fonction dans un hôpital de la paroisse Saint-Sulpice consacré aux pauvres, puis rejoint l'Hôpital de La Charité où il développe les techniques de percussion thoracique, mises au point par le médecin autrichien Josef Leopold Auenbrugger en 1761, pour le diagnostic clinique.

En 1786, Corvisart est nommé Professeur de Pathologie et de Physiologie à la Faculté de Médecine de Paris. Deux ans plus tard, il est titularisé à l'Hôpital de La Charité et devient Professeur de Clinique Médicale en 1789, enseignant à ses étudiants au lit du malade. À La Charité, il institutionnalise l'observation du malade, l'examen clinique, l'anamnèse et l'étude étiologique, et fait, aussi souvent que possible, confirmer ses diagnostics par l'autopsie. Mais l'enseignement de la médecine est supprimé par la Révolution en 1792, avant de reprendre deux ans plus tard. L'École de Médecine est créée par décret du 14 frimaire an III (04 décembre 1794), et, en 1795, Corvisart est recruté comme Professeur de Clinique Médicale Interne, et fonde l'École de Clinique Médicale. En 1797, il devient titulaire de la chaire de Médecine Pratique au Collège de France et acquiert une renommée dans toute l'Europe.

En 1801, Corvisart est présenté au Premier Consul Bonaparte qui le nomme "Médecin du Gouvernement", équivalent d'un ministre de la Santé, chargé d'assister les autorités en cas d'épidémie. À ce titre, il conseille le Premier Consul pour la réorganisation hospitalière et la création de l'Externat et l'Internat des hôpitaux, institués officiellement à la date du 4 ventôse de l'an X (22 février 1802). Il participe aussi à la rédaction de la loi fondamentale du 19 ventôse de l'an XI (10 mars 1803), qui réglemente les professions de pharmacien et de médecin.

En 1804, Corvisart devient "Premier Médecin" de sa Majesté Impériale, médecin personnel de Napoléon, qui l'admire et qui le nomme Chevalier de la Légion d'Honneur. Il accompagne Napoléon en Italie en 1805 et en Autriche en 1809. Il soigne aussi l'Impératrice Joséphine de Beauharnais.

En 1806, Corvisart publie son ouvrage intitulé *Essai sur les Maladies et les Lésions Organiques du Cœur et des Gros Vaisseaux*, dédié à l'Empereur Napoléon Ier, et considéré comme le premier traité de cardiologie moderne. En 1808, il redécouvre le livre du médecin autrichien, Auenbrügger, sur la percussion thoracique, ouvrage datant de 1761 et tombé dans l'oubli. Il le traduit en français, sous le titre *Nouvelle méthode pour reconnaître les maladies de poitrine par la percussion de cette cavité.* L'Empereur, souffrant un jour de la poitrine, fait appel à Corvisart. Celui-ci utilise la méthode de percussion pronée par Auenbrugger et diagnostique la banale affection dont souffrait Napoléon Ier. Celui-ci décide aussitôt de l'anoblir, lui accordant le titre de *Baron de l'Empire*. Corvisart ne manquait pas d'esprit et sa réponse à Napoléon, qui envisageait de se séparer de Joséphine, est restée célèbre. L'Empereur lui avait demandé : « Un homme de soixante ans qui épouse une jeune femme a-t-il encore des enfants ? - Quelquefois. - Et à soixante-dix ? - Toujours, Sire ».

Corvisart analyse les processus menant soit à l'hypertrophie soit à la dilatation du cœur, et décrit les différents stades de l'insuffisance cardiaque et la dyspnée d'effort qui en constitue un symptôme. Il décrit également les péricardites, les anévrysmes et le frémissement cataire du rétrécissement mitral. Il est aussi celui qui a su différencier les symptômes pulmonaires liés aux maladies pulmonaires de ceux liés aux affections cardiaques.

En 1811, Corvisart est élu à l'Académie des Sciences. En 1814, il décrit le syndrome qui portera son nom, le "syndrome de Corvisart-Fallot", variété de tétralogie de Fallot. C'est aussi en 1814, à la veille de son départ pour l'île d'Elbe, que l'Empereur déchu tient ce propos à son fidèle et estimé médecin : « J'ai vu avec plaisir la bonne conduite que vous avez tenue dans ces derniers temps où tant d'autres se sont mal conduits. Je vous en sais gré et cela confirme l'opinion que j'avais conçue de votre caractère. Donnez-moi des nouvelles de Marie-Louise et ne doutez jamais des sentiments que je vous porte ; ne vous livrez pas à des idées mélancoliques et j'espère que vous vivrez encore pour rendre des services et pour vos amis. »

En 1820, Corvisart est élu à l'Académie Royale de Médecine. Il est membre des principales sociétés savantes de l'époque. Au cours de sa carrière, il aura eu, comme élèves, Bichat, Bretonneau, Dupuytren et Laennec, l'inventeur du stéthoscope.

Resté fidèle à Napoléon, Jean-Nicolas Corvisart redevient, pendant les Cent-Jours, le Premier Médecin de l'Empereur, puis se retire après Waterloo. Atteint par la limite d'âge, il prend en charge le choix du médecin qui doit partir avec l'Empereur sur l'île de Sainte-Hélène. Il est l'un des derniers à saluer Napoléon.

Jean-Nicolas Corvisart est enterré au cimetière d'Athis-Mons (Essonne) (France). Une station de métro porte son nom.

Crafoord *(opération de) :* Technique chirurgicale permettant de corriger une coarctation aortique et qui consiste en la résection de la partie de l'aorte présentant la coarctation, complétée par une anastomose termino-terminale.

CRAFOORD CLARENCE (1899-1984) : Chirurgien cardiovasculaire et thoracique suédois, né à Hudiksvall, mort à Danderyd (Suède).

Issu d'une vieille famille suédoise fournissant des officiers militaires à chaque génération, Clarence Crafoord décide de s'orienter vers la médecine malgré son don pour la musique. Sorti diplômé du *Karolinska Institutet* en 1919, il commence une carrière chirurgicale en 1922 au *Mörby Hospital* (actuellement *Danderyd Hospital*) près de Stockholm, sous la direction de Knut Harald Giertz qui devient le mentor et l'ami de ce jeune chirurgien ambitieux. En 1927, Crafoord réussit, sur deux patients, une embolectomie pulmonaire, selon la procédure de Trendelenburg qu'il avait acquise lors d'un voyage en Allemagne.

En 1928, Crafoord suit Giertz, ce dernier ayant obtenu un poste de Chef de Service en Chirurgie à l'Hôpital de Sabbatsberg (Stockholm). Dans les années 1930, après avoir sollicité le biochimiste Erik Jorpes pour purifier l'héparine, Crafoord propose d'utiliser cette molécule pour la prophylaxie des thromboses veineuses profondes, l'intérêt de ce traitement étant confirmé par une étude réalisée sur 600 patients. Entre 1934 et 1938, après avoir mis au point un appareil de ventilation mécanique à pression positive pour les opérations du thorax, permettant ainsi une méthode sécurisée de pneumonectomie, il réalise seize pneumonectomies pour des cancers, et soutient sa thèse de doctorat sur ce sujet en 1938 à Stockholm. L'année suivante, il reçoit un large succès lors de la présentation de son équipement et de sa méthode à Los Angeles. Ce séjour aux USA est l'occasion pour Crafoord de rencontrer John Gibbon qui l'invite dans son laboratoire de Philadelphie et lui présente sa machine cœur-poumon qui impressionne beaucoup Clarence Crafoord. Après cette rencontre, ces deux chirurgiens garderont une profonde amitié l'un pour l'autre.

En 1939, Crafoord est nommé Chirurgien en Chef à l'Hôpital de Sabbatsberg. Deux ans plus tard, il opère son premier patient atteint d'un canal artériel persistant. En 1944, après s'être exercé sur des chiens, il met au point et réussit la première correction chirurgicale d'un rétrécissement de l'isthme de l'aorte, l'"opération de Crafoord". Cette opération a lieu, avec succès, le 19 octobre 1944, sur un garçon de onze ans, avec clampage de l'aorte pendant deux heures, puis, douze jours après, sur un fermier de vingt-sept ans, toujours avec succès. Crafoord montrait ainsi que l'interruption du flux aortique, au-delà des artères coronaires et des vaisseaux du cou, pouvait être maintenue sans provoquer de dommages pour la moelle épinière. Prenant de vitesse Robert Gross qui travaillait sur la même pathologie, Crafoord publie ses résultats en 1945 sur ses quatre premiers cas opérés. Cette technique chirurgicale transformera le pronostic de cette cardiopathie pour laquelle l'âge moyen de survie était jusqu'alors de trente ans.

Inspiré par John Gibbon, Crafoord confie à Viking Björk, son assistant, la tâche de concevoir et de développer une pompe oxygénatrice, avec l'aide de l'ingénieur Emil Andersson. En octobre 1946, Björk parvient à mettre au point une machine cœur-poumon à disques rotatifs, permettant de perfuser le cerveau d'un chien pendant une trentaine de minutes. Cet appareil de circulation extracorporelle sera le point de départ de la chirurgie cardiaque à cœur ouvert en Suède.

En 1948, Crafoord obtient le poste de Professeur de Chirurgie Thoracique au *Karolinska Institutet*, qu'il occupera jusqu'en 1966, date de sa retraite.

L'autre membre du fameux trio suédois, Åke Senning, rejoint Clarence Crafoord à l'Hôpital de Sabbatsberg en 1948, et celui-ci le charge de poursuivre le développement de la machine cœur-poumon, à partir de 1950, avec la collaboration de l'ingénieur P.A. Astradsson. En 1954, Crafoord et son équipe, dont Viking Olov Björk et Åke Senning, réussissent, le 16 juillet, la première opération à cœur ouvert en Europe, la deuxième au monde, en utilisant la machine cœur-poumon, et sous hypothermie, sur une femme de quarante-deux ans porteuse d'un myxome de l'oreillette gauche, qui vivra jusqu'en 2002. Cette intervention chirurgicale fut aussi le premier succès mondial de résection d'un myxome cardiaque.

En 1957, Crafoord est nommé Chef du tout nouveau Département de Chirurgie Thoracique à l'Hôpital de Karolinska. Entre 1957 et 1962, plus de 350 opérations cardiaques seront réalisées dans le service de Crafoord, au moyen de la machine cœur-poumon, avec toutefois une mortalité de 32 %.

En 1958, le 08 octobre, dans son service, est effectuée avec succès, par Åke Senning, la première pose au monde d'un pacemaker interne, totalement implantable, sur l'homme. Crafoord met aussi en place des méthodes pour corriger des cardiopathies congénitales telles que la transposition des gros vaisseaux.

Pionnier dans le domaine de la chirurgie cardiothoracique, à l'origine de plusieurs "premières", chef respecté et admiré, Clarence Crafoord a reçu de nombreux prix et distinctions, dont le *Canada Gairdner International Award* en 1962, et a été nommé Membre Honoraire de l'*American Association of Thoracic Surgery.*

***Cruveilhier** (nodosités de) : voir Albini (nodules ou nodosités d').*

Cruveilhier Jean (1791-1874) : Médecin, chirurgien, anatomiste et pathologiste français, né à Limoges (Haute-Vienne) et mort à Sussac (Haute-Vienne) (France).

Issu d'une famille de médecins, Jean Cruveilhier accède à la volonté de son père d'étudier la médecine. Il suit l'enseignement d'anatomie de Guillaume Dupuytren, entre dans son service à l'Hôtel-Dieu (Paris), après avoir été reçu premier au concours de l'Internat en 1811. Il est nommé Docteur en Médecine en 1816, s'installe à Limoges, puis regagne la Capitale en 1823, année à laquelle il est reçu au concours d'agrégation et obtient un poste en chirurgie à la Faculté de Médecine de Montpellier. Il s'apprête à repartir à Limoges, mais décide finalement d'occuper, à partir de 1825, la chaire d'Anatomie à Paris qui vient de se libérer. Il commence à rédiger son *Traité d'Anatomie Descriptive*, dont le premier tome sera édité en 1834.

Cruveilhier restaure la Société Anatomique qui avait été dissoute après la présidence de Laennec en 1808, et la préside lui-même à partir de 1826, et ce pendant quarante ans. En 1826, il est nommé Médecin des Hôpitaux, et exerce alors à l'Hôpital de la Salpêtrière. Il commence à construire son remarquable ouvrage intitulé *Anatomie Pathologique du Corps Humain*, magnifiquement illustré, dédié à Dupuytren, et dont le premier tome paraît en 1828.

En 1836, Cruveilhier est le premier titulaire de la chaire d'Anatomie Pathologique de la Faculté de Médecine de Paris, selon le vœu de Dupuytren, et occupera ce poste pendant plus de trente ans. La même année, il est élu membre de l'Académie de Médecine, dont il devient Président en 1839. Clinicien réputé, il a pour patients Chateaubriand, Alfred de Vigny, le Prince de Talleyrand, Chopin qu'il assistera dans ses derniers instants et dont il fera l'autopsie après son décès, probablement consécutif à une tuberculose pulmonaire.

Cruveilhier décrit l'ulcère simple de l'estomac et pressent, en 1835, à propos d'un cas de gangrène des extrémités, mieux que ses contemporains, les mécanismes pouvant conduire à l'athérosclérose. En 1849, il rédige son *Traité d'Anatomie Pathologique Générale* et décrit les nodosités siégeant sur le bord libre des valvules cardiaques chez les nourrissons, qui seront nommées quelques années plus tard "nodules d'Albini" ou "nodules de Cruveilhier". En 1852, Cruveilhier, qui s'était déjà illustré brillamment dans la pathologie artérielle, pratique une ligature de la veine cave, sans les conséquences redoutées à l'époque.

Jean Cruveilhier est également l'auteur d'une biographie de son ancien maître, Guillaume Dupuytren, qu'il admirait tant.

Il fut inhumé au cimetière de Louyat à Limoges (Haute-Vienne) (France).

Dammann-Müller *(opération de) ; voir aussi Müller William H. :* C'est une opération palliative consistant à effectuer un cerclage constrictif de l'artère pulmonaire chez le nourrisson porteur d'une cardiopathie congénitale avec shunt gauche-droit à gros débit et forte hypertension artérielle pulmonaire. Cette chirurgie permet de diminuer le shunt et le débit pulmonaire et d'éviter l'altération du réseau artériel pulmonaire, en attendant une correction complète de la cardiopathie.

DAMMANN JOHN FRANCIS "FRANK" (1917-2010) : Cardiologue et pédiatre américain, né à Chicago (Illinois), mort à Charlottesville (Virginie) (USA).

Après ses études à Harvard, Frank Dammann obtient son diplôme de docteur en médecine en 1943 à l'*University of Cincinnati* (Ohio). Il effectue son internat en pédiatrie au *Children's Memorial Hospital* à Chicago, puis sert dans l'*US Navy* au cours de la Seconde Guerre mondiale.

Dammann s'oriente vers la cardiologie pédiatrique en se formant auprès des cardiologues pédiatriques Stanley Gibson à Chicago, puis Helen Taussig à la *Johns Hopkins University* (Baltimore, Maryland).

En 1951, il quitte *Johns Hopkins* pour rejoindre l'*University of California in Los Angeles School of Medicine.* C'est là qu'il développe, en 1952, en collaboration avec William Müller, le concept de cerclage de l'artère pulmonaire. Cette procédure, en créant une sténose pulmonaire, permet de limiter les dommages vasculaires pulmonaires secondaires aux cardiopathies congénitales avec shunt gauche-droit, et sera nommée "opération de Dammann-Müller". Après une intervention réussie sur un nourrisson âgé de cinq mois, porteur d'un canal atrioventriculaire avec un large shunt gauche-droit, cette technique de cerclage de l'artère pulmonaire sera réalisée à une grande échelle chez des nourrissons présentant ce type de shunt, afin de protéger le lit vasculaire pulmonaire, dans l'attente d'une chirurgie réparatrice à un âge ultérieur.

En 1955, Dammann s'installe à Charlottesville (Virginie) où il exerce à l'*University of Virginia.* Considéré comme un pionnier dans le domaine de la cardiologie pédiatrique, il est nommé Professeur Émérite de Pédiatrie et d'Ingénierie Biomédicale, poste qu'il gardera jusqu'à sa retraite en 1987. Il est aussi l'un des premiers à introduire le monitoring informatisé dans les unités de soins intensifs, pour surveiller de multiples paramètres hémodynamiques.

Frank Dammann a été membre de multiples organisations et sociétés savantes en cardiologie et en pédiatrie, telles que l'*American College of Cardiology*, l'*American Heart Association*, l'*American Association of Thoracic Surgery*, l'*European Society of Pediatric Cardiology.*

***David** (opération de) :* Intervention chirurgicale, utilisée en cas d'anévrysme de l'aorte ascendante. Cette opération consiste à remplacer l'aorte ascendante dans sa totalité par un tube en Dacron, avec réimplantation des coronaires, tout en préservant la valve aortique native.

DAVID TIRONE ESPERIDIAO (1944-) : Chirurgien cardiaque canadien d'origine brésilienne, né à Ribeirao Claro (Brésil).

Passionné par la chirurgie au cours de ses années d'études en médecine, Tirone David reçoit son diplôme de doctorat de l'*Universidade Federal do Parana* (Brésil) en 1968. Il complète sa formation en chirurgie au *State University of New York Downstate Medical Center* (New York City), puis à la *Cleveland Clinic* (Cleveland, Ohio).

En 1975, David se rend à Toronto pour se former en chirurgie cardiovasculaire et thoracique, à l'Université de Toronto (Canada), en particulier auprès de Wilfred Bigelow. Il se fait remarquer par sa rapidité d'exécution et sa précision dans les gestes opératoires, puis il rejoint l'équipe du *Toronto General Hospital* en 1978. En 1980, il est nommé Chef de la Chirurgie Cardiovasculaire au *Toronto Western Hospital*, puis au *Peter Munk Cardiac Centre* du *Toronto General Hospital* à partir de 1989, ce dernier ayant fusionné avec le *Toronto Western Hospital* pour former le *Toronto Hospital*. David gardera son poste de Chef de la Chirurgie Cardiovasculaire au *Toronto Hospital* jusqu'en 2011, et formera plus de cent chirurgiens cardiaques au cours de sa carrière.

C'est en 1992 que David développe une technique opératoire dans les anévrysmes de l'aorte ascendante, en particulier en cas de maladie de Marfan, permettant de préserver la valve aortique native, et qui sera nommée "opération de David".

En 1996, il est honoré par le titre d'Officier de l'Ordre du Canada. En 2004, Tirone David est nommé Professeur d'Université à l'Université de Toronto, et élu Président de l'*American Association for Thoracic Surgery*, recevant en 2016 son *Scientific Achievement Award*. Il est l'auteur de plus de 350 publications scientifiques et membre de plusieurs sociétés savantes.

***Davies** (thorax de) :* Il s'agit d'une déformation thoracique caractérisée par la projection vers l'avant de la partie haute du plastron sternocostal, surplombant une dépression sous-mammaire bilatérale. Cette malformation est souvent associée à une communication interventriculaire ou à un canal artériel persistant.

Davies David "Hywel" *(*1924-2016) : Cardiologue gallois, né à Swansea (Pays de Galles), mort à Sion (Suisse).

Hywel Davies suit d'abord des études de chimie à Oxford, interrompues par la Seconde Guerre mondiale, au cours de laquelle il sert dans le régiment des *Royal Engineers* en Italie et en Inde. En 1946, il reprend ses études, mais bifurque vers la médecine et complète sa formation au *Westminster Hospital* à Londres. À partir de 1954, il se spécialise en cardiologie, travaille dans divers hôpitaux londoniens, avant de partir aux USA, où il obtient, en 1960, un poste de Professeur Assistant à la *Wayne State University* (Detroit). C'est en 1959 qu'il décrit la déformation thoracique associée à des cardiopathies congénitales, qu'il explique par une fonction respiratoire perturbée, et qui prendra le nom de "thorax de Davies".

En 1962, Davies retourne à Londres au *Guy's Hospital*. En 1967, il est nommé à l'*University of Colorado* (Denver) et Chef de la Cardiologie au *Denver Veterans Affairs Hospital*. En 1986, il retourne au Royaume-Uni, à titre de cardiologue consultant pour un programme de transplantation cardiaque au *Papworth Hospital* (Cambridge), et ce jusqu'en 1988. Il finira ses jours en Suisse.

***DeBakey** (signe de) :* Le signe de DeBakey est utilisé lors du diagnostic d'anévrysme de l'aorte abdominale. Si l'on peut insérer le tranchant de la main entre la partie supérieure de la masse battante et le rebord costal, le signe de DeBakey est dit positif, ce qui permet de préciser l'emplacement sous-rénal de l'anévrysme.

***DeBakey** (classification de) :* La classification de DeBakey est une classification anatomique des dissections de l'aorte, en fonction de l'origine de la dissection et de son extension ou non vers l'aval.

Le type I concerne la totalité de l'aorte, depuis les sigmoïdes aortiques jusqu'à la bifurcation aorto-iliaque.

Le type II ne concerne que l'aorte ascendante.

Le type III concerne l'aorte descendante, le plus souvent après l'artère sous-clavière gauche.

DeBakey Michael Ellis (1906-2008) : Chirurgien cardiaque américain, né officiellement à Lake Charles (Louisiane) (né en fait dans le village de Marjeyoun au Liban), mort à Houston (Texas) (USA) ; *voir aussi MicroMed DeBakey-Noon human implant.*

D'origine libanaise, né sous le nom de Michel Dabaghi, anglicisé plus tard en DeBakey, il serait né en 1906 au Liban. À l'âge de deux ans, il arrive, comme immigrant, avec ses parents, aux États-Unis, pays dans lequel il est officiellement enregistré.

Après ses études à l'Université Tulane à La Nouvelle-Orléans, DeBakey obtient en 1932 son doctorat de médecine. Sa formation en chirurgie commence au *Charity Hospital* (Nouvelle-Orléans), puis est complétée à l'Université de Strasbourg en France, sous la direction du Professeur Leriche, et à l'Université de Heidelberg en Allemagne, sous la direction du Professeur Kirschner. De retour à Tulane, il travaille à la Faculté de Chirurgie de 1937 à 1948. En 1939, DeBakey va être l'un des premiers à mettre en avant le rôle du tabac dans le cancer du poumon. Pendant la guerre de Corée, il participe à la création du *Mobile Army Surgical Hospital*, le fameux *M.A.S.H.*, rendu célèbre en 1970 par le film de Robert Altman.

En 1948, DeBakey est nommé Professeur de Chirurgie et Chef du Département de Chirurgie au *Baylor College of Medicine* (Houston). Il fera, de cette école, l'un des plus prestigieux centres de chirurgie cardiovasculaire. Il exerce aussi au sein de l'Hôpital Méthodiste de Houston. C'est à cette époque qu'il rencontre Denton Cooley qui sera son collaborateur, mais aussi son rival. En 1953, DeBakey réalise la première endartériectomie carotidienne.

En 1955, DeBakey traite une dissection aortique par une homogreffe, traitement déjà utilisé par Charles Dubost et Philippe Blondeau en 1951 pour un anévrysme de l'aorte sous-rénale. À partir de son expérience chirurgicale basée sur plus de cinquante réparations de dissections aortiques, DeBakey propose, en 1960, une classification de cette pathologie, qui sera nommée "classification de DeBakey". Il laisse aussi son nom à un signe clinique utilisé dans les anévrysmes de l'aorte abdominale, le "signe de DeBakey" qui permet de situer cliniquement l'anévrysme par rapport aux artères rénales.

En 1964, une première mondiale a lieu dans son service : Harvey Edward Garrett réussit le premier pontage aorto-coronarien en utilisant un greffon artificiel en Dacron, puis un greffon saphène. DeBakey a de nombreux élèves, dont Christiaan Barnard, qui réalisera le 03 décembre 1967 en Afrique du Sud la première transplantation cardiaque mondiale.

DeBakey s'intéresse aussi au cœur artificiel, et réfléchit au problème de la source d'énergie nécessaire au fonctionnement du cœur artificiel. Il a l'idée de recourir à l'énergie nucléaire, étudie et applique expérimentalement cette source d'énergie. Il constate qu'une quantité de trente-cinq grammes de plutonium est nécessaire pour faire fonctionner l'appareil, dose responsable d'une irradiation trop importante. C'est la raison pour laquelle le programme de recherche est annulé en 1976. En revanche, DeBakey sera le premier, en 1966, à implanter une prothèse mécanique, mise au point par Domingo Liotta, assurant une assistance ventriculaire gauche transitoire à un patient en défaillance cardiaque, après un remplacement valvulaire mitro-aortique. Le dispositif sera retiré dix jours plus tard, le cœur du patient ayant alors récupéré sa fonction.

En 1968, DeBakey et George Noon réalisent leur première transplantation cardiaque, programme interrompu puis repris en 1986 grâce à l'utilisation de la ciclosporine.

En 1996, DeBakey et son équipe supervisent le quintuple pontage coronarien réalisé par des chirurgiens russes sur le Président Boris Yeltsin.

Deux ans plus tard, il met au point, avec George Noon et des ingénieurs de la *NASA*, la première pompe d'assistance ventriculaire implantable, permettant d'attendre une transplantation, avec un système non pulsatile. Il s'agit du *"MicroMed DeBakey-Noon human implant"*, ayant permis, l'année suivante, l'intronisation de DeBakey et de Noon dans le *Space Technology Hall of Fame*.

En 2005, à l'âge de 97 ans, DeBakey est opéré avec succès d'une dissection aortique, devenant ainsi le survivant le plus âgé à l'intervention qu'il avait mise au point des années plus tôt.

C'est seulement en 2007 que Denton Cooley et lui se réconcilient, quelques mois avant le décès de DeBakey.

Chirurgien infatigable, ayant pratiqué au cours de sa carrière plus de 60 000 interventions cardiovasculaires, Michael DeBakey a eu pour patients plusieurs présidents américains, tels que John Kennedy, Lyndon Johnson, Richard Nixon, et de nombreuses personnalités politiques et artistiques. Il a publié plus de 1500 articles scientifiques et a été gratifié, à l'âge de cent ans, de la Médaille d'Or du Congrès.

Il fut inhumé au cimetière national d'Arlington (Virginie, USA).

DeWall Richard Alison (1926-2016) : Chirurgien cardio-thoracique américain, né à Appleton (Minnesota), mort à Dayton (Ohio) (USA) ; *voir Lillehei-DeWall (oxygénateur à bulles de).*

Après avoir servi dans l'*US Navy* jusqu'en 1945, Richard DeWall entre à l'*University of Minnesota* et obtient son doctorat en médecine en 1953. Tandis qu'il poursuit sa formation à New York, à Staten Island et Ellis Island où il traite des immigrants, il commence à s'intéresser à l'organe cardiaque. De retour dans le Minnesota, DeWall se rapproche de Richard Varco, Chef du *Departement of Surgery* à l'*University of Minnesota*, qui lui propose un poste d'Assistant de Recherche en Chirurgie Expérimentale.

À cette époque, dans les années cinquante, John Gibbon invente la machine cœur-poumon, permettant les premières opérations à cœur ouvert, et, à Minneapolis, Clarence Walton Lillehei introduit la circulation croisée, puis commence à opérer grâce à la machine cœur-poumon de Gibbon. En 1954, DeWall, alors jeune résident, commence à travailler aux côtés de Lillehei à titre de "pompiste". Après de nombreuses discussions communes, ce dernier propose à DeWall d'étudier un nouvel oxygénateur. Suite à une année de recherches, celui-ci présente, en 1955, son appareil, qui sera nommé l'"oxygénateur à bulles de Lillehei-DeWall", dont le principe d'oxygénation est différent de celui de Gibbon : au lieu d'étaler le sang en couches minces, il fait barboter de l'oxygène dans une colonne de sang. La difficulté majeure de cette technique est de se débarrasser des bulles gazeuses que le sang entraînerait dans son courant, avec le risque d'embolies gazeuses. DeWall ajoute alors un réservoir revêtu d'une couche d'un produit anti-mousse, une longue spire hélicoïdale et enfin un "piège à bulles". Cet appareil est un chef d'œuvre d'ingéniosité, supplantant celui de Gibbon par sa simplicité, son efficacité, son faible prix et son modeste encombrement. Il est immédiatement adopté par Lillehei, la première utilisation ayant lieu en mai 1955. Après deux échecs initiaux, sept succès consécutifs vont permettre un essor considérable au programme de chirurgie à cœur ouvert à l'*University of Minnesota*, avec 350 opérations à cœur ouvert réalisées dans les deux années suivantes. L'utilisation de cet oxygénateur à bulles s'étend alors dans le monde entier.

Au cours de l'automne 1955, DeWall vient passer six semaines à Paris, à l'Hôpital Marie-Lannelongue. Il participe ainsi, avec Charles Dubost, à la première intervention à cœur ouvert sous circulation extracorporelle en Europe. Cette opération a lieu le 10 décembre 1955, sur un enfant de six ans porteur d'une communication interventriculaire, grâce à l'oxygénateur à bulles de Lillehei-DeWall fabriqué sur place.

Richard DeWall poursuit sa carrière en chirurgie cardiothoracique en tant que Chef du Département de Chirurgie au *Mount Sinai Hospital* à Chicago (Illinois), de 1962 à 1966. Puis il s'installe à Dayton (Ohio), où la philanthrope Virginia Kettering était désireuse de voir la chirurgie à cœur ouvert prendre place dans le nouveau *Kettering Hospital* (Ohio). DeWall établit alors le premier programme de chirurgie à cœur ouvert au *Kettering Hospital,* tout en exerçant comme Chef du Service de Chirurgie au *Cox Heart Institute* (Ohio).

À côté de son activité de praticien, DeWall organise et planifie ce qui deviendra la *Wright State University School of Medicine*, avec un programme d'enseignement ayant pour but de former des médecins pour les hôpitaux locaux, et en sera le Directeur de 1970 à 1976.

Inventeur prolifique et visionnaire, auteur de centaines de publications scientifiques, Richard DeWall fut membre de plusieurs sociétés savantes, telles que l'*American Association for Thoracic Surgery*, l'*American College of Cardiology*, l'*American College of Surgeons.*

Deux ans après son décès, Richard DeWall est intronisé dans le *Dayton Region's Walk of Fame*, tandis qu'une réplique de son oxygénateur à bulles est visible au *National Museum of American History* à la *Smithsonian Institution.*

Richard DeWall fut inhumé au *Rockafield Cemetery*, Fairborn, Green County (Ohio) (USA).

***Dieulafoy** (signes de) :* Signes neurosensoriels pouvant révéler une hypertension artérielle, à type de céphalées, vertiges, phosphènes, acouphènes.

DIEULAFOY PAUL "GEORGES" (1839-1911) : Médecin français, né à Toulouse, mort à Paris (France).

Georges Dieulafoy commence ses études de médecine à Toulouse, suivant l'exemple de son oncle, Professeur de Clinique Chirurgicale. Il arrive à Paris en 1863, devient l'externe d'Armand Trousseau et son élève favori. Il est reçu à l'Internat en 1865, passant dans les services d'Alfred Velpeau, de François Sigismond Jaccoud à l'Hôpital Saint-Antoine et de Pierre Charles Édouard Potain à l'Hôpital de La Charité. Il se tourne vers la médecine interne et soutient sa thèse de doctorat en

1869, sur la fièvre typhoïde. En 1872, il publie : *"Diagnostic et traitement des épanchements aigus et chroniques de la plèvre par aspiration"*, après avoir mis au point un aspirateur permettant de réaliser des ponctions. Il est nommé à l'agrégation en 1875, Médecin des Hôpitaux, puis exerce comme Chef de Service à l'Hôpital Tenon en 1879, puis à Saint-Antoine en 1881, et à Necker en 1886.

En 1880, paraît la première édition de son fameux *Manuel de Pathologie Interne*, qui sera réédité seize fois. Cet ouvrage sera utilisé par des générations d'étudiants, et aussi par Émile Zola qui s'en servira dans sa série des *Rougon-Macquart* pour décrire la mort du Docteur Pascal suite à une angine de poitrine. C'est Dieulafoy qui décrit le premier les signes neurosensoriels évocateurs de l'hypertension artérielle, les "signes de Dieulafoy".

En 1887, Dieulafoy devient Professeur de Pathologie Interne à la Faculté de Médecine de Paris et, en 1896, obtient la chaire de Clinique Médicale de l'Hôtel-Dieu. Il demande que l'amphithéâtre de l'Hôtel-Dieu prenne le nom de son maître "Trousseau" et y fait placer un buste de celui-ci, face aux étudiants.

Son nom reste essentiellement attaché à l'appendicite, dont il donne, en 1896, une description qui est toujours d'actualité, la "triade de Dieulafoy", associant douleur de la fosse iliaque droite, défense et hyperesthésie.

Éminent professeur et d'une grande renommée, Georges Dieulafoy pratique l'enseignement au lit du malade et est profondément attaché à ses élèves. Il gardera cette fonction jusqu'en 1909 et terminera sa carrière médicale à l'Hôpital Laennec. Élu à l'Académie Nationale de Médecine en 1890, il en est nommé Président en 1910.

Georges Dieulafoy fut inhumé au cimetière de Montmartre (Paris), après des obsèques célébrées au milieu d'une foule considérable, cérémonie au cours de laquelle le Président de la République, Armand Fallières, s'était fait représenter. L'écrivain français Marcel Proust parle de Dieulafoy en termes élogieux, dans son œuvre *À la recherche du temps perdu* (dans la partie intitulée *Le Côté de Guermantes).* Il écrit notamment, à propos de l'agonie de la grand-mère du narrateur : « Avez-vous fait venir Dieulafoy ? Ah ! c'est une grave erreur ([…]). Le docteur Dieulafoy a pu en effet être un grand médecin, un professeur merveilleux ([…]). Sa lenteur et sa vivacité montraient que si cent visites l'attendaient encore, il ne voulait pas avoir l'air pressé. Car il était le tact, l'intelligence et la bonté mêmes. »

Une plaque commémorative à son nom est visible à l'Hôtel-Dieu de Paris et une rue porte son nom à Paris dans le treizième arrondissement de Paris.

***Doppler** (effet) :* Phénomène physique selon lequel la fréquence d'une onde est modifiée suite au déplacement relatif de la source de vibrations et du récepteur. Si l'on dirige un faisceau d'ultrasons à une certaine fréquence sur un corps en mouvement, ce faisceau est réfléchi selon une fréquence différente de celle d'arrivée, et la différence entre ces deux fréquences est directement proportionnelle à la vitesse du corps étudié.

***Doppler** (examen) :* Selon l'effet Doppler, la réflexion des ultrasons sur les globules rouges en mouvement permet de définir la direction, la vitesse et le régime du courant sanguin. Cette technique est utilisée pour explorer les vaisseaux sanguins et les orifices cardiaques, grâce aux Doppler pulsé, continu et couleur, tout en étant couplée à l'examen échographique.

DOPPLER CHRISTIAN ANDREAS (1803-1853) : Mathématicien et physicien autrichien, né à Salzbourg (Autriche), mort à Venise (Italie).

Né à Salzbourg et issu d'une famille aisée de tailleurs de pierres, Christian Doppler commence ses études de mathématiques et de physique, en 1822, à l'Institut Polytechnique de Vienne (Autriche) qui vient d'être créé, et obtient son diplôme trois ans plus tard. S'intéressant particulièrement à l'astronomie et aux mathématiques, il complète ses études à l'Université de Vienne. Doppler est nommé Professeur Assistant de Mathématiques Supérieures dans cette université en 1829. Au moment où il s'apprêtait à quitter son pays pour les États-Unis, il obtient, en 1835, un poste de Professeur dans une école secondaire à Prague. Deux ans plus tard, il donne des cours à l'École Polytechnique de Prague, et obtient enfin la chaire de Mathématiques Élémentaires et de Géométrie en 1841. Ses travaux concernent l'optique, l'astronomie, la géométrie.

En 1842, Doppler présente, à l'Académie Royale des Sciences de Bohème, ce qui deviendra, l'année suivante, sa publication la plus célèbre : elle est intitulée *"Uber das farbige Licht der Dopplelsterne und einiger anderer Gestirne des Himmels" ("Sur la lumière colorée des étoiles doubles et d'autres étoiles du ciel")*. Il y décrit le phénomène physique postulant que la fréquence observée d'une onde dépend de la vitesse relative de la source et de l'observateur, qui sera nommé "effet

Doppler". Ce phénomène physique est, de nos jours, utilisé dans de nombreux domaines scientifiques, avec de multiples applications, en astronomie pour les ondes lumineuses, en météorologie, en imagerie médicale pour les ultrasons ("examen Doppler")... C'est le scientifique Christoph Buys Ballot qui, en 1845, a pu confirmer les équations de Christian Doppler sur la propagation des ondes sonores, en faisant jouer à un groupe de musiciens une note bien précise sur le train Utrecht-Amsterdam, puis en enregistrant la différence entre cette fréquence et celle perçue le long de la ligne par un observateur.

Cependant, la santé de Christian Doppler se détériore, et, suite à un long arrêt de maladie, il démissionne et quitte Prague, en 1847, pour partir enseigner à l'Académie des Mines et des Forêts à Schemnitz (Royaume de Hongrie) (actuellement Banskia Stiavnica, Slovaquie). Puis des troubles politiques liés à la Révolution Hongroise l'obligent à revenir, en 1849, à l'École Polytechnique de Vienne, où il enseigne la Physique Expérimentale. L'année suivante, Doppler fonde l'Institut de Physique Expérimentale de l'Université de Vienne, dont il devient le premier Directeur, et est nommé Professeur par l'Empereur Franz Joseph Ier. Parmi ses étudiants, on trouve en particulier Gregor Mendel. Christian Doppler est élu membre de l'Académie des Sciences d'Autriche. Deux ans plus tard, il doit quitter ses fonctions, car atteint de la tuberculose. Pensant que le climat méditerranéen lui conviendrait mieux, il part, à la fin de l'année 1852, pour Venise, où il décède quelques mois plus tard.

Ce n'est qu'en 1957 que la technique de l'effet Doppler sera introduite dans les investigations cardiovasculaires, par le japonais Shigeo Satomura.

Christian Doppler fut inhumé au cimetière de Venise, sur l'île de San Michele (Lombardie-Vénétie) (Empire Autrichien, actuellement Italie).

Une plaque, apposée sur la maison natale de Christian Doppler à Salzbourg (*Makart Platz 1*), juste à côté de la maison de famille de Mozart, rappelle son souvenir. Une autre plaque commémorative est visible à Prague, dans la maison où vécut Doppler de 1843 à 1847.

***Dressler** (syndrome de) :* Syndrome probablement d'origine auto-immunitaire, nommé également "syndrome post-infarctus du myocarde", survenant dans les jours ou les semaines après un infarctus du myocarde, sous forme d'une péricardite avec fièvre, douleur pleurale et anomalies biologiques de type inflammatoire.

Dressler Wilhelm "William" (1890-1969) : Cardiologue américain d'origine polonaise, né en Pologne (?), mort à New York (USA).

Après son doctorat en médecine reçu en 1915 à l'Université de Vienne, William Dressler exerce comme cardiologue libéral à Vienne à partir de 1934.

En 1938, en tant que citoyen juif en Autriche, il doit s'exiler et émigre aux États-Unis. Quelques mois plus tard, il est nommé Directeur de la Clinique Cardiologique et responsable du Laboratoire d'Électrocardiographie au *Maimonides Medical Centre* (New York), postes qu'il occupera jusqu'en 1967.

William Dressler écrit de nombreux articles scientifiques et livres consacrés à la cardiologie et à l'électrocardiographie, dont, en 1942, l'ouvrage intitulé *Clinical Cardiology*, qui deviendra un classique des livres de cardiologie.

C'est en 1956 qu'il identifie le syndrome post-infarctus du myocarde qui sera nommé "syndrome de Dressler".

***Dubost** (dilatateur de) :* Instrument chirurgical servant à dilater des sténoses mitrales serrées, dans le cadre de la chirurgie des commissurotomies mitrales à cœur fermé.

***Dubost** (opération de) :* Technique chirurgicale utilisée en cas d'anévrysme de l'aorte abdominale, consistant en une résection-greffe (homogreffe prélevée sur un cadavre). Aujourd'hui les greffons sont synthétiques, en Dacron.

Dubost Charles (1914-1991) : Chirurgien cardiovasculaire français, né à Saint-Gaultier (Indre), mort à Paris (France).

Né dans une famille de pharmaciens, Charles Dubost décide, dès l'âge de dix ans, qu'il sera chirurgien, après avoir été opéré d'une grave appendicite. En 1934, il étudie à la Faculté de Médecine de Paris. Il est Interne des Hôpitaux de Paris en 1938, lorsqu'éclate la Seconde Guerre mondiale. Il sert comme médecin-lieutenant, mais il est fait rapidement prisonnier, s'évade et entre dans la Résistance comme chirurgien d'une équipe mobile, réalisant des opérations dans des conditions difficiles. Il obtient son doctorat en médecine en 1941.

Après la guerre, Dubost reprend son internat interrompu, poursuit par un clinicat dans le service d'Henri Mondor à La Salpêtrière, où il est repéré par celui-ci pour sa grande dextérité. Mais c'est François de

Gaudart d'Allaines qui le retient auprès de lui à l'Hôpital Broussais, le nommant, en 1946, Chirurgien-Assistant des Hôpitaux de Paris. Dubost révèle alors ses compétences dans le domaine de la chirurgie colorectale et gastrique.

En 1947, de Gaudart d'Allaines invite à Paris Alfred Blalock, auréolé de gloire après ses succès opératoires sur les "enfants bleus". Dubost aide Blalock à effectuer les premières opérations sur des enfants atteints de tétralogie de Fallot en Europe, et décide alors, encouragé par son mentor, de Gaudart d'Allaines, de se consacrer à la chirurgie cardiaque. En 1949, il devient Chirurgien des Hôpitaux de Paris. Dès 1950, Dubost effectue la résection d'un anévrysme sacculaire de l'aorte descendante.

Le 29 mars 1951, Charles Dubost réalise, avec Philippe Blondeau, une première mondiale, en opérant avec succès un anévrysme disséquant de l'aorte abdominale par une résection-greffe, précédée d'une endartérectomie de l'artère iliaque gauche occluse. Le patient est un homme de cinquante ans, et l'homogreffe a été obtenue à partir de l'aorte thoracique d'une femme de vingt ans décédée trois semaines plus tôt. Cette procédure sera nommée plus tard "opération de Dubost" par Michael DeBakey. La même année, Dubost tente la première transplantation rénale en Europe, le donneur étant un criminel condamné à mort et guillotiné, mais c'est un échec en raison du rejet de la greffe, et Dubost ne retentera pas ce type d'opération.

Charles Dubost est également considéré comme un pionnier et une référence dans la chirurgie des commissurotomies mitrales à cœur fermé. Il imagine et invente, en 1953, un appareil servant à dilater des sténoses mitrales serrées, qui sera nommé "dilatateur de Dubost".

C'est aussi en 1953 qu'on propose à Dubost un poste dans le nouveau centre de chirurgie thoracique de Marie-Lannelongue, où il poursuit ses recherches en chirurgie expérimentale sur des animaux. Deux ans plus tard, il obtient l'agrégation et devient Professeur de Clinique de Chirurgie Cardiaque à la Faculté de Médecine de Paris.

Au cours de l'automne 1955, Richard DeWall vient passer six semaines à Paris, à l'Hôpital Marie-Lannelongue. Charles Dubost réalise alors avec succès la première intervention à cœur ouvert sous circulation extracorporelle en Europe. Cette opération a lieu le 10 décembre 1955, sur un enfant de six ans porteur d'une communication interventriculaire, grâce à l'oxygénateur à bulles de Lillehei-DeWall fabriqué sur place.

Quatre ans plus tard, Dubost réalise une nouvelle première mondiale, avec l'exérèse réussie d'un volumineux angiome cérébral. Et il est le premier à tenter et à réussir, en 1959, une désobstruction de l'ostium d'une artère coronaire syphilitique, chez un patient souffrant d'une angine de poitrine sévère. Par la suite, les opérations sur différents types de cardiopathies congénitales vont se succéder à un rythme soutenu.

En 1963, Dubost prend la succession de François de Gaudart d'Allaines. Il devient alors titulaire de la chaire de Chirurgie Cardio-vasculaire et obtient le poste de Chef du nouveau service à l'Hôpital Broussais dans le pavillon « René Leriche ». Dans ce service, Alain Carpentier commence à développer les premières bioprothèses valvulaires, et réalise, en 1967, avec Charles Dubost, la première implantation chez l'homme d'une hétérogreffe valvulaire en position mitrale.

En 1968, le 12 mai, Charles Dubost devient le premier chirurgien européen à réaliser avec succès une transplantation cardiaque. Le patient transplanté est le père dominicain Damien Boulogne, âgé de cinquante-sept ans, qui survivra plus de dix-sept mois avec cette greffe cardiaque. La mort de ce patient et ami arrêtera Charles Dubost dans ses tentatives de transplantations cardiaques, dans l'attente de la découverte d'un médicament anti-rejet efficace. En 1971, Dubost réussit pour la première fois au monde une procédure de décortication pour une endocardite fibreuse. Il prend sa retraite en 1982.

Considéré comme l'un des plus grands chirurgiens de son temps, Charles Dubost fut membre de plusieurs sociétés savantes, telles que la *Society of Thoracic Surgeons*, l'*American College of Surgeons* et l'*American Surgical Association.* En 1975, il est élu à l'Académie des Sciences (section de médecine et de chirurgie), et, en 1978, à l'Académie de Médecine.

Charles Dubost fut inhumé au Cimetière de Passy, Paris (France).

Duroziez *(rythme ou triade de) :* Triade sémiologique d'auscultation à la pointe du cœur, caractéristique du rétrécissement mitral, et associant renforcement présystolique du roulement diastolique suivi de l'éclat du premier bruit, claquement d'ouverture de la mitrale (dédoublement du deuxième bruit) et roulement diastolique.

Duroziez *(maladie de) :* Rétrécissement mitral pur, d'origine congénitale.

Duroziez Paul-Louis (1826-1897) : Médecin français, né à Paris, mort à Paris (France).

Issu d'une famille de pharmaciens parisiens, Paul-Louis Duroziez étudie la médecine à Paris et obtient son doctorat en 1853. En 1856, il est nommé Chef de Clinique à l'Hôpital de La Charité, sous la direction de Jean-Baptiste Bouillaud et a pour collègue Jean-Martin Charcot. Puis il exerce comme chirurgien-major de l'armée française lors de la Guerre Franco-Prussienne en 1870.

Duroziez est largement reconnu pour ses publications sur la valve mitrale et d'autres pathologies cardiaques. Il décrit, en 1861, le double souffle intermittent crural, comme signe d'insuffisance aortique. Fin clinicien, c'est lui qui décrit les caractéristiques de l'auscultation, dans le rétrécissement mitral, que l'on nommera "triade de Duroziez", ce qui donnera lieu à une publication en 1862 : *"Essai sur les maladies du cœur. Du rythme pathognomonique du rétrécissement mitral".* En 1877, il publie l'article décrivant le rétrécissement mitral pur, qu'il avait présenté pour la première fois en 1862, et qui prendra le nom de "maladie de Duroziez". Dans cette publication, Duroziez fait clairement la distinction entre l'étiologie rhumatismale et la forme congénitale, et décrit les complications neurologiques secondaires aux embolies artérielles fréquentes dans cette pathologie.

En 1882, Paul-Louis Duroziez est nommé Président de la Société de Médecine. En 1891, il publie un *Traité Clinique des Maladies du Cœur,* pour lequel il obtient un prix de l'Académie de Médecine.

***Ebstein** (maladie d') :* C'est une cardiopathie congénitale caractérisée par un défaut d'implantation des feuillets septal et inférieur de la valve tricuspide qui se trouvent déplacés vers la pointe du ventricule droit, ceci ayant pour conséquences une fuite tricuspide, une atrialisation d'une partie du ventricule droit, une dilatation de l'oreillette droite ayant une cinétique anormale (double contraction), une réduction du ventricule droit. D'autres malformations cardiaques sont fréquemment associées (communication interauriculaire, Wolff-Parkinson-White, sténose pulmonaire).

Ebstein Wilhelm (1836-1912) : Médecin interniste allemand d'origine polonaise, né à Jauer (actuellement Jawor) en Silésie (Prusse, actuellement Pologne), mort à Göttingen (Allemagne).

Issu d'une famille juive de Basse-Silésie, Wilhelm Ebstein effectue ses études de médecine à l'Université de Breslau (actuellement

Wroklaw en Pologne), puis à l'Université de Berlin, bénéficiant de l'enseignement de l'anatomopathologiste réputé Rudolf Virchow. Il obtient son doctorat en médecine en 1859.

À partir de 1861, Ebstein exerce à l'*Allerheiligen-Hospital* de Breslau. Il travaille comme Médecin-Assistant dans cet hôpital, en 1866, lorsqu'il publie l'observation d'un patient atteint d'une anomalie qui portera son nom, la "maladie d'Ebstein", dénomination qui sera utilisée à partir de 1927. À partir de l'autopsie d'un paysan de dix-neuf ans qui s'était présenté à l'hôpital en 1864 dans un état de cachexie et de cyanose intense, qui présentait une dyspnée et des palpitations depuis son enfance, et qui décéda rapidement, Ebstein fournit une description très précise de cette cardiopathie congénitale.

En 1869, Ebstein obtient sa spécialisation en Médecine Interne de l'Université de Breslau et est reçu à l'Agrégation. Après une interruption de carrière due à la Guerre Franco-Prussienne, il est nommé en 1874 au poste de Professeur titulaire de Médecine Interne à l'Université de Göttingen et Directeur de la Polyclinique. Son domaine de prédilection est celui des maladies métaboliques, telles que le diabète, la goutte et l'obésité, pour laquelle il préconise un régime pauvre en hydrates de carbone. Wilhelm Ebstein fut considéré comme l'un des plus grands experts mondiaux dans ce domaine.

En 1906, il est nommé Professeur Émérite, et prend sa retraite la même année.

Wilhelm Ebstein a publié plus de 200 articles scientifiques. Grand clinicien et féru de littérature, il a écrit de nombreux ouvrages sur les maladies de grands personnages de l'histoire, et aussi sur la médecine dans le Talmud et la Bible.

Bien qu'Ebstein ait légué son nom à une maladie rare, aucune trace de lui ne subsiste dans les lieux géographiques qu'il a fréquentés, que ce soit dans son lieu de naissance, comme dans les universités où il a exercé. Cette absence de reconnaissance locale peut surprendre.

EDWARDS MILES "LOWELL" (1898-1982) : Ingénieur en hydraulique, né à Newberg (Oregon), mort à Portland (Oregon) (USA) ; *voir Starr-Edwards (prothèse ou valve de)* et *Carpentier-Edwards (valve ou bioprothèse de)*.

Lowell Edwards effectue des études d'ingénieur en électricité à l'*Oregon Agricultural College* (actuellement *Oregon State University*) à Corvallis, d'où il sort diplômé en 1924. Après quelques années de formation à New York, il retourne dans l'Oregon à Tillamook en 1927.

Il a un esprit inventif, intensément curieux, et démarre une carrière fructueuse à Portland, en tant qu'ingénieur en électricité avec une expertise en hydraulique et en systèmes de pompes. Il est alors l'ingénieur en chef de la *Bingham Pump Company*, puis de la *Weyerhaeuser Timber Company*, usine de pâte à papier à Longview (Washington). Il est le concepteur et l'inventeur d'une puissante pompe à eau, capable d'arracher l'écorce des bûches de bois. Dans les années quarante, Edwards obtient l'aisance financière après avoir conçu et vendu des milliers de pompes à carburant, destinées aux moteurs d'avions pour les bombardiers B-17 de Boeing.

Ayant souffert d'un rhumatisme articulaire aigu dans l'enfance, et craignant une complication cardiaque, Edwards commence à s'intéresser à la "pompe cardiaque" et rêve d'inventer un cœur artificiel destiné à remplacer un cœur défaillant. Lowell Edwards a soixante ans et est retraité lorsqu'il rencontre, en 1958, le chirurgien cardiaque, Albert Starr, alors âgé de trente-deux ans et qui exerce à l'*Oregon Health & Science University*. Starr convainc Edwards de focaliser ses recherches sur une prothèse valvulaire cardiaque, et il commence à implanter les prototypes conçus par Edwards sur des cœurs de chiens. Après différents prototypes, Edwards crée une prothèse valvulaire mécanique à bille, celle-ci étant placée dans une petite cage métallique. Le courant sanguin imprime à la bille un mouvement de va-et-vient, permettant l'ouverture et la fermeture de la valve. Cette prothèse, implantée sur un chien, lui permettra de survivre plusieurs mois avec ce modèle.

La première tentative d'implantation humaine de la prothèse est effectuée en août 1960 sur une jeune femme dont la valve mitrale native était très détériorée, mais elle décèdera, onze heures après l'intervention chirurgicale, d'une embolie gazeuse, malgré le bon fonctionnement de la prothèse. Quatre semaines plus tard, la seconde tentative d'implantation de la prothèse valvulaire, toujours en position mitrale, sur un homme de cinquante-deux ans, sera un succès spectaculaire et durable. Les résultats des huit premières implantations de cette prothèse, qui sera nommée "valve de Starr-Edwards", sont présentés à l'*American Surgical Association* en 1961. Parmi ces huit premiers patients, cinq retrouvèrent une vie normale. Il s'agit alors de la première valve mécanique introduite dans la pratique clinique.

La même année, Edwards fonde l'*Edwards Laboratory* à Santa Ana (Californie), afin de produire des prothèses valvulaires cardiaques de haute qualité. Starr et Edwards se penchent alors sur les prothèses valvulaires aortiques qui nécessitent des modifications de conception par rapport aux prothèses mitrales. Leurs recherches aboutissent en 1963.

Au milieu des années soixante, la société *Edwards* est aussi à l'origine de la fabrication des premières bioprothèses valvulaires conçues par Alain Carpentier et nommées "valves de Carpentier-Edwards".

En 1966, Edwards vend *Edwards Laboratory*, après avoir obtenu une soixantaine de brevets d'inventeur. Il décède en 1982 en laissant une image de généreux philanthrope. La compagnie existe toujours sous le nom d'*Edwards Lifesciences* et siège à Irvine (Californie). Quant aux valves de Starr-Edwards, qui présentaient les inconvénients des valves mécaniques (problèmes de bruit, de fatigue structurelle, risque thromboembolique nécessitant une anticoagulation à vie), leur fabrication sera abandonnée en 2007.

Lowell Edwards est enterré au *Friends Cemetery* à Newberg (Oregon) (USA).

***Einthoven** (triangle d')* : En électrocardiographie, il s'agit du triangle équilatéral à sommet inférieur, dont les trois sommets représentent schématiquement la position des électrodes des trois dérivations périphériques, situées sur les deux avant-bras et la jambe gauche, et qui permet d'étudier l'activité électrique du cœur sur le plan frontal.

***Einthoven** (dérivations standard d') :* Ce sont des dérivations bipolaires, c'est-à-dire déterminées par deux électrodes, et elles sont constituées des trois dérivations périphériques (ou des membres) DI, DII et DIII.

EINTHOVEN WILLEM (1860-1927) : Médecin, physiologiste et physicien néerlandais, né à Semarang (Ile de Java, alors Indes Orientales Néerlandaises, aujourd'hui Indonésie), mort à Leyde (Pays-Bas).

Suivant les traces de son père, médecin militaire, dont la mort prématurée fera rentrer la famille aux Pays-Bas, Willem Einthoven s'inscrit en médecine à l'Université d'Utrecht (Pays-Bas) et obtient son doctorat en 1885. Dès l'année suivante, il est nommé Directeur du Laboratoire de Physiologie et reçoit la chaire de Physiologie de l'Université de Leyde qu'il gardera jusqu'à sa mort. Ses premières publications en 1892 traitent de ses recherches sur les mécanismes de l'asthme. L'optique est également pour lui un objet de recherche.

Einthoven commence à s'intéresser aux phénomènes électriques cardiaques et s'emploie à analyser les travaux du physiologiste londonien Augustus Désiré Waller. L'existence de courants électriques cardiaques entraînant des potentiels électriques responsables de l'activité du muscle cardiaque est connue depuis 1842 grâce aux travaux de l'italien Carlo Matteucci. C'est en 1887 qu'Augustus Désiré Waller, qui exerçait au *St. Mary's Hospital* de Londres, enregistra le premier électrocardiogramme de surface chez l'homme, en utilisant un électromètre capillaire conçu par le physicien franco-luxembourgeois Gabriel Lippmann en 1873.

En 1889, lors du Premier Congrès International de Physiologie à Bâle, Einthoven assiste à une démonstration de Waller qui captait les ondes électriques cardiaques. Celui-ci utilisait souvent, lors de ses conférences, son propre chien "Jimmie" dont les pattes étaient plongées dans des pots emplis d'une solution saline. Einthoven s'emploie désormais à mettre au point un nouvel appareil d'enregistrement de l'activité cardiaque.

Le 11 avril 1892, en utilisant une version améliorée de l'électromètre capillaire de Lippmann, Willem Einthoven enregistre son premier électrocardiogramme. Il emploie ce terme d'"électrocardiogramme", pour la première fois en 1893, lors d'une réunion de la *Dutch Medical Association.*

C'est en 1895 qu'il désigne les éléments du tracé électrocardiographique à l'aide des lettres P, Q, R, S, T, correspondant aux cinq déflexions visibles sur le tracé. Le choix de ces lettres, prises dans la seconde moitié de l'alphabet, est lié à une convention mathématique établie par Descartes.

La première publication d'Einthoven utilisant le terme d'électrocardiogramme date de 1900, l'article étant intitulé *"Uber das normale menschliche Elektrokardiogramm und über die capillar-elektrometrische Untersuchung einiger Herzkranken"*.

Einthoven met au point, en 1901, son galvanomètre à corde. C'est alors une énorme machine de 270 kilos, nécessitant cinq personnes pour la faire fonctionner, tandis que le patient est assis, un pied et une main plongés dans des seaux d'eau salée. Ce galvanomètre, ancêtre de l'électrocardiographe, est constitué d'un filament de quartz recouvert d'argent, suspendu entre des aimants, tandis que l'enregistrement s'effectue sur du papier photographique.

Le premier tracé électrocardiographique est publié en 1902, dans l'article signé d'Einthoven : *"Galvanometrische registratie van het menschelijk electrocardiogram"*. C'est aussi en 1902 qu'Einthoven décrit les dérivations frontales bipolaires de l'électrocardiogramme (DI, DII, DIII) qui porteront son nom, les "dérivations standard d'Einthoven". Il enregistre alors de nombreux tracés d'individus normaux et les compare à ceux de patients porteurs de pathologies cardiaques, permettant les premières classifications d'électrocardiogrammes pathologiques. Il identifie ainsi les caractéristiques électrocardiographiques de l'hypertrophie auriculaire et ventriculaire, du bigéminisme ventriculaire, des extrasystoles ventriculaires et individualise l'onde U.

C'est toujours en 1902 que Willem Einthoven devient membre de l'Académie Royale Néerlandaise des Arts et des Sciences, puis Recteur de l'Université de Leyde en 1905. La même année, il parvient à transmettre un électrocardiogramme enregistré à l'hôpital vers son laboratoire distant d'un kilomètre et demi, au travers de câbles téléphoniques : il s'agit du tout premier "télécardiogramme". En 1907, il conçoit le premier phonocardiographe.

Les premières applications cliniques de l'appareil d'Einthoven sont effectuées par le cardiologue britannique, Sir Thomas Lewis, avec lequel Einthoven maintiendra longtemps une correspondance fructueuse. Les premiers électrocardiographes, à trois dérivations standard, sont commercialisés dès 1911 par la société *Cambridge Scientific Instruments* de Londres, dirigée par Horace Darwin, le plus jeune fils de Charles.

C'est en 1912, lors d'une communication à la *Chelsea Clinical Society*, que Willem Einthoven décrit le "triangle d'Einthoven", triangle équilatéral formé par les dérivations standard DI, DII et DIII. Dès lors, sa réputation devient internationale et de nombreux médecins viennent se former à Leyde.

En 1924, Willem Einthoven reçoit le Prix Nobel de Physiologie ou Médecine pour l'invention de son galvanomètre à corde et pour ses travaux sur l'électrocardiographie. Il obtient aussi de nombreuses autres distinctions internationales, puis décèdera trois ans plus tard à Leyde. En 2008, il est reconnu comme étant l'un des plus grands inventeurs au monde et est intronisé, à titre posthume, au *National Inventors Hall of Fame.*

Sa tombe se trouve dans le cimetière de l'Église réformée, au *6 Haarlemmerstraatweg* à Oegstgeest, dans la province de Hollande-Méridionale (Pays-Bas).

***Eisenmenger** (syndrome d')* : Le syndrome d'Eisenmenger est une hypertension artérielle pulmonaire par augmentation des résistances artérielles pulmonaires, compliquant différents types de cardiopathies congénitales comportant un shunt gauche-droit, responsable d'une augmentation importante et prolongée du débit sanguin dans la circulation pulmonaire. L'évolution se fait vers une inversion du sens du shunt initial, qui devient alors droit-gauche, et s'accompagne d'une cyanose.

EISENMENGER VICTOR (1864-1932) : Médecin autrichien, né à Vienne, mort à Vienne (Autriche).

Fils du peintre portraitiste August Eisenmenger, Victor Eisenmenger entreprend des études médicales à la Faculté de Médecine de l'Université de Vienne et obtient son doctorat en 1889. Il commence à exercer comme médecin assistant au *Wiener Allgemeines Krankenhaus (Hôpital Général de Vienne)*, avant d'être nommé, en 1894, Assistant du Professeur Leopold von Schrötter à la Clinique de Laryngologie. Eisenmenger étant d'une santé fragile, von Schrötter, son ami et mentor, obtient qu'il devienne le médecin personnel de l'Archiduc François-Ferdinand, chez qui on venait de diagnostiquer une tuberculose. Von Schrötter considérait en effet que cette activité requérerait peu d'efforts physiques pour son protégé. Eisenmenger restera le médecin personnel *("Titular Hofarzt"*, puis *"Wirklicher Hofarzt"*) de l'Archiduc, de 1895 jusqu'à son assassinat à Sarajevo en 1914. Il devient aussi le médecin de Charles Ier d'Autriche. Eisenmenger écrira, par la suite, un mémoire publié sous le titre de *Erzherzog Franz Ferdinand (Archiduc François-Ferdinand)*, qui violait certaines règles de confidentialité entre le médecin et son patient, ce qui amena de nombreuses critiques de la communauté médicale.

C'est en 1897 qu'est publié, dans une revue médicale allemande, un article d'Eisenmenger décrivant des signes d'hypoxie, avec cyanose depuis la petite enfance, augmentant à l'effort, et hippocratisme digital, chez un homme de trente-deux ans né avec une communication interventriculaire. Cette cardiopathie évolua vers une insuffisance cardiaque et le patient décéda d'une hémoptysie massive. Une hypertrophie ventriculaire droite fut constatée à l'autopsie, mais la cause de la cyanose et le shunt droit-gauche restèrent méconnus d'Eisenmenger. Ce syndrome portera son nom, le "syndrome d'Eisenmenger" à partir de 1958, lorsque son mécanisme aura été résolu et présenté cette année-là, lors d'une conférence au *Royal College of Physicians*, par le cardiologue britannique Paul Hamilton Wood, bien que, déjà en 1924, Maude Abbott se référait au "cas d'Eisenmenger" dans sa classification des cardiopathies congénitales.

Malgré son nom passé à la postérité, Eisenmenger finira sa vie dans l'ombre, ses responsabilités médicales auprès de son royal patient l'ayant empêché d'obtenir un poste de chef de service ou de professeur d'université.

Victor Eisenmenger fut inhumé au cimetière Ottakringer à Vienne, puis réenterré dans le caveau familial, quarante-cinq ans plus tard, au cimetière Central de Vienne (Autriche).

Eustachi *(valvule d')* : Actuellement désignée sous le nom de valvule de la veine cave inférieure, la valvule d'Eustachi est un repli musculeux qui entoure l'orifice de la veine cave inférieure à son abouchement dans l'oreillette droite. C'est un reliquat embryonnaire.

EUSTACHI BARTOLOMEO, OU EUSTACHIO (1513 ou 1520 ? -1574) : Médecin et anatomiste italien, né à San Severino dans la Marche d'Ancône, mort en Ombrie, sur la *Via Flamina*, en route vers Fossombrone (Italie).

Issu d'une famille noble, fils d'un médecin et philosophe, Bartolomeo Eustachi reçoit une éducation humaniste et apprend le latin, le grec, l'hébreu et l'arabe qu'il lit couramment. Il se destine à une carrière médicale, étudie la médecine à l'*Archiginnasio della Sapienza* à Rome, et commence à exercer la médecine auprès de son père. En 1539, il est appelé à la cour du duc d'Urbino Guidobaldo II pour être son médecin personnel, puis, à partir de 1547, il exerce auprès du frère de ce duc, le cardinal Giulio della Rovere qu'il suit à Rome en 1549.

Eustachi est alors nommé Professeur à l'Université romaine du *Collegia della Sapienza*, où il enseigne l'anatomie de 1555 à 1568. Cette fonction l'autorise à pratiquer des dissections sur des cadavres fournis par les hôpitaux de *Santo Spirito* et *Consolazione*. Il fait de nombreuses découvertes anatomiques concernant les os, les muscles tels que le muscle sterno-cléido-mastoïdien, les dents dont la structure est parfaitement décrite en 1563, les veines, les nerfs crâniens, les reins, les glandes surrénales. Il décrit la veine cave et sa "valvule d'Eustachi", et le système azygos. Eustachi décrit aussi le système auditif, dont le canal de communication de l'oreille moyenne avec le pharynx, le *"tuba auditiva"* qui sera désigné plus tard par Antonio Valsalva sous le nom de "trompe d'Eustache". Cette découverte aurait inspiré Shakespeare dans sa pièce *Hamlet*, dont le père est assassiné, pendant son sommeil, par un poison mortel versé dans l'oreille. Ces découvertes anatomiques, décrivant les reins, l'appareil auditif, sont publiées dans des traités datant de 1562 et 1563 *(De Auditus Organi).*

En 1552, Eustachi prépare, avec l'aide de l'artiste Pier Matteo Pini, une série de quarante-sept planches anatomiques remarquables et d'une grande précision, pour un traité devant s'appeler *De dissensionibus ac controversiis anatomicis,* mais seules huit planches seront imprimées de son vivant. C'est seulement en 1712 que les trente-neuf planches manquantes seront retrouvées, chez un descendant de Pier Matteo Pini. Acquises par le Pape Clément XI, ces planches seront publiées en 1714, par le médecin papal, Giovanni Maria Lancisi, dans l'ouvrage intitulé *Tabulae anatomicae Bartholomaei Eustachi quas a tenebris tandem vindicatas (Tables anatomiques de Bartholomeo Eustachi sauvées de l'obscurité).*

Considéré comme l'un des plus grands anatomistes italiens de la Renaissance, avec Mateo Realdo Colombo et Gabriele Falloppio, Bartolomeo Eustachi critiqua sévèrement André Vésale, son contemporain et rival, pour s'être éloigné des théories de Galien, bien qu'à la fin de sa carrière il lui reconnût ses mérites et lui rendît justice pour son œuvre.

Un monument en bronze, datant de 1913, représentant Bartolomeo Eustachi, a été édifié sur la place principale du marché de *San Severino* (*Piazza de Popolo*), en face de l'hôtel de ville de Rome.

Il existe aussi un buste à son effigie dans le parc de la Villa Borghese à Rome.

Un mémorial a été érigé en son honneur en 1913 à l'Université *della Sapienza* (Rome).

***Fallot** (tétralogie de) :* La tétralogie de Fallot est la plus fréquente des cardiopathies congénitales cyanogènes, aussi appelée "maladie bleue" ou "syndrome des bébés bleus". Elle associe quatre anomalies : sténose de l'artère pulmonaire, communication interventriculaire, hypertrophie ventriculaire droite, liée à l'augmentation de pression provoquée par la sténose pulmonaire, et dextroposition de l'aorte (aorte à cheval sur la communication interventriculaire). Cette association est responsable d'un shunt droit-gauche expliquant la cyanose.

Fallot *(trilogie de) :* Actuellement désignée par "sténose pulmonaire associée à une communication inter-atriale", cette cardiopathie congénitale cyanogène associe trois anomalies : sténose de l'artère pulmonaire et communication interauriculaire ayant pour conséquence une hypertrophie auriculaire et ventriculaire droite, liée à l'augmentation de pression provoquée par la sténose pulmonaire. Cette malformation est responsable d'un shunt droit-gauche expliquant la cyanose.

Fallot *(pentalogie de) :* Cardiopathie congénitale cyanogène associant les anomalies de la tétralogie de Fallot à une communication interauriculaire, et actuellement désignée sous la terminologie de "tétralogie de Fallot associée à une communication inter-atriale".

FALLOT ÉTIENNE-LOUIS "ARTHUR" (1850-1911) : Médecin anatomopathologiste français, né à Sète (Hérault), mort à Marseille (France) ; *voir aussi Corvisart-Fallot (syndrome de).*

Arthur Fallot démarre ses études de médecine à l'Université de Marseille en 1867, est reçu au concours de l'Internat des Hôpitaux de Marseille en 1871, et soutient sa thèse à Montpellier en 1876. Il est nommé Chef de Clinique à l'Hôtel-Dieu de Marseille, puis Médecin des Hôpitaux de Marseille en 1883. Il devient le directeur d'une clinique médicale à Marseille. Chargé du cours d'anatomopathologie, il est nommé, en 1888, Professeur de Médecine Légale et d'Hygiène à Marseille, et devient titulaire de la chaire de Médecine Légale, poste qu'il gardera jusqu'à sa mort en 1911. Arthur Fallot partage son activité clinique entre l'Hôtel-Dieu et l'Hôpital de l'Immaculée Conception. Faisant preuve d'une grande rigueur dans l'examen clinique, c'est aussi un adepte de la méthode anatomo-clinique, effectuant lui-même les autopsies chaque fois que possible.

C'est aussi en 1888 que Fallot décrit, à partir de trois cas, la tétralogie qui avait été déjà identifiée sur un fœtus mort-né, en 1671, par le médecin anatomiste et évêque danois Niels Stensen, également nommé Nicolas Sténon. Plus de cent ans plus tard, le médecin et anatomiste hollandais Eduard Sandifort décrivait pour la première fois les symptômes cliniques d'un jeune enfant qu'il appela "garçon bleu".

Les trois observations de Fallot, détaillées sur le plan clinique, anatomique et physiopathologique, concernent des hommes âgés de dix-neuf, vingt-six et trente-six ans, présentant dyspnée et cyanose marquée. Fallot considère, à juste titre, que la sténose pulmonaire est la lésion prévalente. L'article, intitulé *"Contribution à l'anatomie pathologique de la maladie bleue (cyanose cardiaque)"*, paraît dans un journal local, *Marseille Médical,* peu diffusé. C'est seulement en 1921 que Charles Laubry et Cesare Pezzi, dans leur *Traité des Maladies Cardiaques Congénitales*, offriront à Fallot la reconnaissance posthume de la communauté médicale. Cependant c'est Maude Abbott, en 1924, qui fournira une description anatomique détaillée de cette cardiopathie congénitale dans son *Atlas of Congenital Cardiac Disease* et qui lui attribuera le nom de "tétralogie de Fallot".

L'article de Fallot décrit aussi une autre cardiopathie congénitale cyanogène, qui prendra le nom de "trilogie de Fallot", ainsi que le "syndrome de Corvisart-Fallot", variété de tétralogie de Fallot déjà décrite en 1814 par Jean-Nicolas Corvisart des Marets. Par contre ce n'est pas Arthur Fallot qui a décrit la "pentalogie de Fallot", mais l'irlandais Ambrose Birmingham, qui inclura la communication inter-auriculaire à la tétralogie quatre ans après la publication d'Arthur Fallot.

Homme d'une grande modestie, Arthur Fallot ne rechercha jamais la gloire ni les honneurs, et mourut dans la solitude.

***Favaloro** (opération de) :* Pontage aorto-coronaire par autogreffe de veine saphène, opération destinée à rétablir le flux sanguin en aval d'une oblitération ou d'une sténose sur une artère coronaire.

FAVALORO RENÉ GERONIMO (1923-2000) : Chirurgien cardiaque argentin, né à La Plata, mort à Buenos Aires (Argentine).

D'origine sicilienne, René Favaloro prend exemple sur son oncle médecin et décide de s'orienter vers la médecine. Au cours de la Seconde Guerre mondiale, il sert dans l'Armée Argentine. En 1945, il commence à étudier la médecine à la Faculté de Médecine de l'Université Nationale de La Plata, puis effectue son internat à l'*Hospital Policlinico San Martin* (La Plata). Déjà passionné par la chirurgie, il obtient son doctorat en Médecine en 1949. Il montre un profond intérêt pour la chirurgie thoracique et cardiovasculaire, et souhaite développer sa carrière dans ce sens, mais le climat politique de l'époque le contraint à s'éloigner de Buenos Aires (il est anti-Peroniste). C'est pourquoi, en 1950, il décide d'exercer comme médecin de campagne dans la petite ville de Jacinto Arauz (La Pampa), où il passera douze années. Il fait venir son frère Juan José, chirurgien également, et les deux frères Favaloro œuvrent pour améliorer l'équipement médical et l'organisation du système sanitaire dans la ville et la région, créant par exemple une banque de sang mobile, tout en éduquant leurs patients à la médecine préventive.

En 1962, René Favaloro a l'opportunité de se former à Cleveland (Ohio) et intègre l'équipe de Donald Effler, Chef de la Chirurgie Cardiovasculaire à la *Cleveland Clinic*. À cette époque, l'équipe d'Effler utilise la procédure Vineberg pour améliorer la perfusion myocardique dans l'insuffisance coronarienne. Rapidement, Favaloro se consacre à l'étude des artères coronaires, grâce à la collection de centaines de coronarographies de Frank Mason Sones, avec qui il se lie d'amitié.

En 1967, Favaloro considère qu'il est possible d'utiliser la veine saphène pour la chirurgie coronaire. Cette idée est mise en pratique, avec succès, le 09 mai 1967, sur une femme de cinquante-et-un ans, présentant une occlusion de l'artère coronaire droite, et sur laquelle est pratiqué le premier pontage aorto-coronaire documenté. Cette intervention consiste à greffer la veine entre l'aorte (au-dessus des valves aortiques) et l'artère coronaire au-delà de l'oblitération, afin de rétablir un flux sanguin satisfaisant. Les coronarographies de contrôle, effectuées huit jours après et dix ans après l'intervention, montreront une perméabilité parfaite du pontage. Cette technique opératoire prendra le nom d'"opération de Favaloro" et sera utilisée par Favaloro et son équipe sur le réseau de l'artère coronaire gauche à partir de 1968. La même année, sont réalisés les premiers doubles pontages. Cette opération deviendra un standard dans le monde entier, changeant radicalement le traitement de la maladie coronarienne et bénéficiant à des millions de patients. Si René Favaloro fut le premier à rapporter cette technique opératoire dans une revue médicale, en réalité David Sabiston, de la *Johns Hopkins University*, avait déjà réalisé cette opération en 1962, sur cœur battant, le patient n'y survivant pas, tandis que, en 1964, Harvey Edward Garrett, dans le service de Michael DeBakey, réussit le premier pontage aorto-coronarien au monde, en utilisant un greffon artificiel en Dacron.

En 1970, Favaloro publie un de ses ouvrages les plus renommés : *Surgical Treatment of Coronary Arteriosclerosis.* La même année, lors du Sixième Congrès mondial de Cardiologie, se tenant à Londres,

Favaloro, invité par Donald Ross, réalise avec lui le premier pontage aorto-coronarien au Royaume-Uni.

L'année suivante, Favaloro refuse un poste prestigieux dans l'équipe d'Effler pour retourner chez lui, en Argentine, désirant y développer un centre d'excellence, similaire à la *Cleveland Clinic*. Il fonde alors la *Fundacion Favaloro* en 1975, lui permettant de former des centaines d'internes et de chirurgiens venus de tous les pays d'Amérique latine.

En 1980, René Favaloro est le premier chirurgien à réaliser avec succès des transplantations cardiaques en Argentine. Il établit et finance le *Laboratorio de Investigacion Basica*, qui deviendra *Universidad Favaloro* en 1998. En 1992, l'*Instituto de Cardiologia y Cirugia Cardiovascular* de la *Fundacion Favaloro* est ouvert à Buenos Aires.

Cependant, en 2000, l'Argentine fait face à une grave crise économique et politique, et la *Fundacion Favaloro* accuse un important déficit financier. En juillet 2000, Favaloro se suicide d'une balle dans la poitrine.

Au cours de sa carrière professionnelle, René Favaloro a publié plus de 300 articles scientifiques, a été membre de multiples sociétés savantes et a reçu d'innombrables distinctions internationales, telles que le *Gairdner Foundation International Award* en 1987, le Prix René Leriche en 1989, accordé par l'*International Surgery Society*...

René Favaloro fut vénéré et considéré comme un héros dans sa patrie.

***Fick** (méthode ou principe de) :* Méthode de mesure du débit cardiaque, à partir de la différence artério-veineuse en oxygène et de la consommation d'oxygène, selon la formule :

$Qc = VO_2/(CaO_2-CvO_2)$ $Qc = VO_2/DAVO_2$,

où CaO_2 est le contenu artériel en oxygène, ponctionné au niveau d'une artère, CvO_2 le contenu veineux en oxygène, ponctionné au niveau de l'artère pulmonaire, $DAVO_2$ la différence artério-veineuse en oxygène, VO_2 la consommation d'oxygène.

FICK ADOLF EUGEN (1829-1901) : Médecin physiologiste allemand, né à Kassel (Allemagne), mort à Blankenberge (Belgique).

Tandis qu'il excelle en mathématiques et en physique, Adolf Fick s'oriente vers la médecine. Il effectue ses études à la Faculté de Médecine de l'Université de Marbourg (Allemagne), où il rencontre et admire le grand physiologiste Carl Ludwig, et obtient son doctorat en médecine en 1851. Puis il rejoint Carl Ludwig à Zürich.

En 1855, à l'âge de vingt-six ans, il établit les "lois de Fick" sur la diffusion des gaz, et publie, en 1856, ce qui est probablement le premier ouvrage de biophysique, intitulé *Die medizinische Physik.* Alors que Ludwig est nommé Professeur à Vienne, Fick lui succède à Zürich en 1861, recevant la chaire d'Anatomie et de Physiologie, puis, l'année suivante, il est nommé Professeur de Physiologie. Fick gardera cette chaire à Zürich jusqu'en 1868. Il est alors nommé Professeur de Physiologie à l'Université de Wurzburg (Allemagne). Fick crée l'Institut de Physiologie de Wurzburg, est nommé Doyen de l'Université de Wurzburg et en sera aussi le Recteur. À cette époque, il s'intéresse à la physiologie de la contraction musculaire, étudie le muscle squelettique et le muscle cardiaque.

Le calcul du débit cardiaque par la mesure des échanges gazeux au niveau des poumons reste sa plus grande contribution à la physiologie humaine. Sa publication date de 1870, et cette méthode de calcul, qui prendra le nom de "méthode ou principe de Fick", est utilisée quotidiennement dans les services de cardiologie. Le principe de Fick ne sera démontré qu'en 1886, et vérifié chez l'homme en 1930. Fick cesse ses activités de recherche et d'enseignement en 1899.

Fick est aussi l'inventeur de plusieurs appareils scientifiques. En 1868, il invente le pléthysmographe, permettant d'enregistrer la vitesse du sang dans les artères. En 1888, il met au point le tonomètre, afin de mesurer la pression hydrostatique à l'intérieur du globe oculaire, ce qui conduira son neveu, portant le même nom que lui, à inventer les premières lentilles de contact.

Adolf Fick a reçu, pour ses travaux, plusieurs prix, tels que la Médaille *Leopoldina's Golden Cothenius*, et a été membre de nombreuses Académies des Sciences européennes.

Fick a apporté à la médecine et à la physiologie la précision et la méthodologie des sciences physiques.

***Flack** (test de) :* Également appelée *40 mmHg-apnée-test*, cette épreuve est utilisée pour étudier les qualités cardio-pulmonaires des aviateurs et des sportifs. Ce test explore la réaction du cœur à une élévation des pressions thoracique et intraventriculaire droite.

FLACK MARTIN WILLIAM (1882-1931) : Médecin et physiologiste britannique, né à Borden (Kent, Angleterre), mort à Wendover (Buckinghamshire, Angleterre) (Royaume-Uni) ; *voir Keith et Flack (nœud de).*

Martin Flack commence à étudier la médecine à l'*Oxford University* puis exerce au *London Hospital* comme démonstrateur en physiologie. Il travaille avec Sir Leonard Hill sur la physiologie de la respiration. Grâce à une bourse, il poursuit sa formation à Berne (Suisse) puis à Liège (Belgique).

De retour à Londres, Flack obtient son diplôme de médecin en 1908. De 1905 à 1911, il est démonstrateur en anatomie au *London Hospital Medical College*, sous la direction de l'anatomiste écossais Sir Arthur Keith, qui étudie alors les structures nerveuses et musculaires du cœur et qui invite Flack à travailler avec lui.

C'est au cours de cette période que Flack aboutit à la découverte du nœud sino-atrial, publiée en 1907, en collaboration avec son mentor Arthur Keith. En 1906, Martin Flack, travaillant dans le cottage de Keith, dans le Kent, étudie au microscope des sections du cœur d'une taupe, et découvre une structure dans l'oreillette droite, ressemblant au nœud atrioventriculaire que Sunao Tawara venait de décrire tout récemment. Cette structure sera nommée "nœud de Keith et Flack". Flack met en évidence également la fonction de ce nœud, en démontrant un net ralentissement de la fréquence cardiaque lors d'un refroidissement local.

En 1909, il publie *A Textbook of Physiology,* en collaboration avec Sir Leonard Hill. À partir de 1911, Martin Flack est Maître de Conférences en Physiologie, jusqu'en 1914.

Au cours de la Première Guerre mondiale, Flack intègre l'équipe de recherche au *Medical Research Council*, puis est nommé Directeur de la Recherche Médicale à la *Royal Air Force* en 1919. Il établit des tests, en particulier le "test de Flack", pour évaluer les aptitudes physiques des pilotes et étudie l'effet des hautes altitudes sur eux.

La même année, Martin Flack est honoré par l'*Order of the British Empire*.

Flint *(signe ou roulement de) :* Ce signe auscultatoire est un souffle perçu à la pointe du cœur, télédiastolique, accompagnant les insuffisances aortiques importantes. Il est dû au rétrécissement mitral fonctionnel lié au jet de régurgitation aortique sur la valve mitrale.

FLINT AUSTIN (1812-1886) : Médecin américain, né à Petersham (Massachusetts), mort à New York City (New York) (USA).

Descendant d'une lignée de médecins, Austin Flint étudie la médecine à la *Harvard University* (Cambridge, Massachusetts) et obtient son doctorat en 1833. Il exerce d'abord à Boston et à Northampton (Massachusetts), puis déménage à Buffalo (New York) en 1836. En 1844, il est nommé Professeur de Médecine Théorique et Pratique à la *Rush Medical School* à Chicago. En 1845, il fonde le *Buffalo Medical and Surgical Journal*, et est l'un des fondateurs du *Buffalo Medical College* dont il devient Professeur en 1847. Il occupe ensuite plusieurs postes de Professeur de Médecine à l'*University of Louisville* (Kentucky), puis à Buffalo, enfin à New Orléans (Louisiane), avant de s'installer à New York City en 1859. En 1861, Flint est nommé Professeur de Médecine Théorique et Pratique à l'École de Médecine au *Bellevue Hospital Medical College* (New York) où il restera jusqu'à sa mort en 1886.

En tant que médecin et chercheur, Austin Flint aura une grande influence sur les débuts de la médecine américaine. Il popularise aux États-Unis le stéthoscope bi-auriculaire, mis au point en 1852 par Georges P. Cammann. C'est un écrivain prolifique, qui apporte d'importantes contributions à la connaissance des maladies du cœur et du système respiratoire. En 1859, il écrit et publie le premier ouvrage américain traitant des maladies cardiaques, s'attachant à décrire de façon détaillée les souffles cardiaques et les anomalies auscultatoires, et intitulé *A Practical Treatise on the Diagnosis, Pathology, and Treatment of Diseases of the Heart.*

En 1862, Flint décrit, dans son livre *On Cardiac Murmurs,* le signe auscultatoire qui sera nommé "roulement de Flint", malgré sa critique des dénominations éponymes ! En 1866, il publie *Treatise on the Principles and Practice of Medicine,* reconnu comme un grand classique et, en 1876, *A Manual of Auscultation and Percussion.*

En 1872, Austin Flint devient le Président de l'*Academy of Medicine de New York*. En 1883, il est nommé Président de l'*American Medical Association*. Il termine sa carrière au *Long Island Hospital* de Brooklyn.

Austin Flint est considéré comme l'un des plus éminents médecins du dix-neuvième siècle et un pionnier de la recherche en cardiologie aux États-Unis.

Il est enterré au *Forest Hills Cemetery and Crematory* à Jamaica Plain (Massachusetts) (USA).

Fogarty *(sonde ou cathéter de) :* Sonde munie à son extrémité d'un ballonnet gonflable, destinée au traitement d'urgence des oblitérations veineuses ou artérielles aiguës (embolectomies).

FOGARTY THOMAS J. "TOM" (1934-) : Chirurgien vasculaire américain et inventeur de dispositifs médicaux, né à Cincinnati (Ohio) (USA).

Dès son enfance, Tom Fogarty montre un esprit créatif et inventif. Après avoir voulu démarrer une carrière de boxeur, il décide à dix-sept ans de devenir médecin. Jack Cranley, un éminent chirurgien vasculaire, devient son mentor. Fogarty obtient son diplôme de médecin à l'*University of Cincinnati College of Medicine* en 1960, et est interne à l'*University of Oregon Medical School* à Portland (Oregon) où il complète sa formation en chirurgie en 1965, année où il obtient son doctorat.

Alors qu'il exerce au *Good Samaritan Hospital*, Fogarty constate une mortalité considérable chez les patients ayant des embolies artérielles au niveau des membres inférieurs. À cette époque, les chirurgiens devaient largement ouvrir l'artère obstruée, sous anesthésie générale, avec une opération qui durait des heures. Fogarty a alors l'idée d'utiliser un cathéter urétral, doté d'un doigt de gant en latex, constituant un ballon qu'il remplit d'une solution saline à l'aide d'une seringue, permettant ensuite de retirer le caillot par l'incision initiale. Après différents essais pour obtenir un modèle correct, il finit par créer le premier dispositif chirurgical très peu invasif, en 1959. Ayant des difficultés à trouver un fabricant, il commence à les fabriquer lui-même pour des chirurgiens vasculaires, en particulier Albert Starr, Chef du Département cardiothoracique à l'*University of Oregon*. Celui-ci le met en relation avec Lowell Edwards, ingénieur et président de sa propre société, pour qu'il le produise. En 1969, Fogarty dépose le brevet pour la sonde qui prendra son nom, la "sonde de Fogarty", et la société *Edwards Life Sciences* d'Irvine (Californie) commence à fabriquer ce cathéter pour les embolectomies, révolutionnant le traitement et le pronostic des caillots sanguins. On considère que cette invention a sauvé la vie et les membres de millions de patients. Ce cathéter a en outre été à la source d'autres inventions, telles que l'angioplastie par ballonnet.

En 1969, Tom Fogarty commence à enseigner la chirurgie au *Stanford University Medical Center* (Californie). En 1975, il dirige le Programme de Chirurgie Cardiovasculaire au *Sequoia Hospital* à Redwood City (Californie). Alors qu'il est devenu chirurgien cardio-vasculaire, il continue d'inventer d'autres dispositifs, tels que l'endoprothèse avec stent dans les anévrysmes de l'aorte abdominale. Il est aussi co-inventeur, avec Warren Hancock, de la première valve porcine. Toutes ces inventions lui ont permis de gagner de nombreux prix prestigieux, tels que le *Jacobson Innovation Award* de l'*American College of Surgeons*, et d'être intronisé, en 2001, dans le *National Inventors Hall of Fame*. Il est membre de nombreuses sociétés savantes américaines et internationales et a été nommé Président de la *Society for Vascular Surgery* en 1995.

En 1980, Tom Fogarty fonde *Fogarty Engineering, Inc,* promouvant des idées pour de nouveaux dispositifs médicaux, puis, en 1993, il cofonde *Three Arch Partners*, fonds de capital-risque investissant dans les nouvelles technologies et les dispositifs médicaux. Fogarty a pu déposer 160 brevets pour ses inventions. En 2007, à Mountain View (Californie), il fonde le *Thomas Fogarty Institute for Innovation.*

À côté de ses activités médicales et de recherche, Fogarty s'intéresse à la viticulture. Il plante ses premières vignes en 1978 dans les *Santa Cruz Mountains*, et met en place une activité commerciale dans ce domaine.

Fontaine et Leriche *(classification de) : voir Leriche et Fontaine (classification de).*

FONTAINE RENÉ LOUIS (1899-1979) : Chirurgien et neurochirurgien français, né à Bischtroff-sur-Sarre (Alsace), mort à Strasbourg (France).

Sous l'influence de son oncle, chirurgien-chef des Hospices Civils de Metz, René Fontaine, après avoir échappé à la conscription sous le drapeau allemand lors de la Première Guerre mondiale, commence à étudier la médecine à Strasbourg en 1917. Il est reçu interne en 1921, s'oriente vers la chirurgie, devient l'élève de Louis Georges Sencert puis de René Leriche et obtient son doctorat en 1925.

En 1925, sous l'égide de son maître René Leriche, Fontaine participe à la procédure de résection du ganglion stellaire, nommée stellectomie, dans le but de traiter l'angine de poitrine, dans la mesure où la théorie neurologique de cette affection était alors en vogue.

De 1926 à 1928, Fontaine se forme aux États-Unis, auprès d'Elliott Cutler à Cleveland puis de Harvey Cushing à Boston, puis, fidèle disciple, retourne en France en 1933, pour suivre son maître, René Leriche, à Lyon. Il publie avec ce dernier des travaux sur les ulcères peptiques et sur la pathologie vasculaire artérielle et veineuse, participant à la classification des artérites qui prendra leurs deux noms, la "classification de Leriche et Fontaine", publiée en 1952.

En 1933, Fontaine est reçu à l'agrégation de chirurgie. Lors de la Seconde Guerre mondiale, en 1939, il est mobilisé comme médecin-chef d'une ambulance neuro-chirurgicale, puis il exerce la chirurgie au service du maquis, en Dordogne, où il est blessé par balle. Il recevra la Médaille de la Résistance.

En 1941, Fontaine est nommé Professeur de Thérapeutique Chirurgicale à la Faculté de Médecine de Strasbourg et prend la direction de la Clinique Chirurgicale A. Il s'oriente vers la neurochirurgie et devient l'un des fondateurs de la Société de Neurochirurgie de Langue Française en 1948.

En 1952, René Fontaine est élu membre de l'Académie Nationale de Médecine et de Chirurgie qu'il présidera. Il est nommé Doyen de la Faculté de Médecine de Strasbourg en 1953, œuvrant à édifier la nouvelle faculté de médecine et la nouvelle clinique chirurgicale, et le restera jusqu'en 1965. L'amphithéâtre, inauguré en 1979, porte son nom.

Ce grand chirurgien lorrain, enseignant passionné et d'une capacité de travail impressionnante, fut membre de multiples sociétés savantes et à l'origine de plus de mille publications englobant tous les domaines de la chirurgie.

Fontan *(opération de) :* Technique chirurgicale utilisée dans certaines cardiopathies congénitales, telles que l'atrésie tricuspide. Cette opération consiste à connecter l'oreillette droite (ou les veines caves) et l'artère pulmonaire, par un tube valvé ou pas, créant ainsi un by-pass du cœur droit.

Fontan Francis (1929-2018) : Cardiologue et chirurgien cardiaque français, né à Nay (Pyrénées-Atlantiques), mort à Bordeaux (France).

Fils du coureur cycliste professionnel Victor Fontan, Francis Fontan entreprend des études de médecine à la Faculté de Bordeaux en 1946, et est reçu au concours de l'Internat en 1952. Il se spécialise en cardiologie auprès de Pierre Broustet, et en chirurgie cardiaque auprès de Georges Dubourg.

Georges Dubourg et Francis Fontan, son Chef de Clinique à partir de 1959, développent l'École de chirurgie cardiaque bordelaise. Après les premières opérations à cœur ouvert réalisées en France par Charles Dubost en 1955, cette équipe bordelaise commence à s'entraîner sur des chiens, la circulation extracorporelle étant introduite en 1956 à

Bordeaux. Leur première opération à cœur ouvert a lieu en 1958, pour la fermeture d'une communication inter-atriale.

Francis Fontan est nommé Professeur en 1963, puis, en 1968, Chef du Service de Chirurgie Cardiaque à l'Université de Bordeaux, succédant à Georges Dubourg, poste qu'il gardera jusqu'en 1992. Il s'intéresse alors à l'atrésie tricuspide depuis qu'il avait soigné, au cours de son internat, un adolescent porteur de cette pathologie et qui était décédé. Après des essais de constitution d'un shunt cavo-pulmonaire chez le chien, réalisés entre 1964 et 1966 et peu fructueux, il réalise, avec succès, le 25 avril 1968, ce type d'intervention (dérivation cavo-pulmonaire totale) chez une jeune fille de douze ans porteuse d'une atrésie tricuspide. Cette intervention chirurgicale sera nommée "opération de Fontan". La publication, décrivant cette opération sur les deux premiers patients, qui survécurent, date de 1971, dans une revue française. Une seconde publication, sur trois cas, dans la revue *Thorax*, assurera à Fontan une renommée internationale.

Fontan bouleverse, par ses compétences chirurgicales, le devenir de jeunes patients atteints de cardiopathies congénitales complexes. Il est également l'un des pionniers de la transplantation cardiaque, ayant réalisé en 1968 la quatrième intervention de ce type en France.

Fontan œuvre pour la construction de l'Hôpital Cardiologique du Haut-Lévèque à Pessac (Gironde) et fonde, en 1986, l'*European Association of Cardiothoracic Surgery*, dont il est le premier Président. Il prend sa retraite en 2002 et, amateur de grands vins, entreprend alors de développer et d'exploiter, avec son fils, un vignoble dans le Sauternais.

Pionnier dans la chirurgie cardiaque de l'enfant, Francis Fontan reçoit, en 2006, le Grand Prix Scientifique de la Fondation Lefoulon-Delalande.

Il est enterré au cimetière de Nay (Pyrénées-Atlantiques) (France).

Frank-Starling (ou de Starling) *(loi de) ; voir aussi Starling Ernest Henry :* Également nommée "loi du cœur", c'est une loi fondamentale en hémodynamique : plus les fibres myocardiques s'étirent, mieux elles se contractent, et par conséquent plus le volume d'éjection systolique est important. Le ventricule gauche (et donc le cœur) s'adapte ainsi à la précharge en changeant sa force de contractilité.

FRANK OTTO FRIEDRICH WILHELM FERDINAND (1865-1944) : Médecin et physiologiste allemand, né à Gross-Umstadt (Hessen), mort à Münich (Bavière) (Allemagne).

Fils de médecin, Otto Frank étudie la médecine à Münich et à Kiel (Schleswig-Holstein) entre 1884 et 1889. Il poursuit sa formation à Heidelberg, Glasgow, Münich et Strasbourg et obtient son doctorat en 1892. Il commence à exercer en tant qu'Assistant de Carl Friedrich Wilhelm Ludwig à l'Institut de Physiologie de Leipzig, jusqu'en 1894. Puis il étudie, en tant qu'Assistant de Carl von Voit, à l'Institut de Physiologie de Münich, la fonction du muscle cardiaque.

En 1895, Frank obtient son habilitation en Physiologie. C'est au cours de cette même année qu'il démontre que le volume d'éjection systolique du cœur d'une grenouille est d'autant plus élevé que son remplissage est important, prouvant ainsi que, dans des limites physiologiques, la force de contraction des fibres myocardiques est directement proportionnelle à l'étirement de ces mêmes fibres. Ce travail sera confirmé quelques années plus tard par Ernest Starling, prenant le nom de "loi de Frank-Starling".

Otto Frank est nommé Professeur en 1902. Il étudie l'onde de pouls artériel et crée le terme d'"hypertension artérielle essentielle" en 1911, tout en travaillant à développer des méthodes de mesure de la pression artérielle.

Ayant contribué de façon notable à l'étude de la physiologie du cœur, Otto Frank termine sa carrière à Münich, forcé de prendre sa retraite en 1934, en raison de son opposition avec le régime nazi.

***Fridericia** (formule de) :* La formule de Fridericia est une correction logarithmique de l'intervalle QT, permettant la comparaison de valeurs de QT à différentes fréquences cardiaques. Le QT corrigé selon la formule de Fridericia est égal à $QTc = QT / \sqrt[3]{RR}$.

FRIDERICIA LOUIS SIGURD (1881-1947) : Médecin danois, né à Copenhague, mort à Copenhague (Danemark).

Louis Fridericia étudie la médecine à l'Université de Copenhague, obtenant son diplôme en 1906. L'année suivante, il devient l'Assistant de Christian Bohr au Laboratoire de Physiologie de l'Université de Copenhague. Il poursuit sa formation à Berlin et à Oxford. De retour à Copenhague, il est nommé Assistant à l'Institut de Pathologie Générale de l'Université de Copenhague, en 1909. En 1910, il soutient sa thèse de Doctorat en Médecine. À partir de 1913, Fridericia est Médecin

Assistant dans divers hôpitaux danois et s'intéresse à la cardiologie et à la physiologie du cœur. En 1918, il est nommé Professeur d'Hygiène, à l'*Hygienic Institute of the University of Copenhagen*, réalisant des études sur le métabolisme, la respiration, la circulation et la nutrition.

En 1920, Louis Fridericia, à partir de l'étude de cinquante sujets sains des deux sexes âgés de trois à quatre-vingt-un ans, définit la formule corrigeant l'intervalle QT de l'électrocardiogramme en fonction de la fréquence cardiaque : c'est la "formule de Fridericia". Celle-ci diffère de la formule que Henry Cuthbert Bazett avait déterminée, également en 1920.

En 1935, Louis Fridericia est élu Président de la *Medical Society of Copenhagen*. En 1943, il doit se cacher lors de l'occupation du Danemark par les Nazis. Il décide alors de s'échapper clandestinement vers la Suède dans un bateau de pêche, avec sa femme violoniste, puis ils arrivent à Londres. Après la Libération, le couple retourne au Danemark, mais la femme décède rapidement, suite aux privations liées à la guerre. Louis Fridericia en restera inconsolable jusqu'à ses derniers jours en 1947.

Il est enterré au *Jewish Western Cemetery* à Copenhague (Danemark).

***Galien** (veine de) :* Également nommée veine du bord droit du cœur, ou veine marginale droite du cœur, c'est la plus importante des petites veines cardiaques, montant sur le bord droit du cœur pour s'ouvrir dans l'atrium droit.

GALIEN CLAUDE (LATINISÉ EN GALENUS CLAUDIUS) (né vers 130-mort vers 201 ou 216 ?) : Médecin et physiologiste grec, né à Pergame (Asie Mineure) (actuellement Bergama, au nord de Smyrne en Turquie), mort à Rome (Italie).

Né à Pergame, Galien reçoit ses premières connaissances scientifiques de son père, un riche architecte, qui l'oriente vers des études de médecine, après que celui-ci, au cours d'un rêve, vit apparaître Asclépios, le dieu de la médecine. Sa formation se fait auprès de maîtres réputés, puis il voyage à travers le monde gréco-romain pour étudier la médecine auprès des plus grands médecins de l'époque. Il séjourne ainsi à Smyrne (actuellement Izmir), à Corinthe, à Alexandrie, où il étudie l'anatomie, pour revenir à Pergame à l'âge de vingt-sept ans.

En 157, Galien est nommé médecin de l'école des gladiateurs pour soigner leurs blessures, ce qui lui permet de progresser en chirurgie, puis, en 162, il part à Rome pour exercer la médecine et s'introduit dans la haute société romaine, se forgeant une solide réputation par ses capacités à effectuer de bons diagnostics. Il réalise des dissections animales, en particulier sur des singes et des porcs, et des vivisections lors de séances publiques ou privées en présence d'amis ou d'étudiants. Le nom de Galien est alors connu des deux empereurs, Marc Aurèle et Lucius Verus. Il est d'un caractère vaniteux et même mégalomane, n'hésitant pas à affirmer que « nul autre avant moi n'a donné la vraie méthode de traiter les maladies ». Il s'attire ainsi louanges, mais aussi jalousies. Quatre ans plus tard, il quitte Rome pour rejoindre sa ville natale.

En 166, lors de l'épidémie de peste qui éclate à Rome, Galien refuse un poste de médecin de guerre proposé par Marc Aurèle, mais doit accepter de soigner ses fils Commode et Sextus, l'obligeant ainsi à revenir à Rome en 168. Fort de ses succès thérapeutiques sur l'empereur lui-même, Galien obtient le poste de préparateur de la thériaque impériale, composée de plus de soixante-dix ingrédients, et considérée comme une panacée utilisée quotidiennement par Marc Aurèle.

Galien commence à rédiger des ouvrages reprenant tous ses écrits anciens, aboutissant à un nombre considérable de manuscrits de médecine et de philosophie, dont beaucoup seront détruits lors de l'incendie du Temple de la Paix à Rome en 192. Il termine ses jours sous le règne de Septime Sévère, retrouvant sa fonction de préparateur de la thériaque.

L'œuvre médicale de Galien recouvre l'anatomie, la physiologie, la pathologie, la pharmacologie, avec la découverte de nombreuses plantes médicinales, et l'hygiène. En ce qui concerne la cardiologie, Galien distingue nettement les veines des artères : « si les veines naissent du foie, les artères sortent du cœur » (*De Usu Partium* - chapitre 10). Il montre que les artères transportent le sang, contredisant la croyance ancienne qui disait qu'elles transportaient de l'air. Selon Galien, le sang est créé dans le foie à partir des aliments, circule par les veines, passe du ventricule droit au ventricule gauche (la cloison interventriculaire serait « percée de trous ») où il reçoit le "pneuma" provenant des poumons. Le ventricule gauche envoie alors dans les artères du sang chaud jusqu'à la périphérie où il est consommé au niveau des tissus, puis évacué par la sueur, les selles et les urines. Galien décrit également les ventricules, les valvules du cœur, les artères coronaires, la systole et la diastole. Il utilise l'étude des pulsations cardiaques pour ses diagnostics et offre une place de choix à la saignée dans son arsenal thérapeutique.

Le nom de Galien a été donné à une veine du bord droit du cœur, ainsi dénommée "veine de Galien".

Considéré comme l'un des deux plus grands médecins de l'Antiquité avec Hippocrate, dont il reprend la théorie des quatre humeurs, Claude Galien exercera une influence majeure sur la médecine jusqu'au dix-septième siècle, période à laquelle ses théories finiront par être éliminées grâce à la méthode expérimentale. La circulation sanguine décrite par Galien restera le modèle unique et non réfuté pendant des siècles, jusqu'à la Renaissance, jusqu'aux travaux de William Harvey qui découvrira la vraie circulation du sang.

Une statue, élevée en 2012, commémore la mémoire de Claude Galien à Bergama, à l'entrée des vestiges du vaste sanctuaire d'Asclépios (Turquie). Il existe aussi une statue de Galien dans le théâtre anatomique du *Palazzo dell'Archiginnasio*, à Bologne (Italie).

Gallavardin *(rétrécissement mitral œdémateux de) :* Cette forme de rétrécissement mitral s'observe en règle chez la femme jeune, en rythme sinusal, sans dilatation notable de l'oreillette gauche et correspond à une sténose pure, très serrée, avec pression capillaire élevée. Elle se manifeste par des accès régressifs d'œdème pulmonaire à l'effort, ou des équivalents mineurs (toux d'effort).

Gallavardin *(signe ou phénomène de) :* Il s'agit d'un signe clinique chez les patients porteurs d'un rétrécissement aortique. Il se voit chez les sujets âgés et se manifeste par un son musical à l'apex du cœur, avec diminution ou disparition du souffle parasternal, ce qui peut être interprété comme une régurgitation mitrale.

Gallavardin *(tachycardie ventriculaire de) :* Ce type d'arythmie survient typiquement chez la femme jeune, de vingt à quarante ans, se manifeste sous la forme d'extrasystoles ventriculaires monomorphes, avec des salves soutenues ou non, incessantes, et de mécanisme adrénergique. Son pronostic est généralement bénin.

GALLAVARDIN "LOUIS" BÉNÉDICT (1875-1957) : Médecin cardiologue français, né à Lyon, mort à Lyon (France).

Fils d'un médecin homéopathe, Louis Gallavardin est très tôt attiré par la médecine et l'étudie à la Faculté de Médecine de Lyon. Il est reçu interne en 1895, obtient son doctorat en médecine en 1900 et est nommé Médecin des Hôpitaux de Lyon en 1902. Il se spécialise en cardiologie, et publie, en 1910, son ouvrage intitulé *La Tension Artérielle en Clinique, sa mesure, sa valeur séméiologique,* avec une deuxième édition en 1920. Ce livre fera référence sur la mesure de la pression artérielle, et contribuera largement à l'introduction de la mesure de ce paramètre dans la pratique médicale quotidienne. De plus, il met au point un tensiomètre huméral qui porte son nom, le "tensiomètre Gallavardin".

Gallavardin publie, jusqu'en 1945, 360 articles sur la médecine cardiovasculaire, concernant de nombreux domaines, tels que les arythmies cardiaques, les valvulopathies, et devient le chef de file de l'École Cardiologique Lyonnaise. Sa réputation comme cardiologue s'étend à toute l'Europe.

Il s'intéresse à l'électrocardiographie, après avoir acquis l'un des premiers appareils commercialisés par la société *Cambridge Scientific Instruments.* C'est en 1920 que Gallavardin décrit un certain type de tachycardie ventriculaire monomorphe chez des femmes jeunes, de pronostic bénin et de mécanisme adrénergique, que l'on nommera "tachycardie ventriculaire de Gallavardin".

En 1925, il décrit, avec le Docteur Ravault, une particularité auscultatoire, chez les patients ayant un rétrécissement aortique, sous la forme d'un souffle pouvant irradier vers la région mitrale, qui prendra le nom de "phénomène ou signe de Gallavardin". La même année, il publie l'ouvrage intitulé *Les Angines de Poitrine*, contenant une description remarquable du syndrome angineux, et démontre que la maladie coronarienne en est la cause. Il est aussi le premier à décrire, en 1924, le symptôme de la blockpnée d'effort, équivalent indolore de l'angine de poitrine, et lui affectera cette terminologie en 1933. Gallavardin est considéré comme le "pionnier moderne de l'angine de poitrine", pathologie qu'il étudiera pendant un demi-siècle en publiant près de 2000 observations d'*"angina pectoris"*.

En 1921, Gallavardin décrit la survenue de crises d'œdème aigu pulmonaire dans la sténose mitrale, donnant lieu, en 1934, à une publication sur ce type de rétrécissement mitral, œdémateux, lequel sera nommé "rétrécissement mitral œdémateux de Gallavardin".

En 1939, ce grand clinicien, attaché à la démarche diagnostique au lit du malade, est élu membre de l'Académie de Médecine, puis en

1946, membre de l'Académie des Sciences. En 1946, il est aussi nommé Président de la Société Française de Cardiologie, et le restera jusqu'en 1948.

Louis Gallavardin est enterré à Saint-Priest (Rhône) (France).

Ganong William Francis "Fran" Jr. (1924-2007) : Endocrinologue et physiologiste américain, né à Northampton (Massachusetts), mort à Albany (Californie) (USA) ; *voir Lown-Ganong-Levine syndrome.*

Fils d'un éminent botaniste, historien et cartographe canadien, Fran Ganong envisage de faire des études de droit, et entre en 1941 au *Harvard College*. Après l'attaque japonaise de Pearl Harbor en décembre 1941, Ganong est enrôlé dans l'Infanterie de l'*United States Army.* Il a alors l'opportunité d'intégrer un programme spécial d'études prémédicales, lui permettant ensuite de s'orienter vers des études de médecine. Après la Seconde Guerre mondiale, il retourne à *Harvard* (Boston, Massachusetts) où il obtient son doctorat en médecine en 1949, puis commence son internat au *Peter Bent Brigham Hospital* à Boston.

Pendant la Guerre de Corée, en 1951 et 1952, Ganong sert en tant que Lieutenant puis Capitaine dans le corps médical de l'armée au Japon et en Corée, et participe à la mise en place du *Mobile Army Surgical Hospital* (le fameux *M.A.S.H.*, rendu célèbre par le film de Robert Altman), pour traiter les patients atteints de fièvre hémorragique.

De retour à Harvard en 1952, Ganong poursuit sa formation en médecine interne et en chirurgie. C'est aussi en 1952 qu'il participe à la publication décrivant le "syndrome de Lown-Ganong-Levine", qui avait déjà été décrit en 1938 par Clerc, Robert-Lévy et Cristesco.

En 1955, il est nommé Professeur Assistant de Physiologie à l'Université de Californie à Berkeley. À partir de 1958, Ganong établit un programme de recherche en physiologie à l'*University of California, San Francisco*, où il reçoit la chaire du Département de Physiologie en 1970 qu'il occupera jusqu'en 1987. Sous sa direction, et grâce au recrutement de neuroscientifiques talentueux, ce département de physiologie deviendra une référence, en particulier dans le domaine des neurosciences. Ses programmes de recherche clinique concernent aussi l'endocrinologie et la cardiologie.

Au cours de ses recherches, Ganong découvre que la pression artérielle et l'équilibre hydroélectrolytique sont régulés par des hormones surrénaliennes et rénales, une découverte essentielle qui sera à l'origine de futurs traitements de l'hypertension artérielle. Fran Ganong est l'auteur de l'ouvrage réputé, intitulé *Review of Medical Physiology*, publié en 1963 et traduit en dix-huit langues, et qui, en 2019, en était à sa vingt-sixième édition.

En 1977, Ganong est nommé Président de l'*American Physiological Society*, puis devient, à partir de 1979, le rédacteur en chef de la revue *Neuroendocrinology*. Fran Ganong a publié plus de 200 articles dans le domaine de la neuroendocrinologie et a mené des recherches essentielles sur le système rénine-angiotensine et la régulation de l'aldostérone. Il a pris sa retraite en 1999, tout en ayant poursuivi activement son travail pour la *Review of Medical Physiology*.

Considéré comme un pionnier en neuroendocrinologie, Fran Ganong a reçu plusieurs prix et honneurs pour sa prestigieuse carrière, dont l'*Endocrine Society's Award* en 2002.

GANZ VILEM "WILLIAM" (1919-2009) : Cardiologue américain, né à Kosice (Slovaquie), mort à Los Angeles (Californie) (USA) ; *voir Swan-Ganz (sonde de).*

Né d'une famille pauvre dans l'actuelle Slovaquie, William Ganz entreprend ses études de médecine à la Faculté de Médecine de l'Université Charles à Prague (Tchécoslovaquie) en 1937. En 1939, les Nazis occupent la Tchécoslovaquie, et les étudiants doivent retourner dans leur région d'origine. La Faculté de Médecine doit fermer, et Ganz, en tant que juif, est envoyé dans un camp de travail en Hongrie. En 1944, sur le point d'être déporté à Auschwitz, il parvient à s'échapper et à se cacher pour rejoindre Budapest (Hongrie).

À la fin de la Seconde Guerre mondiale, en 1947, il obtient son doctorat en médecine à l'Université Charles, puis se spécialise en cardiologie. Ganz démarre sa carrière à l'*Institute for Circulatory Disorders* à Prague (Tchécoslovaquie), alors sous régime communiste, et élabore, avec Arnost Fronek, des cathéters vasculaires. Il développe également une méthode de thermodilution pour mesurer le flux sanguin.

En 1966, on l'autorise, lui et sa famille, à prendre des vacances en Italie. Mais, arrivés à Vienne (Autriche), ils parviennent à obtenir un visa pour les USA afin d'échapper au communisme qui les avait tant déçus. William Ganz rejoint le département de cardiologie au *Cedars-Sinai Medical Center* (Los Angeles, Californie) où il fera toute sa carrière professionnelle.

C'est en 1970 que Ganz et Jeremy Swan, alors Chef du Service de Cardiologie, développent l'idée d'un cathéter souple à ballonnet, permettant d'évaluer les pressions dans l'artère pulmonaire au lit du patient. Ce cathéter, qui prendra le nom de "sonde de Swan-Ganz", sera développé par les Laboratoires *Edwards*.

En 1982, Ganz collabore avec Prediman Shah, nouveau Directeur de la Cardiologie au *Cedars-Sinai Medical Center*, pour conduire les premiers essais chez l'homme, afin de dissoudre, par traitement enzymatique, les caillots présents dans les artères coronaires à la phase aiguë de l'infarctus du myocarde. William Ganz aura ainsi un rôle déterminant dans le développement de la thrombolyse.

En 1992, William Ganz reçoit le *Distinguished Scientist Award* de l'*American College of Cardiology,* et en 2003, conjointement avec Jeremy Swan, l'*American Heart Association's Heart Innovation Award,* pour l'invention de la sonde de Swan-Ganz.

Il fut inhumé au *Mount Sinai Memorial Park*, Los Angeles (Californie, USA).

GARLAND JOSEPH (1893-1973) : Médecin et pédiatre américain né à Gloucester (Massachusetts), mort aux USA ; *voir Bland, White et Garland (syndrome de).*

Issu d'une lignée de médecins, Joseph Garland est diplômé de la *Harvard Medical School* (Boston, Massachusetts) en 1919, et s'oriente vers la pédiatrie. Il est nommé au *Massachusetts General Hospital* en 1923 et y exercera jusqu'en 1954.

C'est en 1933 qu'il décrit, avec Edward Franklin Bland et Paul Dudley White, le syndrome qui portera leurs noms, le "syndrome de Bland, White et Garland", sur un petit garçon âgé de trois mois décédé d'une insuffisance ventriculaire gauche, le fils d'un collègue radiologue.

À partir de 1938, Joseph Garland devient membre du comité éditorial du *New England Journal of Medicine* auquel il consacrera la plupart de son temps en tant qu'éditeur, et ce pendant vingt ans, de 1947 à 1967. Grâce à lui, cette revue médicale est devenue l'une des plus importantes au monde.

En 1953, Joseph Garland est élu à l'Académie Américaine des Arts et des Sciences.

Gibbon *(machine cœur-poumon de) :* Appareil destiné à remplacer la fonction cardio-respiratoire au cours de la chirurgie à cœur ouvert, permettant au chirurgien d'opérer sur un cœur immobile et exsangue, sans que les différents organes ne souffrent. La circulation extra-corporelle est une circulation artificielle transitoire qui permet le drainage du sang veineux, son oxygénation, sa décarboxylation et sa réinjection dans la circulation artérielle. L'appareil est constitué de pompes et d'un système d'oxygénation.

GIBBON JOHN HEYSHAM JR (1903-1973) : Chirurgien cardiaque américain, né à Philadelphie (Pennsylvanie), mort à Media, comté de Delaware (Pennsylvanie) (USA).

Issu d'une longue lignée de médecins et fils de chirurgien, John Gibbon étudie la médecine au *Jefferson Medical College* de Philadelphie, y recevant son diplôme de doctorat en 1927. Il poursuit sa formation au *Pennsylvania Hospital* jusqu'en 1929, puis bénéficie d'une bourse de recherche en chirurgie à la *Harvard Medical School* (Boston, Massachusetts). En 1931, il obtient un poste de recherche chirurgicale au *Massachusetts General Hospital* de Boston. À partir de 1935, Gibbon commence à réfléchir à une machine cœur-poumon. Cette idée lui était venue suite au décès d'une patiente par embolie pulmonaire après une cholécystectomie, malgré une embolectomie réalisée par Edward Delos Churchill. Il pense en effet qu'une machine qui aurait recueilli le sang de la patiente pour l'oxygéner avant de le renvoyer vers le système artériel aurait pu la sauver.

Avec l'aide de sa femme Mary, Gibbon commence à construire un dispositif qu'il expérimente sur des chats. Le 10 mai 1935, il réussit à maintenir la fonction cardio-respiratoire pendant près de trois heures, au cours d'une opération sur un chat. Il publie ses résultats en 1937, tandis qu'il commence à exercer comme chirurgien au *Pennsylvania Hospital*. Sa machine réalise un double pompage du cœur droit et du cœur gauche, grâce à deux pompes à galet écrasant des tubes en plastique, et l'oxygénation du sang est effectuée en étalant le sang en couches minces. En 1939, Gibbon rencontre Clarence Crafoord et l'invite dans son laboratoire de Philadelphie pour lui présenter sa machine cœur-poumon. Ces deux chirurgiens garderont une profonde amitié l'un pour l'autre.

Pendant la Seconde Guerre mondiale, John Gibbon sert comme chirurgien en Birmanie, en Chine et en Inde, puis, après la guerre, est nommé, en 1945, Chef du Service de Chirurgie au *Mayo General Hospital* à Galensburg (Illinois). Il reçoit aussi le titre de Professeur Assistant de Chirurgie à l'*University of Pennsylvania School of*

Medicine. En 1946, il est Professeur de Chirurgie et Directeur de Recherche Chirurgicale au *Jefferson Medical College* à Philadelphie, tout en exerçant comme Chirurgien au *Jefferson Medical College Hospital*, postes qu'il occupera pendant dix ans.

John Gibbon poursuit ses recherches avec obstination sur la machine cœur-poumon, avec, cette fois, la collaboration d'ingénieurs d'*IBM (International Business Machine),* et utilise des chiens pour ses expérimentations. La "machine cœur-poumon de Gibbon" est alors un appareil pesant une tonne et nécessitant la présence de deux techniciens.

En 1952, Gibbon se sent prêt pour une intervention sur l'homme. Le premier patient est une petite fille âgée de quinze mois en grande insuffisance cardiaque, que Gibbon pensait secondaire à un large défect septal atrial. Mais c'est un échec, malgré le bon comportement de la machine, en raison d'un diagnostic erroné de la cardiopathie congénitale. La deuxième tentative est un succès : le 06 mai 1953, la première opération à cœur ouvert réussie est réalisée aux États-Unis, au *Jefferson University Medical Center,* par John Gibbon, grâce à sa machine cœur-poumon qui maintient la fonction cardio-respiratoire alors que le cœur est arrêté. La patiente est une jeune femme de dix-huit ans, porteuse d'une communication interauriculaire, qui vivra encore trente ans, après la fermeture de son anomalie congénitale.

Mais suite au décès des deux patients suivants, deux bébés de dix-huit mois, Gibbon, découragé et critiqué par certains confrères, décide d'arrêter d'opérer à cœur ouvert.

Toutefois, l'idée ne fut pas abandonnée par tout le monde. Deux ans plus tard, John Webster Kirklin, de la *Mayo Clinic* (Rochester, Minnesota), après avoir modifié et amélioré la machine de Gibbon avec l'aide d'ingénieurs d'*IBM*, réalisera, à partir de 1955, de nombreuses opérations à cœur ouvert grâce à la *"Mayo-Gibbon Heart-Lung machine"*. Il publiera, dès 1955, ses huit premiers cas de patients opérés dont quatre avec succès.

En 1956, John Gibbon est nommé Professeur en Chirurgie et Chef du Service de Chirurgie au *Jefferson Medical College and Hospital*, fonctions qu'il gardera jusqu'à sa retraite en 1967.

John Gibbon, inventeur du premier appareil de circulation extra-corporelle, peut être considéré comme l'un des fondateurs de la chirurgie cardiaque sous circulation extracorporelle, permettant l'arrêt transitoire du cœur. Son invention lui a valu, en 1960, le *Gairdner Foundation International Award*, en 1968, l'*Albert-Lasker Clinical Research Award*, et en 1973, le *Dickson Prize*. Il a été élu membre de l'Académie Américaine des Arts et des Sciences et, en 1972, de la *National Academy of Sciences.* Il a aussi été Président de l'*American Surgical Association* en 1954, de l'*American Association of Thoracic Surgeons* en 1960 et de la *Society for Vascular Surgery* en 1964. Enfin, il a présidé pendant dix ans la publication d'*Annals of Surgery.*

John Heysham Gibbon Jr fut inhumé au *West Laurel Hill Cemetery* à Bala Cynwyd (Pennsylvanie) (USA).

***Goldberger** (dérivations de) :* Il s'agit de dérivations standard qui complètent les trois dérivations déterminées par Einthoven. Elles sont au nombre de trois également et se nomment aVR, aVL, aVF, et, avec DI, DII et DIII, elles constituent les dérivations périphériques permettant d'étudier l'activité électrique du cœur sur le plan frontal.

GOLDBERGER EMANUEL (1913-1994) : Cardiologue américain, né à New York City (New York), mort à Jupiter (Floride) (USA).

Né dans le Bronx et diplômé en médecine au *Downstate Medical School* à Brooklyn, Emanuel Goldberger est un cardiologue libéral qui exerce à Manhattan, mais également au *Montefiore Medical Center* et à l'*University Hospital for Albert Einstein College of Medicine* (Bronx, New York). Il enseigne aussi au *New York Medical College* à Valhalla (New York).

Goldberger a contribué à de grandes avancées en électrocardiographie, que ce soit en enregistrement comme en interprétation. En 1942, c'est lui qui complète les trois premières dérivations frontales unipolaires, déterminées par Einthoven, par trois autres dérivations nommées aVR, aVL et aVF, et qui seront nommées "dérivations de Goldberger". Avec les six dérivations précordiales mises au point par Wilson en 1934, Emanuel Goldberger réalise alors le premier tracé électrocardiographique sur douze dérivations. L'électrocardiogramme douze dérivations ainsi créé est toujours aujourd'hui considéré comme le système de référence.

Goldberger est l'auteur de plus de 300 publications scientifiques et de nombreux ouvrages sur l'électrocardiographie, tels que *Unipolar Lead Electrocardiography* en 1947.

***Graham Steell** (souffle de) :* Il s'agit d'un souffle diastolique d'insuffisance pulmonaire, perçu au deuxième espace intercostal gauche, augmentant lors de l'inspiration profonde, le plus souvent lié à une hypertension artérielle pulmonaire secondaire à une sténose mitrale ou en cas de cœur pulmonaire chronique.

GRAHAM STEELL : *voir Steell Graham*

Gross *(opération de) :* Technique chirurgicale consistant, en cas de coarctation de l'isthme de l'aorte où la zone rétrécie est trop longue, à utiliser un greffon intermédiaire entre les deux sections de l'aorte.

GROSS ROBERT EDWARD (1905-1988) : Chirurgien cardiothoracique et pédiatrique, né à Baltimore (Maryland), mort à Plymouth (Massachusetts) (USA).

Après avoir été enthousiasmé par la lecture de la biographie d'Harvey Cushing écrite par Sir William Osler, le jeune Robert Gross décide de s'orienter vers la médecine, et, suite à un parcours universitaire brillant, entre à la *Medical School of Harvard University* (Boston, Massachusetts) où son idole Cushing enseigne alors. Il y obtient son doctorat en médecine en 1931. Gross décide de s'orienter vers la chirurgie et poursuit sa formation au *Peter Bent Brigham Hospital* (Boston) sous la direction d'Elliott Cutler, et au *Children's Hospital* de Boston (Massachusetts) dans le service de William E. Ladd. Il part en 1937, en Europe, se perfectionner au *Royal Hospital for Sick Children* (Édimbourg, Écosse) et dans un laboratoire de recherche en chirurgie à l'*University of Edinburgh.* À son retour à *Harvard* en 1938, Gross commence à pratiquer la chirurgie au *Children's Hospital* de Boston.

Après s'être exercé sur des chiens et sur des cadavres, et poussé par le pédiatre John Perry Hubbard, c'est en 1938, le 26 août, que Robert Gross réussit une première mondiale au *Children's Hospital* : il s'agit de la première opération chirurgicale réussie sur de gros vaisseaux proches du cœur, ouvrant la voie vers la chirurgie cardiaque. Ce jour-là, Gross ligature un canal artériel persistant, diagnostiqué sur une petite fille de sept ans, du nom de Lorraine Sweeney, qui retrouvera vite une vie normale.

Quelque temps plus tard, Helen Taussig, de l'Hôpital Johns Hopkins, décide de rencontrer Robert Gross. Cette cardiologue pédiatrique avait en effet constaté que les petits patients, présentant une persistance du canal artériel associée à leur tétralogie de Fallot, supportaient beaucoup mieux leur maladie. Elle souhaitait donc qu'un shunt artificiel équivalent à un canal artériel soit créé par le chirurgien qui avait su opérer, le premier, un canal artériel. Elle lui fait part de son idée, mais celui-ci refuse de suivre sa proposition, arguant qu'il « a suffisamment de difficulté à fermer un canal artériel, pour ne pas avoir à en créer un ! » Après cet échec de collaboration, Helen Taussig se tournera vers le chirurgien Alfred Blalock, ce qui donnera lieu, en 1944, au premier succès opératoire sur un "bébé bleu", grâce à l'opération de Blalock-Thomas-Taussig, laquelle sera le grand regret de Gross.

Gross exercera en chirurgie pédiatrique au *Children's Hospital* de Boston pendant plus de quarante ans. En juillet 1945, quelques mois après la première mondiale de Clarence Crafoord, Robert Gross, travaillant avec Charles Hufnagel, opère une fillette de douze ans, présentant une coarctation aortique : il s'agit de la première correction de coarctation aortique couronnée de succès, aux États-Unis. Mais Gross constate rapidement que, lorsque la zone rétrécie est trop longue, il est impossible de rétablir la continuité entre les deux segments de l'aorte. Il en vient ainsi à développer, en 1948, une procédure chirurgicale qui sera nommée "opération de Gross", au cours de laquelle est implanté un greffon intermédiaire, ce qui ouvrira la voie vers la chirurgie des anévrysmes aortiques.

Suite aux travaux de Gibbon, Lillehei et Kirklin, Gross développe une pompe de circulation extracorporelle et son oxygénateur, adaptée aux nourrissons et aux nouveau-nés, lui permettant de corriger des cardiopathies congénitales dans cette population si fragile.

En 1941, il publie, en collaboration avec William E. Ladd, l'ouvrage considéré comme un classique de la chirurgie pédiatrique, intitulé *Abdominal Surgery of Infancy and Childhood.* Un second ouvrage, diffusé en de nombreuses langues, suivra, en 1953, dont le titre sera *Surgery of Infancy and Childhood.*

De 1947 à 1972, Robert Gross est Professeur de Chirurgie Pédiatrique à la *Harvard Medical School* et Chirurgien en Chef du Service de Chirurgie Cardiovasculaire au *Children's Hospital* de Boston. En 1972, il se retire de la vie active et finit ses jours dans le Vermont. Dans les années quatre-vingt, il a le plaisir de recevoir chez lui la visite de sa première patiente, Lorraine, alors âgée de cinquante-huit ans.

Par sa carrière étonnamment productive et créative (plus de 200 publications scientifiques), Robert Gross est considéré comme l'un des plus grands pionniers en chirurgie cardiaque, cardiovasculaire et pédiatrique. Il a su innover et concevoir quarante-cinq types d'opérations différentes, et a apporté d'immenses avancées en chirurgie au cours du vingtième siècle.

Robert Gross a été membre d'un grand nombre de sociétés savantes, telles que l'*American Association for Thoracic Surgery*, dont il a été Président en 1963, l'Académie Nationale des Sciences en 1975. Il a été le premier Président de l'*American Pediatric Surgical Association* en 1970 et a été intronisé à l'*"American Pediatric Hall of Fame"*. Il a obtenu de nombreux prix et honneurs, tels que la *Gold Medal of the American Surgical Association*, et l'*Albert Lasker Award* qu'il est seul à avoir reçu deux fois : en 1954, prix partagé avec Alfred Blalock et Helen Taussig, puis en 1959. Il a été honoré, en 1985, par la *Harvard Medical School* qui a créé la "Chaire Robert E. Gross" de Chirurgie Pédiatrique au *Boston Children's Hospital.*

Haller *(cul-de-sac ou sinus de) :* Également nommé sinus oblique du péricarde, le cul-de-sac de Haller est un profond diverticule du péricarde séreux qui s'étend sur la face postérieure de l'oreillette gauche, séparant celle-ci de la face antérieure de l'œsophage.

HALLER VICTOR ALBRECHT VON (1708-1777) : Médecin, chirurgien, biologiste, physiologiste, anatomiste, botaniste suisse, né à Berne, mort à Berne (Suisse).

Enfant très précoce, Albrecht Haller sait parfaitement le grec et le latin dès l'âge de huit ans. En 1723, il commence à étudier les sciences naturelles et la médecine à Tübingen (Allemagne), puis à l'Université de Leyde (Pays-Bas). À dix-huit ans, il est docteur en médecine. Il complète sa formation en Angleterre et en France, en anatomie et en chirurgie. En 1728, Haller se découvre, à Bâle, une passion pour la botanique et la poésie, après avoir passé quatre semaines dans les Alpes Suisses, ce qui lui inspirera son célèbre poème, et qui l'incitera à constituer un herbier qui contiendra, au final, plus de dix mille échantillons.

En 1729, Haller s'installe à Berne comme médecin, puis est nommé, en 1734, Professeur d'Anatomie et obtient la création d'un théâtre anatomique. Il dissèque des centaines de cadavres, décrit le réseau artériel du corps humain. Son nom est légué à de nombreux termes anatomiques, tels que le "cul-de-sac de Haller".

En 1736, Haller quitte Berne pour Göttingen. Il y crée l'Institut d'Anatomie et le Jardin botanique de l'Université Georg August de Göttingen (Allemagne), ouvre la première clinique d'obstétrique d'Allemagne, et occupe la chaire d'Anatomie, de Chirurgie et de Botanique jusqu'en 1753. En anatomie, il publie *Icones Anatomicae*, en huit parties, entre 1743 et 1756. Cet atlas anatomique présente des planches détaillant le trajet des vaisseaux sanguins. Il publie surtout, entre 1757 et 1766, *Elementa Physiologiae Corporis Humani*, ouvrage monumental en huit volumes et cinq mille pages, qui donne une vue d'ensemble du savoir anatomique et physiologique de son époque, et qui restera une référence durant cinquante ans. Albrecht Haller pose les bases de la physiologie moderne, est le premier à décrire le mécanisme de la respiration et la fonction autonome du cœur, et il définit les relations entre le cerveau et les fibres nerveuses. Grâce au microscope, il observe les phénomènes de thrombose dans une veine. Il décrit également les lésions artérielles athéromateuses, et en particulier les végétations et les ulcérations de l'intima.

Haller est élu Président du Collège des Chirurgiens de la Société Royale de Göttingen. Il est aussi nommé Président à vie de l'Académie des Sciences de Göttingen. À partir de 1748, il prend la direction de la rédaction du *Göttingische Gelehrte Anzeigen* qui deviendra la première revue scientifique de langue allemande, y publiant plus de neuf mille articles en trente ans, et l'élevant ainsi au rang de journal scientifique de renommée internationale.

Haller est anobli en 1749 par l'Empereur François Ier de Habsbourg-Lorraine, à la demande du Roi d'Angleterre. Il regagne Berne en 1753 et devient membre du Grand Conseil de la ville.

Albrecht von Haller est également reconnu comme poète et inspirateur de la littérature lyrique allemande, grâce à son célèbre poème à la gloire de la beauté des Alpes, *Die Alpen*. Il entretient une correspondance intense avec des auteurs et des scientifiques de toute l'Europe, tels que le naturaliste Carl von Linné, et laisse derrière lui environ quinze mille lettres.

En 1758, Albrecht von Haller devient le Directeur des mines de sel à Roche, tout en poursuivant ses travaux scientifiques. Il se consacre, en particulier à l'étude du développement de l'embryon, en utilisant les œufs de poule. C'est à Berne qu'il finit sa vie, après avoir souffert de nombreux maux l'incitant à faire usage d'opium à des doses de plus en plus fortes. Il décrit, dans une étude, les effets de l'accoutumance à cette drogue, montrant jusqu'à la fin de ses jours son intérêt pour la science.

Auteur prolifique, Albrecht von Haller a aussi écrit plus de deux cents ouvrages scientifiques. Il a été est membre de toutes les sociétés savantes importantes d'Europe, recevant des distinctions d'Édimbourg à Saint-Pétersbourg.

Immense érudit, esprit encyclopédique, Albrecht von Haller est considéré comme l'un des géants intellectuels du dix-huitième siècle, de renommée universelle, le père de la physiologie moderne, et dont les travaux, dans les nombreux domaines qu'il a étudiés (médecine, chirurgie, anatomie, physiologie, botanique, littérature...), ont eu une portée considérable.

Un buste d'Albrecht von Haller a été érigé dans le Jardin botanique de Göttingen.

Hanlon Cyril Rollins "Rollo" (1915-2011) : Chirurgien cardiaque américain, né à Baltimore (Maryland), mort à Kenilworth (Illinois) (USA) ; *voir Blalock-Hanlon (opération de).*

Passionné par les sciences et la médecine dès ses années de collège, Cyril Rollins Hanlon entre à la *Johns Hopkins University School of Medicine* à Baltimore en 1934, où il obtient son doctorat en médecine, puis commence à se former en chirurgie. Il poursuit sa formation au *Cincinnati General Hospital* (Ohio), puis à l'*University of California, San Francisco*. En 1944, durant la Seconde Guerre mondiale, il sert dans l'*US Navy,* en Chine et sur un bateau-hôpital, pendant les deux années suivantes.

Alfred Blalock introduit Hanlon au *Johns Hopkins Hospital*, d'abord comme Directeur du Laboratoire Expérimental puis comme *resident*. En 1948, Hanlon est nommé Professeur-Assistant de Chirurgie au *Johns Hopkins*, puis est promu Professeur Associé en 1950.

Il collabore avec Alfred Blalock pour inventer des procédures de chirurgie cardiaque, en particulier pour traiter des cardiopathies congénitales, telles que, en 1948, l'"opération de Blalock-Hanlon", utilisée comme intervention palliative dans la transposition des gros vaisseaux et publiée en 1950.

En 1950, alors que sa réputation de chirurgien cardiothoracique est bien établie, Hanlon est nommé Chef du Département de Chirurgie à la *Saint Louis University School of Medicine* (Missouri), poste qu'il gardera jusqu'en 1969. En 1953, il devient membre de l'*American College of Surgeons*, avant d'en obtenir la direction en 1969, et ce jusqu'à sa retraite en 1986. Il a été membre fondateur de l'*American Board of Thoracic Surgery* et Président de l'*American Surgical Association.*

Cyril Rollins Hanlon est considéré comme un pionnier en chirurgie cardiaque. C'est en 1956 qu'il effectue la première opération cardiaque à cœur ouvert dans l'état du Missouri.

Rollo Hanlon a reçu de multiples prix et honneurs pour l'ensemble de sa carrière.

Sa tombe est visible au *Sacred Heart Cemetery* à Northbrook, Cook County (Illinois) (USA).

***Harvey** (théorie de la circulation sanguine de) :* Concept définissant le transport du sang, selon un mouvement circulaire, du cœur gauche vers le cœur droit, suivant la "grande circulation" (ou "circulation systémique"), puis du cœur droit vers le cœur gauche, suivant la "petite circulation" (ou "circulation pulmonaire").

HARVEY WILLIAM (1578-1657) : Médecin anatomiste et physiologiste anglais, né à Folkestone (Kent), mort à Roehampton (banlieue de Londres) (Royaume-Uni).

Fils d'un riche commerçant du port de Folkestone, William Harvey se tourne vers la médecine et, à l'âge de vingt ans, quitte l'Angleterre pour l'Université de Padoue (Italie), afin d'y étudier l'anatomie et la physiologie. Il suit les cours, en particulier, de Fabrizi d'Acquapendente, qui décrivit les valvules des veines. C'est grâce à ce professeur qu'Harvey commence à s'intéresser à la circulation sanguine. En 1602, il reçoit son diplôme de docteur en médecine.

De retour à Londres, Harvey obtient sa licence de médecin à Cambridge, exerce au *Saint Bartholomew's Hospital* (Londres), de 1609 à 1643, et est élu membre du *Royal College of Physicians*. À partir de 1615, il occupe la chaire d'Anatomie et de Chirurgie de l'École de Médecine de Lumley. Il réalise ses dissections sur des cadavres de criminels exécutés et donne des conférences où il expose ses théories sur la circulation sanguine.

William Harvey acquiert une grande notoriété et devient le médecin personnel de grands personnages d'Angleterre, tel que les rois Jacques Ier Stuart et Charles Ier.

À cette époque, la théorie de la circulation sanguine selon Galien est en vigueur depuis le deuxième siècle, et est peu contestée, même si Ibn Al Nafis et Michel Servet avaient déjà décrit la petite circulation et qu'André Vésale avait nié l'existence de pores au niveau de la paroi interventriculaire, comme le supposait Galien.

Suite à de nombreuses expériences sur différentes espèces animales, à des démonstrations utilisant des garrots, et à des calculs, Harvey présente pour la première fois, en avril 1616, dans ses cours d'anatomie, son "modèle" de circulation cardiovasculaire, décrivant un circuit fermé actionné par la pompe cardiaque. Il affirme aussi que le débit cardiaque est de plusieurs litres par minute, et que le sang ne s'écoule pas goutte à goutte comme on le pensait à l'époque.

Puis il publie, en 1628, à Francfort, son ouvrage *Exercitatio Anatomica de Motu Cordis et Sanguinis in Animalibus (Exercice anatomique sur le mouvement du cœur et du sang chez les animaux).* En soixante-douze pages, cet ouvrage, majeur dans l'histoire de la cardiologie, reprend les travaux du médecin italien de la Renaissance Matteo Realdo Colombo, puis présente la manière dont le cœur propulse le sang dans l'appareil circulatoire, tout en réfutant l'idée, soutenue par Galien, d'une communication interventriculaire : « Le sang passe par les poumons et le cœur, il est chassé par la contraction des ventricules, de là il est lancé dans tout le corps, il pénètre dans les porosités des tissus et des veines, il s'écoule ensuite par les veines de la circonférence au centre, et des petites veines vers les grandes, enfin il arrive à la veine cave et à l'oreillette droite du cœur. ([...]) Le sang est animé d'un mouvement circulaire qui l'emporte dans une agitation perpétuelle, c'est là la fonction du cœur qui est la cause unique de tous ces mouvements. ([...]) De ces constatations obtenues par les sens, il ressort manifestement que le sang passe uniquement par les poumons et nullement par les cloisons du cœur. »

Pour qu'elle soit complète, il manque à la "théorie de la circulation sanguine de Harvey" la notion de "capillaires" qui ne seront décrits par Marcello Malpighi qu'en 1661, grâce au microscope.

Cette théorie "circulationniste" est contredite par de nombreux médecins de l'époque, tels que l'anatomiste français Jean Riolan, avec qui Harvey échangera des lettres débattant de sa théorie, ou le doyen de la Faculté de Médecine de Paris Gui Patin, qui le traitent de *"circulator"*, habile jeu de mots, car signifiant aussi "charlatan".

Malgré ses nombreux détracteurs, la théorie de Harvey trouve cependant des partisans, et pas des moindres, tels que René Descartes, et même Louis XIV qui exigera de faire enseigner, au Jardin Royal des Plantes Médicinales (actuel Jardin des Plantes), « l'anatomie de l'homme suivant la circulation et les dernières découvertes ». Molière, Boileau et La Fontaine, en ridiculisant les médecins officiels, participeront à la victoire des "circulateurs", mettant ainsi fin à quinze siècles d'obscurantisme médical.

À la fin de sa vie, en 1645, Harvey s'installe à Oxford, ayant été nommé Directeur et Doyen du *Merton College.* Il consacre alors son temps à des recherches en embryologie, et publie en 1651 *Exer-*

citationes de Generatione Animalium, ouvrage dans lequel il affirme que « tous les animaux naissent d'un œuf ».

William Harvey fut inhumé dans la petite église de Hampstead (Essex) (Royaume-Uni).

Son portrait est exposé au *Royal College of Physicians* de Londres. Une statue lui rendant hommage est visible dans le port de Folkestone, face à la mer.

***His** (faisceau de) :* C'est un faisceau de myocytes spécialisés dans la conduction électrique. Il débute à la fin du nœud atrioventriculaire par un tronc qui se prolonge dans le septum membraneux interventriculaire, puis qui se divise rapidement en deux branches, droite et gauche, se dirigeant chacune vers le ventricule correspondant, la gauche se divisant elle-même en deux hémibranches, antérieure et postérieure. Ce faisceau transmet l'influx électrique des oreillettes aux ventricules.

HIS WILHELM JUNIOR (1863-1934) : Médecin interniste, cardiologue, physiologiste, anatomiste suisse, né à Bâle (Suisse), mort à Brombach (Wiesental) (Allemagne).

Fils de l'anatomiste bâlois Wilhelm His Senior, l'inventeur du microtome, Wilhelm His Junior étudie la médecine à Genève, Leipzig, Berne et Strasbourg. Il obtient son doctorat en médecine en 1889 à l'Université de Leipzig. Il étudie l'embryogenèse du cœur, montrant que celui-ci commence à battre avant la formation du système nerveux, démontrant ainsi l'absence de rôle de ce dernier dans la genèse des contractions. En 1891, il obtient son titre de spécialiste en Médecine Interne.

En 1893, aidé des travaux de Walter Gaskell, de Giovanni Paladino et de Stanley Kent, His identifie, par une dissection minutieuse, une structure en faisceau de cellules musculaires cardiaques interrompant l'anneau fibreux séparant les oreillettes des ventricules. Il découvre ainsi ce qui sera nommé le "faisceau de His", puis constate que sa section entraîne un asynchronisme entre les deux types de cavités cardiaques. His démontre que ce faisceau conduit directement les impulsions de l'oreillette à la base du septum ventriculaire. Ce faisceau de His sera enregistré électriquement pour la première fois en 1957 par Paul Puech. His est un pionnier dans les études sur la conduction cardiaque et il introduit le terme de "bloc cardiaque" qu'il identifie comme la cause de la syncope d'Adams-Stokes.

En 1895, His est nommé Assistant Professeur de Médecine Clinique à l'Université de Leipzig où il rencontre Arthur Keith. En 1901, il obtient le poste de Médecin en Chef du Département de Médecine Interne à l'Hôpital Friedrichstadt de Dresde. En 1906, il part à Göttingen, puis il reçoit la chaire de Médecine Interne à l'Université de Berlin, et est nommé Doyen de la Faculté de Médecine dans cette même université en 1918. En 1907, il devient le Directeur de la Clinique médicale de La Charité, où il restera jusqu'à sa retraite en 1932.

Pendant la Première Guerre mondiale, His s'engage dans l'armée allemande sur le Front Est et décrit la fièvre des tranchées qu'il nomme "fièvre de Volhynie". En 1928, Wilhelm His est élu Recteur de l'Université de Berlin. À la fin de sa carrière, ses travaux portent sur l'acide urique et son rôle dans la goutte, ainsi que sur les maladies des articulations.

Il fut enterré dans sa ville natale de Bâle (Suisse).

Hodgson *(maladie de) :* Insuffisance aortique d'origine artérielle, associée à une dilatation de la crosse aortique.

HODGSON JOSEPH (1788-1869) : Médecin et chirurgien britannique, né à Penrith (Cumberland), mort à Londres (Royaume-Uni).

Fils d'un commerçant, Joseph Hodgson entame ses études de médecine à Birmingham et est l'apprenti d'un chirurgien au *Birmingham General Hospital* puis, grâce à l'aide financière de son oncle, complète ses études au *St. Bartholomew's Hospital* (Londres). Il y obtient un prix pour son essai intitulé *On wounds and diseases of the arteries and veins,* traitant des lésions et des maladies des artères et des veines. Ce même thème sera développé dans son traité publié en 1815. En 1811, Hodgson obtient son diplôme du *College of Surgeons of London* et commence à exercer en ville, dans un quartier de Londres, tout en étant aussi rédacteur pour la *London Medical Review*. Il travaille aussi à Westminster au *York Military Hospital*.

En 1815, Hodgson publie *A treatise on the Diseases of Arteries and Veins, Containing the Pathology and Treatment of Aneurisms and Wounded Arteries.* Ce traité décrit la pathologie et le traitement des anévrysmes et des lésions artérielles, en particulier les lésions d'endocardite des valves aortiques. Hodgson est le premier à décrire avec précision un cas d'embolie périphérique compliquant une endocardite : il s'agissait d'un jeune homme de dix-huit ans présentant des signes d'insuffisance aortique associés à une ischémie du membre inférieur droit, et dont l'autopsie révéla des lésions d'endocardite sur les valves aortiques avec de multiples végétations. Hodgson est également à l'origine de la description de la maladie associant insuffisance aortique et dilatation de la crosse aortique, nommée "maladie de Hodgson".

De retour à Birmingham en 1818, Joseph Hodgson est nommé, en 1821, Chirurgien au *Birmingham General Hospital*. Il participe à la fondation de la *Birmingham Eye Infirmary*. En 1849, après avoir accumulé une grande fortune à Birmingham, essentiellement en pratiquant des lithotomies, il revient à Londres.

En 1835, Joseph Hodgson est élu correspondant étranger de l'Académie de Médecine de Paris pour la division de chirurgie. En 1849, il est élu membre du Conseil du *Royal College of Surgeons*, qu'il présidera en 1964. Et, en 1851, il obtient la présidence de la *Medical and Chirurgical Society of London*.

Après sa mort en 1869, Joseph Hodgson est enterré au *Highgate West Cemetery* à Londres (Royaume-Uni), où un monument funéraire en marbre a été érigé à son effigie.

***Holter** (enregistrement) :* Enregistrement électrocardiographique de longue durée, ambulatoire, permettant le diagnostic et l'évaluation des troubles du rythme et de la conduction, pouvant aussi détecter des signes d'ischémie. Par extension, ce nom est également donné au dispositif portable permettant cet enregistrement, qui comporte un boîtier relié à des électrodes fixées sur la peau. Les données sont analysées par ordinateur.

HOLTER NORMAN JEFFERIS "JEFF" (1914-1983) : Biophysicien américain, né à Helena, mort à Helena (Montana) (USA).

Jeff Holter étudie à l'*University of California in Los Angeles* où il obtient un master en chimie en 1937, puis, en 1938, un master en physique de l'*University of Southern California.* Il complète sa formation à l'Université de Heidelberg (Allemagne), à l'Université de Chicago, au *Oak Ridge Institute of Nuclear Studies* et à l'Université d'Oregon.

Pendant la Seconde Guerre mondiale, Holter est Physicien en Chef de la *United States Navy* et étudie les caractéristiques des vagues, contribuant au développement d'opérations amphibies. En 1946, il dirige, pour le gouvernement, une équipe d'océanographes dans le cadre d'essais nucléaires sur l'atoll de Bikini, afin d'étudier l'effet des explosions sur les vagues et les profondeurs marines.

Après la guerre, en 1947, Holter retourne dans sa ville natale d'Helena et fonde la *Holter Research Foundation.* Initialement, il installe son laboratoire à l'arrière de la quincaillerie familiale. Il travaille alors avec Joseph A. Gengerelli pour développer un système de télémétrie. Jeff Holter enregistre d'abord avec succès des données encéphalographiques sur un garçon pédalant sur une bicyclette, puis, pour des raisons pratiques, du fait d'un signal de meilleure qualité, il permute la position des électrodes de la tête vers le cœur. Il crée ainsi, en 1949, le premier dispositif portable permettant un monitoring continu de l'activité électrique cardiaque, qu'Holter nomme *"electrocardiocorder"*, puis qui prendra le nom d'"enregistrement Holter". À l'époque, cet appareil prend la forme d'une valisette de trente-huit kilos.

Holter s'associe à Bruce Del Mar, ingénieur dans l'aérospatiale et fondateur de la société *Del Mar Avionics Corporation* (basée à Los Angeles puis, à partir de 1975, à Irvine, Californie). Holter cède les droits exclusifs de son brevet à cette société. Cette collaboration aboutit, en 1962, à la première commercialisation de l'appareil dont la taille est rapidement réduite à un kilo, le rendant réellement portatif. À l'obstacle purement technologique s'ajoute la difficulté d'analyser une quantité si volumineuse de données enregistrées. Le problème est résolu par la méthode *AVSEP (Audio-Visual Superimposed ECG Presentation)*, permettant d'analyser vingt-quatre heures d'enregistrement en moins de vingt minutes. Les ingénieurs de *Del Mar Avionics* poursuivent les améliorations du dispositif, si bien qu'en 1968 l'appareil sera réduit à la taille d'un paquet de cigarettes. La société *Del Mar Avionics* fabriquera l'appareil pendant quarante ans.

C'est Paul Dudley White qui, le premier, réalise l'importance des travaux électrocardiographiques de Holter. La première publication d'une étude utilisant cette méthode d'électrocardiographie ambulatoire de longue durée, permettant des enregistrements de vingt-quatre heures, date de 1954.

Par ailleurs, Holter poursuit ses travaux avec la Commission de l'Énergie Atomique des États-Unis et préside la Société de Médecine Nucléaire et d'Imagerie Moléculaire de 1955 à 1956. En 1964, il devient Professeur Titulaire à l'*University of California, San Diego.*

Pionnier dans le domaine de l'électrocardiographie ambulatoire, Jeff Holter a créé un dispositif non invasif, largement utilisé dans le monde entier, qui a révolutionné les connaissances en rythmologie. Holter a fait don des droits de son invention à la médecine. En 1979, Norman Jefferis Holter reçoit le Prix *Laufman-Greatbatch* de l'*Association for the Advancement of Medical Instrumentation Foundation*, pour ses contributions à la technologie médicale.

Il est enterré au *Forestvale Cemetery*, à Helena (Montana) (USA).

Un barrage et un lac à Helena (Montana) portent son nom, ainsi qu'un musée d'art.

***Homans** (signe de) :* Il s'agit d'une douleur du mollet, provoquée lors de la dorsiflexion active ou passive du pied, évocatrice, mais non spécifique, de thrombose veineuse profonde.

HOMANS JOHN (1877-1954) : Chirurgien américain, né à Boston, mort à Boston (Massachusetts) (USA).

Issu d'une longue lignée de chirurgiens et de médecins sur cinq générations, John Homans (cinquième du nom) étudie la médecine à la *Harvard Medical School* (Boston, Massachusetts), y obtenant son diplôme en 1903. Il poursuit sa formation en chirurgie au *Massachusetts General Hospital* de Boston, puis à Baltimore (Maryland) à l'Hôpital Johns Hopkins, avec William Stewart Halsted et Williams Harvey Cushing. En 1910, Homans décrit, en collaboration avec Cushing, pour la première fois, le rôle de l'hypophyse et sa relation avec le système reproducteur, grâce à des hypophysectomies expérimentales réalisées sur des chiens.

Après un séjour à Londres, Homans retourne, en 1913, à Boston, sa ville natale, et est recruté dans l'équipe de Harvey Cushing, au *Peter Bent Brigham Hospital*, où il passera trois décennies.

John Homans s'intéresse aux pathologies vasculaires périphériques, au traitement des varices et au lymphœdème. En 1931, il publie son ouvrage de mille cent pages, édité à six reprises jusqu'en 1945, et intitulé *A Textbook of Surgery,* couvrant toutes les pathologies circulatoires.

En 1944, Homans décrit le signe qui portera son nom, le "signe de Homans", et publie le premier cas de thrombophlébite survenu lors d'un voyage aérien, en 1954. En 1946, il termine sa carrière de Chirurgien au *Peter Bent Brigham Hospital* et de Professeur Émérite de Chirurgie à la *Harvard Medical School.*

John Homans fut un membre fondateur de la *Society for Vascular Surgery*.

Il est enterré au *Milton Cemetery* à Milton (Massachusetts) (USA).

Horton *(maladie de) :* La maladie de Horton ou artérite gigantocellulaire ou artérite temporale (car touchant souvent l'artère temporale superficielle) est une artériopathie inflammatoire chronique touchant particulièrement le sujet âgé, et la plus fréquente des vascularites.

HORTON BAYARD TAYLOR (1895-1980) : Médecin rhumatologue américain, né à Gate City (Virginie), mort à Rochester (Minnesota) (USA).

Bayard Horton étudie la médecine à l'*University of Virginia*, où il obtient son diplôme de doctorat en 1922. Il poursuit sa formation à l'*University of Virginia Hospital.* De 1923 à 1925, il est nommé à un poste de Professeur de Biologie à l'*Emory and Henry College* en Virginie. En 1928, il obtient une maîtrise de Sciences Médicales à l'*University of Minnesota* et intègre, l'année suivante, l'équipe médicale de la *Mayo Clinic Foundation* à Rochester (Minnesota). En 1940, Horton est nommé Chef du Département d'Investigations Cliniques de la *Mayo Clinic* où il passera le reste de sa carrière jusqu'à son départ vers l'Arizona en 1958, pour exercer à la *Medical Research Section* au *Boswell Memorial Hospital* (Sun City).

Au cours de sa carrière, Bayard Horton s'intéresse particulièrement à l'hypertension artérielle et aux maladies vasculaires.

C'est en 1932 qu'est publiée, sous son nom et celui de Thomas B. Magath, la description histopathologique de l'artérite temporale à cellules géantes, à propos de deux cas, chez une femme âgée de cinquante-cinq ans et un homme de soixante-huit ans. Une seconde publication, en 1937, par les mêmes auteurs, rapporte huit observations définissant les caractéristiques de cette maladie, associant céphalées, altération de l'état général, douleurs et gonflement des artères temporales, avec disparition du pouls temporal, claudication de la mâchoire, et présence de cellules géantes à l'histologie. Cette "maladie de Horton" avait été décrite cliniquement pour la première fois en 1890 par le chirurgien et ophtalmologiste anglais Sir Jonathan Hutchinson, sur un patient de quatre-vingts ans, dont les artères temporales enflammées et gonflées l'empêchaient de porter son chapeau. Et, dès le dixième siècle, Ali Ibn Isa, médecin à Bagdad, avait décrit, dans son livre intitulé *Tadhkirat Al-Kahhalin*, l'association d'une cécité et d'une artérite temporale.

En 1943, Bayard Taylor Horton devient Président de la *Minnesota Society of Internal Medicine*. En 1955, il recommande la cortisone pour traiter l'artérite temporale et diminuer l'incidence des complications ophtalmologiques de cette affection.

En 1974, Horton reçoit, pour ses travaux sur l'étude de la céphalée, une distinction de l'*American Medical Association*.

Il fut inhumé au *Riverview Cemetery*, Charlottesville (Virginie, USA).

Hunter-Lillehei-Hardy *(intervention de) ; voir aussi Lillehei Clarence Walton :* Cette opération, utilisée dans la maladie d'Ebstein, consiste à repositionner les valves septale et postérieure tricuspides par plicature de la chambre atrialisée et à fermer la communication interauriculaire. C'est une technique conservatrice, aujourd'hui abandonnée au profit d'autres techniques opératoires, telles que l'intervention de Carpentier.

HUNTER SAMUEL W. (1921-2008) : Chirurgien cardiothoracique américain, né à Belfast (Irlande), mort à Mendota Heights (Minnesota) (USA).

Né à Belfast, en Irlande du Nord, puis ayant grandi à Staten Island, un quartier de New York City, Samuel Hunter étudie la médecine à l'*University of Rochester* (New York). Il joue comme basketteur professionnel pour payer ses études. En 1947, après l'obtention d'une bourse, il se spécialise en chirurgie à l'*University of Minnesota*. Sa formation médicale est interrompue pendant trois ans lors de la Guerre de Corée, au cours de laquelle il sert en tant que Capitaine, puis, à son retour, il obtient son agrément pour exercer la chirurgie cardiothoracique. Il intègre l'équipe du *St. Joseph's Hospital* à Saint Paul (Minnesota) puis, à la fin des années cinquante, il suspend son activité privée pendant une année, pour commencer des recherches dans le domaine de la chirurgie cardiaque avec Clarence Walton Lillehei à l'*University of Minnesota*. Hunter étudie sur l'animal des procédures d'opérations à cœur ouvert. C'est avec Lillehei et Hardy qu'il conçoit et met en œuvre, en 1964, une technique chirurgicale dans la maladie d'Ebstein, qui sera nommée "intervention de Hunter-Lillehei-Hardy ".

Surtout, au laboratoire de recherche du *St. Joseph's Hospital*, Hunter collabore avec Norman Roth, un ingénieur de la société *Medtronic*, et met au point l'électrode "Hunter-Roth". Après des essais prometteurs sur le chien, Hunter connecte en urgence, en avril 1959, au *Bethesda Hospital* (Saint-Paul, Minnesota), l'électrode "Hunter-Roth", à un pacemaker externe, chez un patient de soixante-douze ans, présentant un bloc cardiaque complet post infarctus du myocarde, dans une ultime tentative de sauver sa vie. C'est un succès immédiat, le patient est ranimé grâce à ce dispositif, et il bénéficiera de sept années supplémentaires de vie active. Jusqu'à cette expérience, les pacemakers externes étaient utilisés seulement sur des enfants et pour de courtes périodes.

Samuel Hunter est considéré comme un pionnier dans le domaine des pacemakers implantables, après avoir prouvé qu'un pacemaker pouvait être une solution pérenne pour renforcer des cœurs vieillissants.

Ionescu-Shiley *(valve de) ; voir aussi Shiley Donald Pearce :* Il s'agit d'une valve cardiaque artificielle ou bioprothèse dont les valves sont constituées de péricarde bovin.

IONESCU MARIAN ION (1929-) : Chirurgien cardiaque britannique d'origine roumaine, né à Târgoviste (Roumanie).

Né en Roumanie, dans une petite ville médiévale, Marian Ionescu étudie la médecine à l'Université de Bucarest, où il obtient son doctorat en 1954. Il reçoit une bourse de l'Organisation mondiale de la Santé pour étudier la chirurgie cardiaque aux USA. C'est donc à la *Mayo Clinic* (Rochester, Minnesota) qu'il va compléter sa formation, puis à la *Cleveland Clinic* (Ohio), dans le service de Donald Brian Effler, et au *Laboratory for Artificial Organs (Cleveland Clinic Foundation)* dans les années 1958 et 1959. Il est alors l'Assistant de recherche de Willem Kolff.

Ionescu retourne en Roumanie en 1960, et, l'année suivante, il est nommé Chef du Département de Chirurgie Cardiovasculaire de l'Hôpital Fundeni de Bucarest. Il y crée puis développe un Laboratoire pour les Organes Artificiels dont il prend la direction. Très rapidement, Marian Ionescu transforme le Département de Chirurgie Cardiovasculaire en une unité moderne et active : en 1962 sont effectuées dans son service les premières opérations cardiaques sous circulation extracorporelle.

En 1964, Ionescu retourne aux USA pour parfaire sa formation en chirurgie cardiaque à la *Cleveland Clinic* et au *Texas Heart Institute* auprès de Denton Arthur Cooley. De retour en Roumanie, Ionescu, gêné et frustré dans son activité professionnelle par la pression du régime communiste, décide, en 1965, de "passer à l'Ouest", et s'échappe illégalement de son pays d'origine. Ne transportant dans sa voiture que deux valises et des jerricans d'essence, il prend la fuite, avec sa femme Christina, cardiologue, en traversant les frontières de Yougoslavie et d'Italie lors de nuits sans lune. Il trouve refuge à Paris et survit grâce à de généreux amis, qui lui trouvent un poste en chirurgie cardiothoracique à l'Hôpital Saint-Joseph, puis il est invité, par le chirurgien Wooler, à rejoindre la ville de Leeds en Angleterre. C'est là, à la *Leeds General Infirmary*, que démarre pour Ionescu une période particulièrement productive.

En 1967, Marian Ionescu crée et implante en position mitrale, pour la première fois, des valves aortiques porcines montées sur un support en Dacron. Après de multiples essais avec différents matériaux pour trouver un tissu ne nécessitant pas d'anticoagulation, tels que le fascia lata, il finit par expérimenter des valves à base de péricarde bovin traité au glutaraldéhyde. Ces valves ont pour qualités : souplesse, durabilité, résistance aux infections et au risque thromboembolique. La première implantation a lieu le 04 avril 1971, en position mitrale. Devant des résultats encourageants, cette bioprothèse ou "valve de Ionescu-Shiley" commence à être produite par *Shiley Laboratories* (Irvine, Californie) en 1976, sous le nom de *"Ionescu-Shiley Pericardial Xenograft"*. Environ 200 000 valves de ce type seront fabriquées entre 1976 et 1987, date à laquelle leur fabrication sera stoppée par *Pfizer*, propriétaire de *Shiley Laboratories*, suite aux problèmes rencontrés avec la valve Björk-Shiley.

En raison d'un risque de dégénérescence et de défaillance structurelle à long terme de la valve par un processus de calcification, des valves de deuxième génération seront implantées à partir de 1987, réservées aux patients de plus de 65-70 ans.

Dans le domaine des cardiopathies congénitales, Ionescu est le premier chirurgien à reconstruire avec succès un cœur avec ventricule unique, et il utilise diverses techniques pour réparer des anomalies complexes, créant différents dispositifs pour des cardiopathies congénitales cyanogènes.

En 1974, Marian Ionescu est nommé Chef du *Department of Cardiothoracic Surgery* à Leeds. Cette unité de chirurgie cardiaque devient alors parmi les plus productives de Grande-Bretagne, et attire de nombreux chirurgiens pour leur formation. Ionescu obtient également une fonction de Consultant auprès du Ministère de la Santé du Royaume-Uni pour tout ce qui concerne les valves cardiaques artificielles. Il se retire de la vie professionnelle en 1987, mais gardera toute sa vie une passion pour l'escalade en haute montagne et l'alpinisme.

Considéré comme un pionnier dans le domaine de la chirurgie cardiaque, membre de multiples sociétés scientifiques et auteur de plus de 200 publications, Marian Ionescu s'est surtout distingué par ses qualités d'inventeur, essentiellement de valves cardiaques artificielles. Il a été récompensé, dans sa carrière professionnelle, par de nombreux prix et titres honorifiques. Son concept de valve péricardique traitée au glutaraldéhyde a fêté ses cinquante ans et a bénéficié à des millions de patients dans le monde. Il est utilisé aujourd'hui dans les dispositifs de type *TAVI (Transcatheter Aortic Valve Implantation).*

Jaccoud-Osler *(maladie de) :* *voir Osler (maladie d').*

JACCOUD FRANÇOIS SIGISMOND (1830-1913) : Médecin interniste franco-suisse, né à Genève (Suisse), mort à Paris (France).

Né en Suisse, Sigismond Jaccoud doit quitter Genève pour gagner Paris en 1849, suite à des déboires financiers familiaux. Grâce à sa pratique du violon, il parvient à gagner sa vie, puis entreprend des études médicales. Il est nommé Major du concours de l'Externat en 1854, puis Interne des Hôpitaux de Paris en 1855, obtient son doctorat en 1860 et se spécialise en Médecine Interne. Naturalisé français en 1862, Jaccoud devient Médecin des Hôpitaux la même année, puis est reçu à l'agrégation l'année suivante. En 1867, il organise le premier Congrès Médical International, lors de l'Exposition Universelle de Paris. Il exerce à l'Hôpital Saint-Antoine, ayant en particulier pour interne et élève Paul-Georges Dieulafoy, à La Charité, et, à partir de 1870, à l'Hôpital Lariboisière.

Entre 1864 et 1886, il coordonne la publication des quarante volumes du *Nouveau Dictionnaire de Médecine et de Chirurgie Pratiques*, surnommé *Le Jaccoud,* qui présente l'état de la médecine en cette deuxième moitié du dix-neuvième siècle. En 1877, Jaccoud est nommé Professeur de Pathologie Interne à la Faculté de Médecine de Paris, et élu membre de l'Académie Nationale de Médecine dont il sera nommé Président en 1898.

Il laisse son nom à l'endocardite infectieuse lente qu'il décrit en 1882, et qui prendra le nom de "maladie de Jaccoud-Osler", après avoir été à nouveau décrite dans le *Lancet,* trois ans plus tard, par William Osler.

Sigismond Jaccoud succède à Ernest-Charles Lasègue en 1883 au poste de Professeur de Médecine Interne à l'Hôpital de la Pitié-Salpêtrière où il termine sa carrière. En 1901, il devient Secrétaire Perpétuel de l'Académie de Médecine, poste qu'il occupera jusqu'à sa mort en 1913.

Il est inhumé au cimetière du Père-Lachaise, Division 81 (Paris) (France).

***Jarvik-7** (cœur artificiel type) :* Type de cœur artificiel total permanent, utilisé en cas d'insuffisance cardiaque très sévère, terminale, implanté en lieu et place du cœur natif. Cette technologie d'abord destinée à une implantation définitive *(destination therapy)* a rapidement été utilisée pendant la période de transition entourant une transplantation cardiaque *(bridge to transplant)*.

JARVIK ROBERT KOFFLER (1946-) : Médecin, scientifique, chercheur américain, né à Midland (Michigan) (USA).

Fils de chirurgien, Robert Jarvik se tourne d'abord vers des études artistiques et d'architecture, et sort diplômé de la *Syracuse University* (New York). Il décide de changer d'orientation lorsque son père, souffrant de problèmes cardiaques, est opéré par le chirurgien cardiaque Michael DeBakey. Il passe alors deux ans à la Faculté de Médecine de l'Université de Bologne en Italie, puis revient aux USA et obtient un master en Ingénierie médicale de la *New York University* en 1971. Jarvik obtiendra son doctorat en médecine, en 1976, à l'*University of Utah School of Medicine* (Salt Lake City), mais il n'exercera jamais la médecine.

Jarvik est embauché, en 1971, comme Directeur de Projet, par Willem Johan Kolff, qui avait inauguré en 1967, dans l'*University of Utah School of Medicine*, la Division des Organes Artificiels. Kolff avait conçu aux Pays-Bas, en 1942, le premier appareil de dialyse rénale, puis avait créé, en 1957, avec son collaborateur Tetsuko Akutsu, un cœur artificiel en plastique, qui fonctionnait à l'air comprimé. Ils l'avaient implanté sur un chien qui survécut quatre-vingt-dix minutes. Kolff, qui est alors le Directeur de l'*University's Institute for Biomedical Engineering and Division of Artificial Organs,* obtient l'autorisation de la *Food and Drug Administration* de reprendre les essais dans ce domaine de recherche. Cette administration avait en effet bloqué ce type d'expérimentation après les déboires de Cooley. C'est donc à Jarvik que Kolff assigne la tâche de développer un cœur artificiel.

Jarvik aboutit, après de nombreuses versions testées sur des animaux, au modèle "Jarvik-7". Il s'agit d'un modèle en Dacron, plastique et aluminium, dont les "ventricules" sont remplis et vidés par de l'air comprimé propulsé par un compresseur externe de plusieurs dizaines de kilos et permettant, chez l'animal, plus de cent mille battements par jour. En 1981, ce modèle permettra la survie d'un veau, dénommé Alfred Lord Tennyson, pendant 268 jours.

En 1982, le 02 décembre, le premier cœur artificiel de ce type est implanté à l'*University of Utah* par William DeVries, sur un dentiste sexagénaire à la retraite, Barney Clark, atteint d'une cardiomyopathie au stade terminal. Ce patient survivra 112 jours dans des conditions extrêmement pénibles. Le second patient, William Schroeder, implanté en 1985, survivra 620 jours. Au cours de l'année suivante, trois autres patients recevront le cœur Jarvik-7 pour une utilisation permanente : deux à Louisville (Kentucky) et un en Suède. Ce patient suédois, qui survécut quatorze mois, était accusé d'évasion fiscale. Selon la loi suédoise qui considère une personne comme morte lorsque son cœur a cessé de battre, il fut déclaré légalement mort, et les charges retenues contre lui furent officiellement abandonnées, pour le plus grand plaisir de ce patient !

Par la suite, l'utilisation du Jarvik-7 sera plus largement celle d'un cœur artificiel total temporaire, vu comme une solution d'attente pour une transplantation cardiaque. Au total, plus de 350 patients seront équipés du cœur Jarvik-7, avec une autorisation des autorités limitée à une implantation temporaire.

En 1987, Robert Jarvik part pour New York City et crée sa propre société, *Jarvik Research, Inc.* Il axe ses recherches sur un nouveau modèle, le "Jarvik 2000", un système d'assistance ventriculaire gauche, ne nécessitant pas l'ablation du cœur natif.

En 1983, Robert Jarvik, ainsi que William DeVries, ont reçu le *Golden Plate Award* de l'*American Academy of Achievement*. Robert Jarvik a effectué, au cours de sa carrière, des recherches sur d'autres organes artificiels et a obtenu plusieurs brevets pour des dispositifs médicaux.

Jatene *(intervention ou procédure de) :* Ce type d'opération chirurgicale est utilisé pour corriger anatomiquement une transposition des gros vaisseaux chez les nouveau-nés. Il s'agit d'une détransposition artérielle (ou switch) qui permet de réparer les anomalies de connexion entre les gros vaisseaux (artère pulmonaire et aorte) et les ventricules.

Jatene Adib Domingos (1929-2014) : Chirurgien cardiothoracique brésilien, né à Xapuri (Acre), mort à Sao Paulo (Sao Paulo) (Brésil).

Né de parents libanais, Adib Jatene entreprend ses études de médecine en 1948 à la Faculté de Médecine de l'Université de Sao Paulo *(Universidade de Sao Paulo),* et obtient son doctorat en 1953. Très vite il s'intéresse à la chirurgie, en particulier cardiothoracique. En 1951, il devient l'Assistant du chirurgien cardiaque Euriclides de Jesus Zerbini, et participe, dans son équipe, à la première commissurotomie, au Brésil, sur une sténose mitrale. Entre 1955 et 1957, il travaille à Uberaba, où il introduit la chirurgie thoracique dans la région. Il devient Professeur d'Anatomie Topographique à la *Faculdade de Medicina do Triangulo Mineiro* et essaie de développer lui-même une machine cœur-poumon.

En 1958, Jatene retourne à Sao Paulo où il est recruté à l'Hôpital de l'École de Médecine de l'Université de Sao Paulo, et rapidement à l'Institut Cardiologique de l'État de Sao Paulo *(Instituto de Cardiologia do Estado de Sao Paulo)*, à présent nommé Institut de Cardiologie Dante Pazzanese. Un laboratoire de recherche, qui prendra le nom de *Oficina de Bioengenharia*, avant de devenir le Centre Technique de Recherche et d'Expérimentation (*Centro Técnico de Pesquisas e Experimentos),* sous la direction de Jatene, permet de fabriquer instruments chirurgicaux, équipement, prothèses valvulaires, pacemakers…

En 1961, Adib Jatene est nommé Directeur Médical et Directeur Général à l'Institut de Cardiologie Dante Pazzanese. En 1968, il effectue le premier pontage aorto-coronarien au Brésil, et, la même année, la première transplantation cardiaque d'Amérique Latine.

C'est en 1975 qu'il réalise avec succès la correction anatomique de la cardiopathie congénitale de type transposition des gros vaisseaux, qui prendra son nom : la "procédure de Jatene". Cette première opération a lieu sur un bébé âgé de trois mois, présentant une transposition des gros vaisseaux associée à une communication interventriculaire, qui cependant décèdera rapidement en raison d'une insuffisance rénale. La seconde tentative est réalisée sur un nourrisson âgé de quarante jours, et c'est alors un succès. Cette procédure est, depuis, régulièrement utilisée dans le monde entier.

En 1979, Jatene obtient la fonction de Secrétaire d'État à la Santé de la ville de Sao Paulo, poste qu'il gardera jusqu'en 1982. En 1983, il prend la succession de Zerbini et obtient le poste de Professeur Titulaire de Chirurgie Thoracique à l'Université de Sao Paulo. Il est l'un des fondateurs de l'Institut du Cœur de l'Université de Sao Paulo, dont il est nommé Directeur, position qu'il gardera jusqu'à sa retraite en 1999. Il est également Doyen de la Faculté de Médecine de Sao Paulo de 1990 à 1994.

En 1990 et en 1995, Jatene est nommé ministre de la Santé du Brésil, sous les administrations de Fernando Collor de Mello et de Fernando Henrique Cardoso, tout en poursuivant son activité clinique. Il quittera ce ministère en 1996.

Adib Jatene a reçu de nombreux prix et distinctions pour l'ensemble de sa carrière. Il a été le fondateur et Président de la *Brazilian Society of Cardiovascular Surgery*, membre-fondateur et premier Président de la *Brazilian Cardiology Society*, Président de l'*International Society for Cardiovascular Surgery*, a été élu, en 1989, membre de l'Académie Nationale de Médecine du Brésil, et a publié plus de 700 articles scientifiques.

Il est enterré au *Cemiterio do Araça*, à Sao Paulo (Brésil).

Jervell et Lange-Nielsen *(syndrome de) ; voir aussi Lange-Nielsen Fred :* Il s'agit d'une anomalie génétique rare, associant surdité bilatérale, syncopes d'effort, et, à l'électrocardiogramme, allongement de l'intervalle QTc pouvant entraîner torsades de pointes et mort subite. La transmission de cette anomalie se fait sur le mode autosomique récessif et ce syndrome est causé par la mutation de gènes codant pour des canaux ioniques cardiaques.

JERVELL ANTON (1901-1987) : Médecin interniste norvégien, né à Kristiania, mort en Norvège.

En 1936, Anton Jervell reçoit son diplôme de docteur en médecine. En 1942, il devient *Senior Consultant of Medicine* au *Vestfold Hospital* (Norvège), puis, en 1947, est nommé Directeur du *Vestfold Hospital*.

En 1957, avec son collègue et virtuose de jazz Fred Lange-Nielsen, Jervell décrit un syndrome qui prendra leur nom, le "syndrome de Jervell et Lange-Nielsen", dans un article intitulé *"Congenital Deaf Mutism, functional heart disease with prolongation of the QT interval and sudden death"*. Cette description concernait une famille norvégienne de six enfants, dont quatre étaient sourds et présentaient des syncopes à répétition aux efforts ou aux émotions. Parmi ces quatre enfants, trois moururent subitement aux âges de quatre, cinq et neuf ans, et la seule anomalie constatée était un allongement marqué de l'intervalle QT sur l'électrocardiogramme.

De 1957 à 1971, Anton Jervell exerce comme Professeur de Médecine Interne à l'*Ulleval Hospital* et à l'Université d'Oslo. Homme engagé dans l'humanitaire, en 1967, il est décoré de l'Ordre du Chevalier de St. Olav.

***Jones** (critères de) :* Éléments du diagnostic de la maladie de Bouillaud ou rhumatisme articulaire aigu. Le diagnostic est posé s'il existe, au minimum, deux critères majeurs (cardite, polyarthrite, chorée de Sydenham, érythème marginé, nodules sous-cutanés de Maynet) ou un majeur et deux mineurs, associés à une preuve d'une infection streptococcique récente et à un syndrome inflammatoire. Ces critères ont été modifiés par l'*American Heart Association.*

JONES THOMAS "DUCKETT" (1899-1954) : Médecin américain, né à Petersburg (Virginie), mort au *Johns Hopkins Hospital* à Baltimore (Maryland) (USA).

Issu d'une longue lignée de médecins, Duckett Jones étudie la médecine à l'*University of Virginia* où il reçoit son diplôme de doctorat en 1923. En 1925, il se spécialise en cardiologie au *Massachusetts General Hospital*, puis passe une année à l'*University College Hospital* à Londres avec Sir Thomas Lewis. En 1928, il retourne aux USA pour exercer à la *House of the Good Samaritan* à Boston, consacrée en partie aux petits patients atteints de rhumatisme articulaire aigu, dans le Département de Clinique et de Recherche qu'il dirigera au cours des vingt années suivantes.

Jones est aussi membre de l'équipe de cardiologie au *Massachusetts General Hospital*, où, sous la supervision de Paul White, il inaugure et développe, au sein de cet hôpital, la *Rheumatic Fever Clinic*, en tant que Directeur de Recherche. À cette époque, cette affection était la première cause de décès des enfants âgés de cinq à quinze ans. En 1942, Jones, en association avec Edward Bland, publie les résultats du suivi de dix années de mille patients atteints de rhumatisme articulaire aigu, étude qu'il complètera en 1951 avec un suivi de vingt ans. C'est en 1944 qu'il publie *"The Diagnosis of Rheumatic Fever",* où il détaille les critères majeurs et mineurs du diagnostic de cette affection, nommés "critères de Jones". Jones est alors reconnu comme une autorité internationale dans ce domaine.

En 1947, il quitte Boston, après avoir été nommé Directeur Médical de la *Helen Hay Whitney Foundation* à New York City. L'année suivante, Duckett Jones présente le premier rapport de l'utilisation de la pénicilline orale pour traiter l'infection de la gorge et, par conséquent, prévenir le rhumatisme articulaire aigu.

Au cours de sa carrière entièrement consacrée au rhumatisme articulaire aigu, Thomas Duckett Jones a été membre de nombreuses sociétés savantes, en particulier l'*American Rheumatism Association* dont il fut Président, et l'*American Heart Association* dont il fut vice-président. Il a aussi activement participé à la création du *National Heart Institute* en 1948, devenant un des douze membres du *National Advisory Heart Council.*

Duckett Jones est enterré au *Blandford Cemetery* à Petersburg (Virginie) (USA).

JUDKINS MELVIN PAUL (1922-1985) : Radiologue cardiovasculaire américain, né près de Los Angeles, mort en Californie (USA) ; *voir Bourassa et Judkins (technique de).*

Issu d'un milieu modeste, Melvin Judkins étudie la médecine en Californie, à *La Sierra College* (Rocklin) et au *College of Medical Evangelists* (actuellement *Loma Linda University*), études qu'il paie en travaillant pour l'Armée lors de la Seconde Guerre mondiale. Il poursuit sa formation à la *Loma Linda University School of Medicine* (Californie), d'où il sort diplômé en 1947. Il commence par se spécialiser en urologie, exerce en privé à Sumas (Washington), puis décide, à presque quarante ans et au bord du burn-out, de s'orienter vers la radiologie. En 1961, il part alors étudier cette spécialité à Portland, à l'*University of Oregon Medical School* (Oregon), sous la direction de Charles Dotter, connu pour être un précurseur dans le domaine de la radiologie interventionnelle. C'est là que Judkins se perfectionne en techniques et en outils pour la radiologie vasculaire.

Le 16 janvier 1964, Dotter et Judkins utilisent avec succès, pour la première fois au monde, la technique de la dilatation transluminale percutanée pour des artères périphériques sténosées. Il s'agissait d'une femme de quatre-vingt-trois ans qui souffrait d'une ischémie de la jambe et de gangrène, avec menace d'amputation, sur une sténose serrée de l'artère fémorale superficielle. La recanalisation artérielle est obtenue au moyen d'un guide et d'un cathéter coaxial en Téflon. L'amputation aura ainsi été évitée et la patiente survivra encore trois ans sans resténose.

Judkins entre ensuite à la *Cleveland Clinic* (Ohio) pour apprendre la procédure de la coronarographie par dissection de l'artère radiale, technique de Sones, et introduit par la suite cette procédure à l'*Oregon Medical School.* En 1965, il obtient une bourse pour l'Université de Lund en Suède, grand centre de radiologie sélective, où il participe au développement de cathéters pour la coronarographie, adaptés à l'anatomie de chaque patient, technique qu'il rapportera avec lui, de retour aux USA.

Revenu à Portland en 1966, Judkins obtient les postes de Directeur de la Radiologie Cardiovasculaire à l'*Oregon Medical School* et de Professeur de Radiologie à la *Medical School.* C'est là qu'il introduit la technique de la coronarographie sélective percutanée par voie transfémorale, qui prendra le nom de "technique de Bourassa et Judkins". Cette technique, publiée en 1967, permet d'éviter une anesthésie générale et de réduire l'exposition aux rayons X. Judkins développe également des guides en Téflon qui minorent le risque thrombogène, créant le cathéter préformé qui sera nommé le "cathéter Judkins", et qui sera commercialisé, à partir de 1968, par *Cordis Corporation* (Miami).

Judkins retourne en Californie lorsqu'on lui propose un poste à la *Loma Linda University School of Medicine* qu'il accepte. Il reçoit de plus la chaire du *Department of Radiation Sciences* et la direction du nouveau Laboratoire Cardiovasculaire, don d'un patient reconnaissant. Il occupera ce poste de 1970 à 1978, date de sa retraite. Cette fonction lui permet de former des médecins du monde entier à sa technique novatrice.

Melvin Paul Judkins a été membre de nombreuses organisations professionnelles, telles que l'*American College of Radiology*, l'*American College of Cardiology*, a reçu de nombreux prix, est l'auteur de plus de 160 publications et est considéré comme un pionnier dans le domaine de la coronarographie.

Il est enterré au *Riverside National Cemetery*, Riverside, Californie (USA).

Keith et Flack *(nœud sinoauriculaire de) ; voir aussi Flack Martin William :* Également nommé "nœud sinusal" ou "nœud sinoauriculaire", c'est un amas de cellules musculaires spécialisées, situé dans la paroi de l'oreillette droite, près de l'orifice de la veine cave supérieure. C'est là que se situe le point de départ de l'influx électrique qui est ensuite conduit dans le tissu atrial vers le nœud d'Aschoff-Tawara.

KEITH ARTHUR, SIR (1866-1955) : Médecin, anatomiste et anthropologiste écossais, né à Quarry Farm, Persley, près d'Aberdeen (Aberdeenshire, Écosse), mort à Downe (Kent) (Royaume-Uni).

Fils d'un fermier écossais, Arthur Keith se dirige vers une carrière médicale et démarre ses études à l'*University of Aberdeen* (Écosse). Après avoir passé trois ans dans le Siam (Thaïlande) à collecter des plantes, de retour à Londres en 1892, il étudie l'anatomie à l'*University College* de Londres, et à l'*University of Aberdeen.* En 1894, il est diplômé du *Royal College of Surgeons of England* et obtient son doctorat en médecine à l'*University of Aberdeen.*

En 1895, Arthur Keith rencontre à Leipzig Wilhelm His qui avait identifié deux ans plus tôt le faisceau auquel il avait donné son nom. Puis il exerce comme Démonstrateur en Anatomie à la *London Hospital Medical School*, avant d'être nommé Chef du département en 1899. Il a pour collègue Leonard Hill et s'intéresse, avec ce dernier, aux fonctions respiratoire et cardiaque, et à la structure et au développement du cœur. Suite à la suggestion du cardiologue James Mackenzie, Keith se penche sur le substrat anatomique des arythmies cardiaques, et entreprend l'examen systématique, macroscopique et microscopique, du système de conduction cardiaque de nombreuses espèces de mammifères. Mackenzie lui envoie des cœurs de patients autopsiés. Le clinicien et l'anatomiste peuvent ainsi confronter leurs observations et s'entraider dans leurs recherches.

Keith fait la connaissance du jeune Martin Flack, à la personnalité attachante, et le fait venir au *London Hospital*. Ils travaillent ensemble sur la structure du cœur et confirment les travaux de Sunao Tawara. En 1906, Martin Flack, travaillant dans le cottage de Keith, dans le Kent, étudie au microscope des sections du cœur d'une taupe, et découvre une structure dans l'oreillette droite, ressemblant au nœud atrioventriculaire que Tawara venait de décrire tout récemment. Ces fibres, au niveau de la jonction sinoauriculaire, sont visibles dans tous les cœurs de mammifères examinés, et sont en relation étroite avec les nerfs vagues et sympathiques. L'article relatant la découverte du nœud sinoauriculaire, qui sera nommé "nœud de Keith et Flack", est publié en 1907. Flack met en évidence également la fonction de ce nœud, en démontrant un net ralentissement de la fréquence cardiaque lors d'un refroidissement local.

Entretemps, Keith fait publier, en 1901, son ouvrage *Human Embryology and Morphology,* qui reçoit un succès immédiat, avec cinq nouvelles éditions jusqu'en 1948.

En 1908, Keith est nommé Professeur au *Royal College of Surgeons of England*, dont il devient aussi le conservateur du musée *(Hunterian Museum),* ce dernier renfermant une vaste collection de pièces médicales et anatomiques.

C'est alors que Keith, influencé par Charles Darwin, se tourne vers l'anthropologie et étudie des fossiles humains et de primates. Il devient Président du *Royal Anthropological Institute of Great Britain* en 1912. En 1918, il est nommé Professeur de Physiologie à la *Royal Institution of Great Britain,* et est élu Président de l'*Anatomical Society of Great Britain and Ireland.* En 1921, pour ses services rendus à la science, Arthur Keith est élevé au rang de *Chevalier*. En 1930, il obtient le poste de Recteur de l'*University of Aberdeen.*

Keith est aussi connu pour être un partisan du racisme scientifique, introduisant l'idée de différences culturelles, et publie en 1948 *A New Theory of Human Evolution*, où il considère que l'humanité est d'origine européenne, et s'oppose au modèle décrivant des origines asiatiques et africaines. Ce livre amènera de nombreuses critiques et un large désaveu.

Keith termine sa vie à Downe (Kent), ayant été nommé *Master of the Buckston Browne Research Institute*, poste qu'il gardera jusqu'à son décès en 1955.

Sir Arthur Keith aura publié plus de 500 articles scientifiques au cours de sa vie professionnelle.

***Kent** (faisceau de) :* Il s'agit d'un faisceau anormal ou "accessoire" de tissu nodal, court-circuitant les voies normales de conduction, au niveau du nœud atrioventriculaire, en réunissant directement une oreillette à un ventricule, et responsable d'un syndrome de préexcitation (syndrome de Wolff-Parkinson-White).

KENT ALBERT FRANK STANLEY (1863-1958) : Physiologiste anglais, né à Stratford Tony (Wiltshire), mort à Bath (Somerset), (Royaume-Uni).

En 1886, Kent est diplômé de sciences naturelles au *Magdalen College School* à Oxford. À partir de 1887, il est Démonstrateur en Physiologie au *Owen's College and Victoria University* (Manchester), puis à l'Université d'Oxford, puis au *St. Thomas' Hospital* de Londres.

C'est en 1893 que Kent décrit, chez le rat nouveau-né et sur d'autres animaux, des voies de connexion entre oreillettes et ventricules, situées sur leur paroi latérale, mais il croit qu'il s'agit d'une situation physiologique. Il retrouve ce type de communication sur le cœur humain en 1913. Ces structures recevront plus tard le nom de "faisceau de Kent". On suppose également que Kent aurait décrit dès 1892, donc avant Wilhelm His, le faisceau atrioventriculaire, nommé plus tard "faisceau de His".

En 1899, Albert Kent est nommé Professeur de Physiologie à l'*University College* de Bristol. Il y fonde un laboratoire de recherche clinique et bactériologique. À cette époque, il est l'un des premiers à utiliser les rayons X découverts par Wilhelm Röntgen en 1895, et participe au développement du département de radiologie du *St. Thomas' Hospital.*

En 1918, Kent démissionne de son poste à Bristol pour diriger le Département de l'*Industrial Administration* au *Manchester Municipal Technical College*. Après sa retraite, il part s'installer dans le sud-ouest de l'Angleterre. Il transforme une des pièces de sa demeure en laboratoire et y poursuit ses travaux d'histologie sur le cœur. En 1952, il devient le doyen d'âge de la *Physiological Society* qu'il avait intégrée dès 1887. Albert Kent laissera derrière lui plusieurs milliers de coupes histologiques, résultat de toute une vie de recherches.

Albert Kent fut enterré à la *St. Mary's Churchyard*, Bathwick (Somerset) (Angleterre).

***Koch** (triangle de) :* Zone anatomique triangulaire de la face droite de la paroi interauriculaire, dont les limites sont matérialisées par l'insertion du feuillet septal de la valve tricuspide et l'orifice du sinus coronaire, correspondant au site du nœud atrioventriculaire d'Aschoff-Tawara.

KOCH WALTER KARL (1880-1962) : Chirurgien et anatomopathologiste allemand, né à Dortmund, mort en Allemagne.

Walter Karl Koch étudie la médecine à la *Kaiser-Wilhelm Akademie* de Berlin et obtient son doctorat en 1907 à Freiburg im Breisgau. Médecin militaire, il exerce au *Pathologisches Institut* de Heidelberg et dans une clinique médicale à Berlin. Il se spécialise en pathologie générale et en anatomopathologie en 1921. En 1922, il est nommé Professeur et exerce, à partir de 1925, comme Directeur de l'Institut Pathologique de l'Hôpital Municipal de Westend à Berlin.

Les recherches de Koch, qui travaille également dans le laboratoire de Ludwig Aschoff, s'orientent alors vers les voies de conduction cardiaques chez l'homme, en étudiant des fœtus mort-nés. Il met en évidence, en 1907, la structure anatomique qui sera dénommée "triangle de Koch" et crée le terme de "nœud sinusal".

En 1933, Koch est nommé Directeur Général de la *State Medical Academy*, suite à la transformation de la *Social Hygiene Academy*, fondée en 1920, et située sur le terrain de l'Hôpital de Westend. Cette académie dispense des cours sur l'hygiène raciale et la génétique à tous les médecins de la fonction publique, cours qui correspondent aux idées nationales-socialistes de cette période en Allemagne.

Pendant la Seconde Guerre Mondiale, l'Hôpital de Westend, qui est alors le plus grand hôpital de Berlin avec plus de mille lits, devient un hôpital militaire où les soldats blessés sont soignés par des médecins militaires. À la fin de la guerre, Walter Karl Koch devient le nouveau Directeur Médical de l'Hôpital de Westend, gérant la transition vers les soins de santé civils, et restera à son poste jusqu'en 1952.

***Kolff** (oxygénateur à membrane de) :* Dispositif utilisé pour oxygéner le sang et le débarrasser du dioxyde de carbone, et ainsi imiter la fonction cardiopulmonaire dans le cadre d'une circulation extracorporelle. Les échanges de gaz se font à travers une membrane.

KOLFF WILLEM JOHAN "PIM" (1911-2009) : Médecin interniste américain, d'origine néerlandaise, né à Leyde (Pays-Bas), mort à Newtown Square (Pennsylvanie) (USA).

Fils de médecin, Willem Kolff étudie la médecine à l'Université de Leyde et à l'Université de Groningen, obtenant son diplôme en 1938. En 1940, tandis que l'Allemagne envahit les Pays-Bas, il assiste à des funérailles à La Haye, puis décide de se rendre à l'hôpital de cette ville, submergé de blessés. Il y propose ses services qui consisteront à organiser, au milieu des bombardements, ce qui deviendra, en quelques jours, la première banque du sang européenne.

En 1941, Kolff travaille comme Assistant au Laboratoire de Pathologie à l'Hôpital Universitaire de Groningen (Pays-Bas), lorsqu'il assiste, impuissant, au décès d'un jeune homme de vingt-deux ans, insuffisant rénal. Il a alors l'idée de créer une machine, un "rein artificiel", pour remplacer l'organe défaillant et épurer le sang de ses substances toxiques. C'est dans ce même hôpital qu'un de ses collègues, le Dr Meijler, est licencié parce que juif. Kolff démissionne alors en guise de protestation, et déménage dans la ville de Kampen où il devient Chef du Service de Médecine Interne de l'hôpital local. Un peu plus tard, il cachera chez lui le fils, âgé de cinq ans, de ce collègue, pour le sauver de la déportation.

C'est donc pendant la Seconde Guerre Mondiale, alors que la Hollande est occupée par les Nazis, que, grâce à un bricolage de génie, Kolff imagine et conçoit le premier appareil de dialyse rénale qui permettra de maintenir en vie une malade en août 1945. Ce premier rein artificiel, créé en 1942, se présente sous la forme d'une lessiveuse et d'une membrane servant à filtrer le sang, la membrane étant de la cellophane trouvée dans une usine de saucisses à l'abandon. Ce premier succès, obtenu après quinze échecs grâce à la ténacité de Kolff, aura permis une survie de six années supplémentaires à la patiente ainsi traitée, qui était incarcérée pour collaboration avec les nazis. En 1946, Kolff reçoit son doctorat en médecine de l'Université de Groningen. Après avoir prouvé l'efficacité de son rein artificiel, il commence à fournir les hôpitaux partout dans le monde.

En 1950, Kolff émigre aux États-Unis, avec sa femme Janke et leurs cinq enfants, après avoir obtenu un poste à la *Cleveland Clinic Foundation* (Ohio). C'est là qu'il va améliorer son rein artificiel, et il acquiert la nationalité américaine. Il participe également au développement des premières machines cœur-poumon, et, en 1955, il crée le premier "oxygénateur à membrane", utilisé pour les circulations extra-corporelles. L'année suivante, il invente le premier oxygénateur à membrane jetable, supprimant ainsi la nécessité d'un nettoyage fastidieux avant réutilisation. Kolff ne déposera aucun brevet, car il refuse que les progrès technologiques en médecine puissent avoir un but lucratif.

À partir de 1957, Kolff se lance, avec son principal collaborateur, le japonais Tetsuko Akutsu, dans la réalisation du premier cœur artificiel. Ils mettent au point un cœur artificiel en plastique, fonctionnant à l'air comprimé, et l'implantent sur un chien qui survivra quatre-vingt-dix minutes.

En 1967, toujours avec Akutsu, Kolff rejoint Salt Lake City, pour poursuivre ses travaux à l'*University of Utah School of Medicine.* Kolff est alors Directeur de l'*University's Institute for Biomedical Engineering and Division of Artificial Organs.* En 1971, après avoir obtenu l'autorisation de la *Food and Drug Administration,* qui avait bloqué les expérimentations sur le cœur artificiel après les déboires de Cooley, il s'adjoint un nouveau collaborateur, Robert Jarvik, et le nomme Directeur de Projet. Kolff lui assigne la tâche de développer un cœur artificiel qui aboutira, après de nombreuses versions testées sur des animaux, au modèle "Jarvik-7". Il s'agit d'un modèle en Dacron, plastique et aluminium, dont les "ventricules" sont remplis et vidés par de l'air comprimé propulsé par un compresseur externe de plusieurs dizaines de kilos, et permettant, chez l'animal, plus de cent mille battements par jour. En 1981, ce modèle permettra la survie d'un veau pendant 268 jours.

En 1982, le 02 décembre, le premier cœur artificiel de ce type est implanté à l'*University of Utah* par William DeVries, sur un dentiste sexagénaire à la retraite, Barney Clark, atteint d'une cardiomyopathie au stade terminal. Ce patient survivra 112 jours dans des conditions extrêmement pénibles. Le second patient, William Schroeder, survivra 620 jours. Au cours de l'année suivante, trois autres patients recevront le cœur Jarvik-7 pour une utilisation permanente : deux à Louisville et un en Suède. Par la suite, l'utilisation du Jarvik-7 sera plus largement celle d'un cœur artificiel total temporaire, vu comme une solution d'attente pour une transplantation cardiaque. Au total, plus de 350 patients seront équipés du cœur Jarvik-7, avec une autorisation des autorités limitée à une implantation temporaire.

Willem Kolff prend sa retraite officielle en 1983, mais poursuivra ses activités de recherche jusqu'à l'âge de 86 ans.

Considéré comme le "père des organes artificiels", inventeur de génie, et auteur de plus de 600 publications scientifiques, Willem Johan Kolff a reçu plus de 120 prix et récompenses et a été couronné par l'*Albert Lasker Award for Clinical Medical Research*, en 2002, pour ses travaux sur le rein artificiel. Le Forum Économique Mondial a estimé que son rein artificiel a permis de sauver la vie de neuf millions de personnes. Kolff a été le fondateur de l'*American Society for Artificial Internal Organs,* et élu membre de l'Académie Royale Néerlandaise des Arts et des Sciences, et de l'Académie Américaine des Arts et des Sciences. Le magazine *Life* l'a classé, en 1990, comme étant l'une des cent personnalités les plus importantes du vingtième siècle.

Un astéroïde a été nommé *Willemkolff* en son honneur.

En 2012, à titre posthume, Willem Johan Kolff, et son épouse Janke Cornelia Kolff-Huidekoper, ont été nommés *Justes parmi les nations*.

Korotkoff *(bruits de) :* Ce sont les sons entendus lors de la mesure de la pression artérielle au moyen d'un tensiomètre et d'un stéthoscope posé sur l'artère brachiale du patient. Ils sont liés aux turbulences du flux sanguin au niveau de cette artère. Cinq bruits sont décrits, qui permettent de déterminer les pressions artérielles systolique et diastolique.

Korotkoff Nikolaï Sergueïevitch (1874-1920) : Chirurgien russe, né à Koursk (Russie), mort à Petrograd (actuellement Saint-Pétersbourg) (République Socialiste Fédérative Soviétique de Russie)

Nikolaï Korotkoff entre à la Faculté de Médecine de l'Université Impériale de Kharkov en 1893, puis à l'Université d'État de Moscou en 1895. Il obtient son doctorat en médecine en 1898 et effectue son internat à la Clinique Chirurgicale de l'Université de Moscou. En 1900, il sert comme volontaire de la Croix-Rouge en Chine au cours de la Révolte des Boxers. En 1902, il entre à l'Académie de Médecine Militaire à Saint-Pétersbourg, comme Assistant-Chirurgien. Puis, en 1904, il est envoyé sur le front de la Guerre Russo-Japonaise, pendant deux ans, où il s'intéresse aux lésions vasculaires, alors qu'il exerce comme Chirurgien Principal d'une unité de la Croix-Rouge. Il retourne à Saint-Pétersbourg en 1905.

C'est le 08 novembre 1905 qu'il présente, à l'Académie de Médecine Impériale de Saint-Pétersbourg, en moins d'une page, sa méthode de mesure de la pression artérielle qui va le rendre célèbre. Korotkoff reprend en effet le sphygmomanomètre inventé par le médecin italien Scipione Riva Rocci en 1896, et crée la "méthode auscultatoire", en utilisant un stéthoscope posé sur l'artère brachiale. Ce stéthoscope lui permet d'entendre ce qui sera nommé les "bruits de Korotkoff", afin de déterminer les pressions artérielles systolique et diastolique.

Son expérience chirurgicale, acquise au cours des différentes guerres, l'avait amené à étudier et à traiter les lésions artérielles graves. C'est en écoutant les artères de membres, dont un vaisseau principal avait été ligaturé, que sa méthode auscultatoire a été à la base de la mesure de la pression artérielle. En examinant ses patients dont les vaisseaux avaient été lésés, Korotkoff comprimait les artères jusqu'à ce que le pouls périphérique disparaisse. Tout en écoutant les sons de l'artère comprimée, il enregistrait simultanément un sphygmogramme. Il détermina ainsi que, si la compression totale de l'artère ne produit aucun son, certains bruits apparaissent lorsque la pression exercée sur l'artère diminue graduellement, permettant de juger du niveau de la pression artérielle.

Par la suite, grâce à des expériences sur des chiens, Korotkoff parvient à démontrer que les bruits sont bien générés localement, sur le site même de l'artère, et ne sont pas d'origine cardiaque. Puis des études ultérieures montreront la corrélation très forte entre les mesures de pression artérielle par la méthode de Korotkoff et celles réalisées par d'autres méthodes, en particulier invasives.

Cette méthode de mesure de la pression artérielle, précise et simple, sera reconnue officiellement et acceptée mondialement en 1939, par le *Joint Committee of the American Heart Association* et la *Cardiac Society of Great Britain and Ireland.*

En 1910, Nikolaï Korotkoff obtient son doctorat. Au cours de la Première Guerre Mondiale, Korotkoff travaille dans un hôpital militaire de la ville de Tsarskoye-Selo.

Après la Révolution d'Octobre, il devient Médecin en Chef de l'Hôpital Metchnikov de Petrograd où il exercera jusqu'à sa mort en 1920.

Nikolaï Korotkoff est enterré au cimetière Bogoslovskoïe de Saint-Pétersbourg (Russie).

Kouwenhoven *(méthode de) :* Technique de massage cardiaque à thorax fermé, consistant à comprimer le sternum à l'aide des deux mains à une fréquence de soixante pressions par minute.

KOUWENHOVEN WILLIAM BENNETT "BILL" (1886-1975) : Ingénieur américain, né à Brooklyn (New York), mort à Baltimore (Maryland) (USA).

William Kouwenhoven obtient, en 1906, son diplôme d'ingénierie électrique, et, l'année suivante, celui d'ingénierie mécanique, et commence à enseigner la physique et l'électricité au *Polytechnic Institute of Brooklyn*. En 1910, il part en Allemagne étudier à la *Karlsruhe Technische Hochschule* où il obtient son doctorat en 1913, puis retourne aux USA. En 1914, Kouwenhoven est nommé Professeur à la *Johns Hopkins University's School of Engineering* (Baltimore, Maryland). Il gardera cette fonction de Professeur jusqu'en 1954, et sera le Doyen de la *Johns Hopkins University's School of Engineering* de 1938 à 1954.

Ses recherches s'orientent vers les effets de l'électricité sur le corps humain et l'arrêt cardiaque. À partir de l'année 1925, Kouwenhoven s'attelle à développer un appareil pour ressusciter les patients en fibrillation ventriculaire. En 1933, son équipe constate en effet que, sur un cœur de chien en fibrillation ventriculaire, le rythme sinusal peut être restauré par un choc électrique. Malgré les risques de cette procédure de défibrillation, testée sur le rat puis sur le chien, celle-ci est utilisée pour la première fois avec succès, à la *Case Western School of Medicine* (Cleveland, Ohio), par le chirurgien Claude Beck, en 1947, sur un adolescent de quatorze ans en arrêt cardiaque à la fin d'une opération chirurgicale. Le choc électrique, appliqué directement sur le cœur en fibrillation ventriculaire, permit la ressuscitation du jeune patient. Le défibrillateur utilisait alors un courant alternatif de 110 volts, alors que le médecin russe Naum Gurvich avait montré, en 1939, que l'utilisation d'un courant continu était plus efficace et moins dangereuse.

Kouwenhoven poursuit alors ses recherches pour développer un modèle de défibrillateur, à présent sur thorax fermé, avec l'aide et la coopération du Département de Chirurgie de la *Johns Hopkins School of Medicine*, et grâce à une bourse de l'*Edison Electric Institution.* En 1957, un prototype, dénommé *"the Hopkins A-C Closed Chest Defibrillator"*, et pesant deux-cents livres, est conçu pour être utilisé chez l'homme. Cet appareil délivre un choc électrique de cinq ampères à 440 volts pendant 0.25 seconde, par l'intermédiaire de deux électrodes. La première utilisation de ce défibrillateur à thorax fermé est réalisée par Gottlieb Friesinger aux Urgences du *Johns Hopkins Hospital* en 1957, sur un patient de quarante-deux ans, en fibrillation ventriculaire à la phase aiguë d'un infarctus du myocarde, permettant ainsi un retour en rythme sinusal dès le deuxième choc.

En 1958, l'ingénieur Guy Knickerbocker, qui avait rejoint l'équipe de Kouwenhoven quatre ans plus tôt, émet l'hypothèse que le massage de la poitrine à thorax fermé, de façon rythmée, permet au sang de circuler. Il est ainsi à l'origine de la découverte majeure de la ressuscitation cardio-pulmonaire. C'est en 1960 que la description de cette méthode est publiée, sur une série de vingt patients en arrêt cardiaque tous ressuscités. Cette procédure sera nommée "méthode de Kouwenhoven".

En 1961, l'équipe de Kouwenhoven, avec l'aide de la *Mine Safety Appliance Company* de Pittsburgh, élabore le premier défibrillateur portatif, ne pesant plus que quarante-cinq livres, et pouvant être transporté dans une valisette.

Considéré comme étant "le père de la réanimation cardio-pulmonaire", Bill Kouwenhoven a été élu Vice-Président de l'*American Institute of Electrical Engineers,* et a obtenu deux prix prestigieux pour ses contributions à la médecine et pour ses recherches sur l'électricité appliquée à la médecine : la Médaille *Edison* en 1961 et le prix *Albert Lasker* pour la recherche clinique médicale en 1973.

Il est enterré au *Green-Wood Cemetery* à Brooklyn (New York) (USA).

Kussmaul *(pouls paradoxal de) :* Il s'agit d'un pouls perçu plus faiblement lors de l'inspiration, en lien avec une baisse de la pression artérielle d'au moins 10 mmHg. Ce phénomène peut survenir lors d'une tamponnade, mais aussi dans d'autres pathologies.

KUSSMAUL ADOLF CARL PHILIPP KONRAD (1822-1902) : Médecin interniste allemand, né à Graben-Neudorf (Baden-Württemberg), mort à Heidelberg (Baden-Württemberg), (Empire Allemand).

Fils d'un chirurgien militaire, Adolf Kussmaul commence ses études de médecine en 1840 à l'Université de Heidelberg et les poursuit à Vienne. Il est diplômé en 1846 et complète sa formation à Vienne et à Prague. Après deux ans de service dans l'armée comme Chirurgien Militaire à Baden, lors du conflit germano-danois, où il s'oppose à la pratique des saignées sur les soldats blessés, il s'établit en 1849 à Kandern en Forêt-Noire pour une activité privée jusqu'en 1853. En 1854, il se rend à Würzburg, où enseigne Rudolf Virchow, pour travailler à sa thèse. L'année suivante, Kussmaul obtient son doctorat en médecine et passe la même année un doctorat d'État à Heidelberg. En 1857, il est nommé Professeur à Heidelberg, obtient une chaire de Médecine Interne en 1859 à Erlangen, puis à Freiburg im Breisgau en 1863, avant de terminer sa carrière à Strasbourg comme Professeur Émérite à partir de 1876. Il prend sa retraite en 1888 et retourne à Heidelberg pour y terminer sa vie.

Faisant preuve d'une grande curiosité scientifique, Adolf Kussmaul s'intéresse à de nombreux domaines médicaux, tels que la neurologie, la gastroentérologie, la cardiologie… Il laisse son nom à plusieurs pathologies, telles que la "dyspnée de Kussmaul" dans le coma acidocétosique, et le "pouls paradoxal de Kussmaul", décrit par lui en 1873. Il est aussi le premier à avoir décrit la périartérite noueuse (ou "maladie de Kussmaul-Maier"), et à avoir réalisé un lavage gastrique. Il a aussi effectué la première endoscopie gastrique sur un avaleur de sabres et a développé le premier ophtalmoscope, mais avec cependant une source de lumière très insuffisante.

Kussmaul a reçu la médaille *Cothenius* en reconnaissance de ses travaux.

Il est enterré au *Bergfriedhof Heidelberg* à Heidelberg (Allemagne).

Laennec *(infarctus de) :* Également appelé infarctus pulmonaire ou infarctus hémoptoïque de Laennec. Cette lésion correspond à une complication d'embolie pulmonaire, résultant de l'oblitération d'une branche de l'artère pulmonaire par un caillot sanguin, et se manifeste cliniquement par une hémoptysie.

Laennec *(stéthoscope de) :* Instrument médical acoustique, permettant l'auscultation "médiate", utilisé pour écouter les sons internes au corps humain.

LAENNEC (OU LAËNNEC) RENÉ-THÉOPHILE-MARIE-HYACINTHE (1781-1826) : Médecin français, né à Quimper (Bretagne), mort à Kerlouarnec en Ploaré (Bretagne) (France).

Issu d'une famille d'avocats bretons, René Laennec est élevé, après la mort de sa mère, par son oncle, médecin à Nantes. Prenant exemple sur lui, et élève brillant, le jeune Laennec commence des études de médecine à Nantes, est nommé chirurgien de 3ème classe en 1799, et poursuit ses études à Paris, en 1800. Il a pour professeurs Jean-Nicolas Corvisart et Guillaume Dupuytren, pour collègues Gaspard Laurent Bayle et Marie François Xavier Bichat, et obtient son doctorat en 1804. L'année suivante, il s'installe comme médecin au faubourg Saint-Germain (Paris). Il commence déjà à ressentir les premiers symptômes de la tuberculose.

En 1816, Laennec est nommé Chef de Service à l'Hôpital Necker. Il s'intéresse aux maladies pulmonaires et réalise de nombreuses autopsies. Il pratique la méthode de percussion, selon les préceptes de son maître Corvisart qui avait diffusé cette technique, décrite par le médecin autrichien Leopold Auenbrugger. Il utilise également "l'auscultation immédiate", posant directement son oreille sur le thorax des patients.

C'est le 17 février 1816 que Laennec invente le "stéthoscope" (du grec *stêthos* "poitrine", et *skopein* "observer"). L'idée de cette invention lui est venue devant le spectacle d'enfants qui jouaient à s'écouter à distance, de part et d'autre d'une longue poutre, l'un d'eux grattant l'extrémité de la poutre avec une épingle, tandis qu'un autre en recueillait le son, l'oreille collée à l'autre extrémité. C'est en consultant une jeune femme dont l'embonpoint gênait la percussion qu'il utilise un cahier de papier pour en former un rouleau serré. Posant l'extrémité de ce rouleau sur la poitrine de la patiente, et posant l'oreille à l'autre bout, il est surpris d'entendre les battements cardiaques d'une façon nette et distincte. Rapidement, Laennec perfectionne ce dispositif en un cylindre de bois, démontable, creusé d'un canal central, lui permettant "l'auscultation médiate". C'est avec ce type d'appareil que Laennec ausculte ses prestigieux patients, Chateaubriand, Madame de Staël et la duchesse de Berry.

Grâce à ce nouvel instrument, Laennec fonde une démarche diagnostique, l'"auscultation", qui permet d'analyser les bruits corporels internes, en particulier pour les maladies respiratoires et cardiaques. Il décrit ainsi avec soin les bruits du cœur, les souffles et une riche séméiologie pulmonaire (ronchus, râles crépitants...), et les compare aux pathologies découvertes lors des autopsies. Il présente ses travaux en 1818 dans un discours à l'Académie des Sciences, et publie, l'année suivante, son *Traité de l'auscultation médiate, ou traité du diagnostic des maladies des poumons et du cœur, fondé principalement sur ce nouveau moyen d'exploration.* Il acquiert alors une réputation internationale.

En 1822, René Laennec reçoit la chaire de Médecine Pratique du Collège de France et est nommé Chef de Service à l'Hôpital de La Charité. En 1823, il est élu membre de l'Académie de Médecine.

Outre le bond prodigieux que Laennec fit faire à la connaissance des maladies cardiaques et pulmonaires, il a décrit la péritonite, la cirrhose, les métastases pulmonaires du mélanome et a contribué à améliorer la connaissance de la tuberculose dont il était lui-même atteint. Il laisse son nom à plusieurs termes médicaux, tels que les "crachats perlés de Laennec", dans l'asthme, ou l'"infarctus hémoptoïque de Laennec".

René Laennec finit ses jours dans son manoir de Kerlouarnec en Ploaré, près de Douarnenez, où il s'éteint, vaincu par la tuberculose pulmonaire, à l'âge de quarante-cinq ans. Il laisse en héritage à son neveu son stéthoscope, qui sera amélioré en 1852 par George P. Cammann de New York, sous la forme d'un stéthoscope bi-auriculaire, avec un embout pour chaque oreille.

La mémoire de Laennec est honorée par une plaque commémorative à Nantes, place du Bouffay, et une autre au 17 rue de l'Abbé-Grégoire à Paris, où il vécut. Une plaque de marbre a été apposée sur le mur extérieur de l'Hôpital Necker-Enfants malades (Paris). Plusieurs statues à son effigie ont été dressées : à Quimper, à Nantes devant la Faculté de Médecine, ainsi qu'un buste en bronze à la Faculté de Médecine de Paris. De nombreux bâtiments hospitaliers et scolaires sont à son nom. Un timbre a été émis par la Poste française en 1952 et un astéroïde porte le nom de *Laennec*.

Lange-Nielsen Fred (1919-1989) : Médecin interniste norvégien et musicien de jazz ; *voir Jervell et Lange-Nielsen (syndrome de).*

Après ses études de médecine, Fred Lange-Nielsen est nommé consultant en Médecine Interne et Allergologie, dans la région d'Oslo.

En 1957, il décrit avec Anton Jervell un syndrome qui prendra leur nom, le "syndrome de Jervell et Lange-Nielsen", dans un article intitulé *"Congenital Deaf Mutism, functional heart disease with prolongation of the QT interval and sudden death".* Cette description concernait une famille norvégienne de six enfants, dont quatre étaient sourds et présentaient des syncopes à répétition. Parmi ces quatre enfants, trois moururent subitement aux âges de quatre, cinq et neuf ans, et la seule anomalie constatée était un électrocardiogramme montrant un allongement marqué de l'intervalle QT.

Lange-Nielsen est surtout connu pour ses talents de musicien de jazz, ayant joué comme contrebassiste dans plusieurs orchestres et formations. Impliqué également dans l'humanitaire, Fred Lange-Nielsen fonde, en 1963, la branche norvégienne de l'*International Defence and Aid Fund for Southern Africa,* et est nommé, en 1964, vice-président de cette association.

Laubry et Pezzi *(syndrome de)* ; *voir aussi Pezzi Cesare :* Cardiopathie congénitale rare, caractérisée par l'association d'une communication interventriculaire haute et d'une insuffisance aortique, survenant secondairement par le prolapsus ou capotage d'une des valvules sigmoïdes dans le ventricule gauche.

Laubry Charles (1872-1960) : Cardiologue français, né à Saint-Florentin (Yonne), mort à Flogny-la-Chapelle (Yonne) (France) ; *voir aussi Vaquez-Laubry (tensiomètre ou sphygmomanomètre).*

Élève brillant pendant ses premières années de scolarité en Bourgogne, Charles Laubry se tourne vers les études médicales. Externe des Hôpitaux de Paris en 1894, il est reçu à l'Internat en 1898. Il considère comme ses maîtres Charles Achard à l'Hôpital Tenon et Henri Vaquez à l'Hôpital Saint-Antoine. Laubry obtient son doctorat en médecine en 1903. Dès 1904, à la fin de son internat, il est le premier Assistant de Vaquez et devient son Chef de laboratoire à l'Hôpital Saint-Antoine. Poussé par Vaquez, dont il devient l'ami et le confident, Laubry s'intéresse à la physiologie cardiovasculaire et aux méthodes de mesure, et c'est dans ce laboratoire qu'il effectue ses recherches sur l'hypertension artérielle. Au début des années 1900, Charles Laubry et Henri Vaquez s'associent à l'industriel français Émile Spengler afin de mettre au point un nouvel appareil de mesure de la pression artérielle. Après des années de recherche, en 1907, est inventé le "Vaquez" ou "tensiomètre Vaquez-Laubry", premier tensiomètre moderne à brassard.

Charles Laubry est nommé Médecin des Hôpitaux en 1910. En cardiologie, il s'intéresse surtout aux troubles du rythme, mais ses travaux touchent à tous les aspects de ce domaine : maladies des coronaires, des veines, radiologie du cœur, troubles fonctionnels cardiaques… Laubry démontre notamment que l'angine de poitrine a pour origine une altération des artères coronaires. C'est dans le service de Vaquez qu'il rencontre Cesare Pezzi avec qui il se lie d'amitié et avec lequel il publie, en 1921, un *Traité des Maladies Cardiaques Congénitales.* Il y décrit un certain type de cardiopathie congénitale qui sera nommé "syndrome de Laubry-Pezzi". Ces deux amis collaborent également pour la publication, en 1926, d'une monographie sur le bruit de galop.

Charles Laubry devient le médecin et l'ami de Georges Clémenceau. Au cours de la Première Guerre Mondiale, tandis que Laubry étudie les troubles fonctionnels cardiaques engendrés par les bombardements et l'effroyable vie dans les tranchées, le "Tigre", qui souffre d'une arythmie complète, l'appelle souvent à ses côtés.

À la fin de la guerre, Charles Laubry est nommé Chef de Service en 1920 à l'Hospice de la Rochefoucauld (Paris), puis, après de courts séjours à l'Hôpital Cochin, et à l'Hôpital de Boulogne-sur-Seine, il se fixe enfin à l'Hôpital Broussais en 1925. Il fonde alors l'École de Broussais. Chef de service admiré et respecté, il a pour élèves Pierre Soulié et Jean Lenègre, futurs grands maîtres de la cardiologie française.

Laubry est aussi l'un des premiers à réaliser l'importance des méthodes instrumentales d'investigation, telles que la sphygmomanométrie, l'électrocardiographie dont le premier appareil est installé à l'hôpital par Henri Vaquez, la phonocardiographie, la radiologie cardiaque… Il considère également, dès 1930, que l'hyperpression sanguine isolée est une affection à part entière, à étudier et à traiter en elle-même.

En 1933, Laubry est élu membre de l'Académie Nationale de Médecine, qu'il présidera en 1956. En 1936, il est le premier titulaire de la chaire de Clinique Cardiologique et, à la mort de Vaquez, il prend la direction de la revue *Archives des Maladies du Cœur et des*

Vaisseaux. La même année, Charles Laubry fonde la Société Française de Cardiologie dont il est le premier Président. En 1943, il publie, en collaboration avec Pierre Soulié, *Les Maladies des Coronaires. L'Infarctus du Myocarde. L'Insuffisance Coronarienne.* En 1945, il est comblé par son élection à l'Académie des Sciences. En 1950, Laubry est choisi pour assumer la première présidence de la Société Internationale de Cardiologie et a l'honneur de présider le premier Congrès Mondial de Cardiologie qui se tient à Paris. Il participe également à la création du Centre National de Transfusion Sanguine.

Ami d'Anatole France, Charles Laubry est aussi un grand lettré, sa parfaite connaissance du latin lui ayant permis de publier une traduction de l'œuvre de William Harvey.

Il est enterré au cimetière de Flogny-la-Chapelle dans l'Yonne (France).

***Lenègre** ou **Lenègre-Lev** (maladie de) ; voir aussi Lev Maurice :* Affection dégénérative entraînant une fibrose du tissu de conduction intraventriculaire (branches du faisceau de His), responsable d'un bloc intraventriculaire, d'évolution lente et progressive, jusqu'au bloc atrio-ventriculaire complet.

LENÈGRE-THOURIN JEAN (1904-1972) : Cardiologue français, né à Paris, mort à Paris (France).

Fils de médecin, Jean Lenègre effectue de brillantes études de médecine à Paris. Externe à dix-neuf ans, interne à vingt-trois ans, il choisit la spécialité de cardiologie sous l'influence de son maître Charles Laubry, auquel il montrera, jusqu'au décès de celui-ci, un dévouement total. Il est nommé Médecin des Hôpitaux à l'âge de trente-trois ans.

En 1936, Lenègre est chargé de l'anatomie pathologique au Centre Cardiologique de l'Hôpital Broussais (Paris). Il y effectue de nombreuses autopsies, lui permettant de corréler ses analyses anatomiques aux données électrocardiographiques et hémodynamiques. Ces études l'amèneront à publier, en 1954, son ouvrage *Traité d'Électrocardiographie Clinique* qui décrit en particulier toutes les localisations de l'infarctus. Ce livre connaît alors un grand succès.

En 1939, Jean Lenègre est Agrégé de Médecine Générale. Après son service dans l'armée, il exerce à l'Hôpital Lariboisière où il commence à s'intéresser au cathétérisme droit. C'est en mars 1943 que son interne, Pierre Maurice, introduit une sonde dans la veine du bras d'un sujet au cœur normal. Cette nouvelle procédure est réalisée au moyen d'un matériel de fortune tel qu'une sonde urétérale et un manomètre rudimentaire. Et pourtant, la sonde, ce jour-là, parvient au contact de la pointe du ventricule droit et la pression s'affiche sur le manomètre. Grâce à cette méthode, on peut enfin explorer de façon simple et directe la circulation pulmonaire chez l'homme. Les premières études hémodynamiques de la "petite circulation" font découvrir à Lenègre l'hypertension artérielle pulmonaire, à laquelle il consacrera vingt années d'études et de recherches. La publication initiale, en 1944, signée de Jean Lenègre et Pierre Maurice, portant sur cinquante-deux patients, aura un grand retentissement dans le monde de la cardiologie.

Ils ignorent alors, en raison de la période de guerre, tout des travaux sur le cathétérisme cardiaque d'André Frédéric Cournand, français expatrié depuis dix ans aux États-Unis. C'est ce dernier qui recevra le Prix Nobel de Médecine en 1956. Plus tard, Lenègre précisera les valeurs des pressions physiologiques systolique, diastolique, moyenne, dans l'oreillette et le ventricule droits et dans l'artère pulmonaire, et réalisera également le calcul du débit cardiaque selon le principe de Fick et l'identification des shunts.

En 1945, Lenègre réalise, avec Maurice, les premiers enregistrements électriques endocavitaires, au moyen d'une sonde banale reliée à un électrocardiographe.

En 1949, il prend la direction du Service de Cardiologie et fonde son École à l'Hôpital Boucicaut, où il sera nommé, en 1965, Professeur de Clinique Cardiologique. En 1952, il obtient la chaire de Médecine Expérimentale à la Faculté de Médecine de Paris où il dispense un enseignement brillant et recherché par les étudiants qui se pressent à ses cours.

Lenègre concentre alors ses travaux sur l'étude du système de conduction cardiaque et, en 1964, il décrit l'affection dégénérative touchant les branches du faisceau de His qui sera nommée "maladie de Lenègre". Il démontre, par l'étude histologique rigoureuse des voies de conduction intracardiaque (sur plus de mille prélèvements de parois interventriculaires confrontés aux tracés électrocardiographiques enregistrés du vivant des patients), que le bloc atrioventriculaire succède le plus souvent à un bloc de branche bilatéral dégénératif. La même année, et de façon indépendante, le cardiologue américain Maurice Lev publie l'article *"Anatomic Basis for Atrioventricular Block"*, décrivant la même pathologie que celle rapportée par Jean Lenègre, d'où le nom parfois également donné de "maladie de Lenègre-Lev". Le gène responsable de cette affection sera découvert en 1999.

En 1964, Lenègre cofonde la Fédération Française de Cardiologie. Sa réputation de grand clinicien l'appelle souvent à l'étranger pour consulter et soigner les grands de ce monde. En 1969, Jean Lenègre est élu membre de l'Académie de Médecine. En 1968, il publie, en collaboration avec son collègue et ami Pierre Soulié, *Maladies de l'Appareil Cardio-Vasculaire,* ainsi que de nombreux autres ouvrages, traitant de la séméiologie cardiovasculaire, de l'hypertension artérielle ou de la maladie coronarienne. Après l'identification de facteurs de risque de l'athérosclérose coronaire, Lenègre favorise la création du premier centre de dépistage et de prévention contre l'athérosclérose. Il est l'auteur de plus de six cents publications concernant tous les domaines de la cardiologie.

En 1970, Jean Lenègre est nommé Conseiller d'État en service extraordinaire. Il a été membre de nombreuses sociétés savantes, dont la Société Française de Cardiologie, la Société Européenne de Cardiologie, dont il fut Président pendant quatre ans, le *Royal College of Physicians*, et a été honoré de nombreux prix, titres et distinctions.

Il décède à l'Hôpital Boucicaut dans l'unité de soins intensifs de son propre service, et est enterré au cimetière de Montrouge (Hauts-de-Seine) (France).

Leriche *(opération de) :* Technique chirurgicale de résection du sympathique lombaire (sympathectomie) utilisée dans le traitement de l'artérite des membres inférieurs.

Leriche *(syndrome de) :* Maladie occlusive aorto-iliaque, liée à une thrombose de l'aorte abdominale au niveau de sa bifurcation, se manifestant par la triade suivante : claudication intermittente au niveau de la cuisse ou de la fesse des deux membres inférieurs, abolition ou diminution du pouls fémoral et dysfonction érectile.

Leriche et Fontaine *(classification de) ; voir aussi Fontaine René Louis* : Cette classification permet d'évaluer par l'examen clinique le degré de gravité de l'artériopathie oblitérante des membres inférieurs. On distingue quatre grades ou stades, de l'abolition des pouls périphériques asymptomatique (stade 1) à l'existence de troubles trophiques tels que la gangrène à un stade d'ischémie évoluée (stade 4).

LERICHE HENRI MARIE "RENÉ" (1879-1955) : Chirurgien et physiologiste français, né à Roanne (Loire), mort à Cassis (Bouches-du-Rhône) (France).

Issu d'une famille de médecins lyonnais, René Leriche décide de devenir chirurgien à la fin de ses études secondaires. Après ses études de médecine à Lyon, il obtient son doctorat en 1906 et est Agrégé de Chirurgie en 1910 dans le Service de Chirurgie d'Antonin Poncet. C'est dans ce service qu'il fait la connaissance d'Alexis Carrel, lequel devient son ami. En 1913, il part se perfectionner aux États-Unis auprès de William Halsted à Baltimore et de Harvey Cushing à Boston. Il profite de ce séjour pour rendre visite à Alexis Carrel, déjà Prix Nobel de Médecine, exerçant à l'Institut Rockefeller.

Pendant la Première Guerre Mondiale, Leriche est Chirurgien-Major de 1ère classe en 1917 et dirige deux services chirurgicaux militaires à Paris. C'est pendant cette guerre qu'il a l'idée de différencier le linge blanc traditionnel, du linge des salles d'opérations chirurgicales aseptiques. Il fait adopter la couleur bleue qui sera utilisée ensuite dans le monde entier, permettant de limiter les contaminations infectieuses.

C'est également au cours de cette guerre que Leriche commence à s'intéresser au rôle du système nerveux sympathique dans la douleur des blessés souffrant de lésions nerveuses ou de leurs moignons amputés. En 1917, il prend en charge un patient qui se plaignait de paresthésies permanentes et douloureuses de la main, suite à une blessure de l'aisselle droite, sans cause ischémique. Il pratique alors la première sympathectomie périartérielle qui soulagera rapidement le patient.

Après la guerre, en 1919, Leriche devient Chirurgien des Hôpitaux de Lyon. Peu de temps après, ses recherches se concentrent sur les douleurs des membres inférieurs induites par l'ischémie, connues sous le nom de claudication intermittente. C'est en 1923, puis à nouveau en 1940, qu'il décrit le syndrome d'occlusion thrombotique de la bifurcation aortique, qui portera son nom, le "syndrome de Leriche".

En 1924, René Leriche obtient la chaire de Clinique Chirurgicale à l'Université de Strasbourg, et a pour élèves, en particulier, outre René Fontaine, qui devient son principal collaborateur, Michael Ellis DeBakey et Jean Kunlin. Leriche gagne alors une reconnaissance internationale et c'est lui qui soigne et ampute, en 1931, le Maréchal Joffre en fin de vie. En 1925, il instaure, avec René Fontaine, qui lui succédera à la chaire de Clinique Chirurgicale, la procédure de résection du ganglion stellaire, nommée stellectomie, pour traiter l'angine de poitrine, dans la mesure où la théorie neurologique de cette affection était alors en vogue.

Leriche prône une chirurgie "douce", économe en sang, s'intéresse particulièrement à la douleur, à la chirurgie vasculaire et du tronc sympathique. En 1928, il décrit la technique de sympathectomie pour traiter l'artérite des membres inférieurs, dite l'"opération de Leriche".

René Leriche est nommé en 1937 au Collège de France à Paris et y occupe la chaire de Médecine Expérimentale jusqu'en 1950, lui permettant de poursuivre ses recherches en créant un laboratoire de chirurgie expérimentale.

Lors de la Seconde Guerre Mondiale, sous le régime de Vichy, René Leriche accepte d'être Président de l'Ordre National des Médecins, créé en 1940, et le restera jusqu'en 1943. C'est sous sa direction que le Conseil de l'Ordre applique l'interdiction professionnelle des médecins juifs, les recensant, les dénonçant et participant à leur spoliation. Leriche est, à cette époque, également membre du Conseil National du Régime de Vichy. Malgré sa collaboration avec le régime de Vichy, il ne sera que peu inquiété à la Libération, et sera même élu membre de l'Académie des Sciences et de l'Académie Nationale de Médecine en 1945, puis Président de l'Académie Nationale de Chirurgie en 1954.

C'est en 1952 qu'avec René Fontaine il définit la classification clinique, en quatre stades, de l'artérite oblitérante des membres inférieurs, qui prendra le nom de "classification de Leriche et Fontaine". On lui doit, également, la description de l'algoneurodystrophie.

René Leriche termine sa carrière à l'*American Hospital* de Neuilly, puis se retire à Cassis où il décède subitement.

Il fut inhumé au cimetière de Sainte-Foy-lès-Lyon (Auvergne-Rhône-Alpes) (France).

Un buste en plâtre à son effigie est visible au Musée des Hospices Civils de Lyon. Un timbre postal le représentant a été émis en 1958.

***Lev** ou **Lenègre-Lev** (maladie de) ; voir aussi Lenègre-Thourin Jean :* Affection dégénérative entraînant une fibrose idiopathique et une calcification du tissu de conduction intraventriculaire (tronc et branches du faisceau de His), responsable d'un bloc intraventriculaire, d'évolution lente et progressive, jusqu'au bloc atrioventriculaire complet. Une forme est associée au gène SCN5A, codant pour le canal sodique Nav1.5.

Lev Maurice (1908-1994) : Cardiologue et anatomopathologiste américain, né à Saint-Joseph (Missouri), mort aux USA ; *voir Lenègre-Lev (maladie de).*

Maurice Lev, originaire d'une famille de juifs immigrés russes, est destiné, par son éducation, à devenir rabbin, mais il s'engage dans les études médicales qu'il effectue à la *Creighton University* (Omaha, Nebraska), obtenant son doctorat en 1934. Jusqu'en 1940, il est interne en Anatomopathologie au *Michael Reese Hospital* (Chicago, Illinois), et reçoit son diplôme dans cette spécialité en 1941, puis en pathologie clinique en 1943.

Durant la Seconde Guerre Mondiale, il sert dans l'*US Army* de 1942 à 1946, comme capitaine, pour finir lieutenant-colonel. Après la guerre, Lev exerce à la *Creighton University*, puis, à partir de 1951, au *Mount Sinai Hospital* (Miami Beach, Floride), en tant que Professeur Associé puis Directeur de laboratoire, en Anatomopathologie. En 1957, il est nommé Directeur du *Congenital Heart Disease Research and Training Center* au *Hektoen Institute* (Chicago, Illinois), puis, à partir de 1982, Directeur du *Clinical Laboratories* au *Deborah Heart and Lung Center* (Browns Mills, New Jersey). Lev termine sa carrière, à partir de 1988, comme Directeur Associé du *Congenital Heart and Conduction System Center* au *Heart Institute for Children, Christ Hospital and Medical Center* (Oak Lawn, Illinois), tout en enseignant dans différentes facultés, telles que le *Rush Medical College* (Chicago) en tant que Professeur d'Anatomopathologie.

Maurice Lev est considéré comme un pionnier pour ses études anatomopathologiques concernant les cardiopathies congénitales. Il utilise, en particulier, la collection de plus de deux-cents spécimens de cœurs atteints d'anomalies congénitales, réunie par Joseph Boggs, Directeur du Département d'Anatomopathologie au *Children's Memorial Hospital* de Chicago. À cette époque, on déplore, lors de la chirurgie à cœur ouvert, la survenue précoce de blocs complets mortels chez des enfants, les pacemakers n'étant pas encore disponibles. En 1958, Lev décrit l'architecture du système de conduction dans les cardiopathies congénitales, ce qui sera d'une grande aide pour les chirurgiens cardiaques, et permettra une baisse drastique de l'incidence des blocs cardiaques post-opératoires.

C'est en 1964 qu'il publie l'article *"Anatomic Basis for Atrioventricular Block",* décrivant le processus scléro-dégénératif, aboutissant à l'apparition progressive de blocs intraventriculaires puis atrioventriculaires. Cet article est publié, et de façon indépendante, la même année que celui de Jean Lenègre pour la même pathologie, d'où le nom de cette maladie appelée "maladie de Lenègre-Lev".

Travailleur acharné, Maurice Lev fut l'auteur de plus de 500 publications et de plusieurs ouvrages scientifiques, concernant le système de conduction cardiaque et les cardiopathies congénitales. Son livre, intitulé *Cardiac Surgery and the Conduction System*, dans sa seconde édition revue et complétée, reste un formidable outil pour les chirurgiens.

Maurice Lev a reçu de multiples honneurs et prix pour ses contributions à la médecine cardiovasculaire, tels que l'*American Heart Association's Award of Merit* en 1977, et le *Distinguished Scientist Award* du *NASPE* en 1989.

Levine *ou* ***Cossio-Levine*** *(signe de) :* Ce signe caractérise, de façon très évocatrice, le fait que le patient mime sa douleur d'angor en serrant son poing contre sa poitrine.

LEVINE SAMUEL ALBERT (1891-1966) : Cardiologue américain d'origine polonaise, né à Lomza (Pologne), mort à Newton (Massachusetts) (USA) ; *voir aussi Lown-Ganong-Levine (syndrome de).*

Né en Pologne, Samuel Levine émigre aux États-Unis à l'âge de trois ans. Après une enfance difficile, au cours de laquelle il doit vendre des journaux dans la rue, à l'âge de huit ans, pour aider sa famille, il obtient une bourse pour entrer au *Harvard College* (Cambridge, Massachusetts).

En 1914, Levine est nommé docteur en médecine à la *Harvard Medical School.* Il s'intéresse alors aux maladies cardiaques et part à Boston faire de la recherche clinique au *Peter Bent Brigham Hospital.* C'est pendant cette période qu'il se lie d'amitié avec Paul Dudley White, qui fera une carrière exceptionnelle en cardiologie au *Massachusetts General Hospital* de Boston. Puis il exerce pendant une année au *Rockefeller Institute* (New York). À cette époque, Levine utilise ce nouvel appareil qu'est l'électrocardiographe. En 1916, il est recruté par la *Harvard Infantile Paralysis Commission* pour faire face à l'épidémie de poliomyélite qui sévit cette année-là.

En 1917, lors de la Première Guerre Mondiale, Levine s'engage volontairement comme officier au *British Medical Corps.* Il est assigné au *British Military Heart Hospital* à Colchester en Angleterre, où il côtoie les "géants de la cardiologie britannique", tels que Sir Thomas

Lewis, Sir James Mackenzie, Sir William Osler… C'est dans ce même hôpital que se rencontrent Samuel Levine et Frank Wilson, entre lesquels naîtra une grande et durable amitié.

Après la guerre, en 1919, Levine rejoint l'équipe du *Peter Bent Brigham Hospital* (actuellement *Brigham and Women's Hospital).* En 1921, il donne son avis sur la maladie paralysante de Franklin D. Roosevelt et est le premier à diagnostiquer une poliomyélite chez cet éminent patient. En 1923, Levine participe à une première mondiale, une commissurotomie à cœur fermé, utilisant un valvulotome, réalisée par son collègue chirurgien, Elliott Carr Cutler, qui opère avec succès un jeune patient de douze ans atteint d'une sténose mitrale rhumatismale.

Levine publie, en 1929, l'ouvrage intitulé *Coronary Thrombosis*, relatant 145 cas de thromboses coronaires aiguës, et qui fera date. En 1930, Samuel Levine est nommé Professeur Assistant en Médecine à *Harvard*, puis Professeur à partir de 1948, poste qu'il gardera jusqu'à sa retraite en 1958. Il exerce aussi au *Peter Bent Brigham Hospital* où il est consultant en cardiologie. Parmi les étudiants de Levine, Bernard Lown, qui admire ses qualités de fin clinicien, tissera des relations professionnelles durables avec lui.

C'est Levine qui crée l'échelle qui va de 1 à 6, utilisée pour noter l'intensité d'un souffle au stéthoscope, et nommée *"Levine Scale"*. En 1936, il fait paraître son livre *Clinical Heart Disease,* où il détaille le traitement de la thrombose coronaire, sujet dont il a été pionnier. Dans les années cinquante, il recommande, contrairement à la pratique de cette époque, de mettre rapidement au fauteuil les patients ayant fait un infarctus du myocarde.

En 1952, il participe à la publication décrivant le "syndrome de Lown-Ganong-Levine", qui avait déjà été rapporté en 1938 par Clerc, Robert-Lévy et Cristesco. Il est aussi à l'origine du "signe de Levine", caractéristique de la douleur angineuse. Ce signe avait en fait déjà été décrit par le cardiologue argentin Pedro Cossio, en 1934, d'où le nom parfois donné de "signe de Cossio-Levine".

En 1958, Samuel Levine est nommé Professeur Émérite, et, en 1965, en son honneur, est ouverte la *Samuel Albert Levine Cardiac Unit* au *Brigham and Women's Hospital* à la *Harvard Medical School* (Boston, Massachusetts).

Samuel Levine a publié plus de 250 articles scientifiques au cours de sa carrière, en cardiologie, mais aussi en médecine interne, et a reçu de nombreux prix, tels que le *Gold Heart Award* de l'*American Heart Association.*

Il fut inhumé au *Adath Jeshurun Cemetery,* West Roxbury, Massachusetts (USA).

***Lewis** (indice de) :* Indice électrocardiographique d'hypertrophie ventriculaire gauche, calculé en utilisant l'amplitude des ondes R et S sur les dérivations périphériques DI et DIII, la formule étant (RI-RIII) + (SIII-SI). Cet indice, supérieur à +17 mm, témoigne d'une hypertrophie ventriculaire gauche (et inférieur à -14 mm d'une hypertrophie ventriculaire droite).

LEWIS THOMAS, SIR (1881-1945) : Cardiologue et physiologiste britannique (Gallois), né à Taff's Well (Pays de Galles), mort à Rickmansworth (Hertfordshire) (Royaume-Uni).

Thomas Lewis entreprend des études en sciences à l'Université de Cardiff (Pays de Galles), puis, en 1902, commence des études de médecine à l'*University College Hospital Medical School* de Londres, obtenant en 1905 la médaille d'or du *Bachelors of Medicine and Surgery.* La même année, il obtient un doctorat en sciences de l'Université du Pays de Galles. En 1907, Lewis est diplômé docteur en médecine.

Thomas Lewis devient le Directeur du Laboratoire au sein de l'*University College Hospital.* En 1908, il rencontre James Mackenzie, qui a fondé une unité de recherche cardiaque dans cet hôpital. Celui-ci le pousse à utiliser l'invention du physiologiste néerlandais Willem Einthoven, le galvanomètre à corde, afin de clarifier les anomalies du rythme cardiaque. Lewis fait équiper le laboratoire, en 1908, de l'un de ces nouveaux électrocardiographes qui commençaient à être commercialisés sous une forme plus compacte. Lewis devient ainsi l'un des premiers médecins, en Europe, à utiliser l'électrocardiographie sur des patients. L'année suivante, il rend visite à Einthoven, ce qui sera le début d'une relation professionnelle emplie d'un respect mutuel, évoluant ensuite vers une relation plus personnelle. Lewis commence alors à réaliser des études sur les différentes anomalies du rythme cardiaque, telles que la fibrillation auriculaire, qu'il est le premier à identifier et à publier en 1909, de même que la tachycardie ventriculaire et les blocs cardiaques. Il établit également que le nœud sinoauriculaire est le pacemaker naturel du cœur.

En 1909, Lewis fonde, avec James Mackenzie, la revue *Heart : A Journal for the Study of the Circulation.* En 1911, il est nommé Professeur de Pathologie Cardiaque. La même année, il publie *The mechanism of the heart beat with especial reference to its clinical pathology,* décrivant les caractéristiques de nombreuses arythmies, et dédie son ouvrage à Willem Einthoven. Deux ans plus tard est publié *Clinical Electrocardiography,* premier livre à traiter de l'électrocardiographie. Toujours en 1913, Thomas Lewis est élu membre du *Royal College of Physicians*, et, trois ans plus tard, *Fellow of the Royal Society* et *Fellow of the Royal College of Surgeons.*

C'est en 1914 qu'il détermine un indice d'hypertrophie ventriculaire gauche qui prendra le nom d'"indice de Lewis". Il est alors considéré comme le plus éminent cardiologue du Royaume-Uni.

Au cours de la Première Guerre Mondiale, Lewis est en charge, au *British Military Heart Hospital*, basé d'abord à Hampstead puis à Colchester, de la direction de l'équipe médicale, qui comporte plusieurs médecins américains tels que Samuel Levine engagé volontairement. Il exerce aussi au *Medical Research Committee*, fondé initialement pour la recherche dans la tuberculose. Après la guerre, Lewis fonde le Département de Recherche Cardiaque Clinique à l'*University College Hospital*, et poursuit son travail sur les arythmies cardiaques. En 1919, Thomas Lewis est nommé Chef du Département de Cardiologie de l'*University College Hospital* où il aura effectué toute sa carrière. Il est en relation étroite avec des cardiologues américains tels que Paul Dudley White.

Se détournant de l'électrocardiographie, Lewis s'intéresse ensuite aux pathologies vasculaires périphériques, aux capillaires et aux réactions vasculaires de la peau, au syndrome de Raynaud et à l'artériopathie oblitérante des membres inférieurs, ainsi qu'à la maladie coronarienne. Il est d'ailleurs l'un des premiers à établir une relation entre le tabagisme et la maladie coronarienne, le poussant à arrêter sa propre consommation de soixante-dix cigarettes par jour après avoir subi un infarctus du myocarde à l'âge de quarante-cinq ans.

En 1930, Lewis fonde la *Medical Research Society*. Il publie, en 1932, *Diseases of the Heart,* qui deviendra un traité de référence.

Thomas Lewis reçoit, pour ses contributions scientifiques, nombre d'honneurs et de prix, dont la médaille *Copley* en 1941, remise par la *Royal Society*, dont il sera vice-président de 1943 à 1945, et le *Conway Evans Prize* reçu en 1944. Auteur d'environ 240 publications scientifiques, et considéré comme le "père de l'électrophysiologie cardiaque clinique", il est élevé au rang de *Commander of the Order of the British Empire*, et intronisé *Chevalier* en 1921 par le roi George V.

Sir Thomas Lewis fut enterré à *St. Gastyn's Churchyard* (Llangasty Tal-y-llyn, Pays de Galles) (Royaume-Uni).

Le *détroit de Lewis*, en Antarctique, a été nommé ainsi en son honneur.

***Libman-Sacks** (endocardite de) ; voir aussi Sacks Benjamin :* Endocardite atypique verruqueuse, non bactérienne, valvulaire ou pariétale, atteignant surtout les valves mitrales et aortiques, compliquant un lupus érythémateux disséminé dans sa phase finale.

LIBMAN EMANUEL (1872-1946) : Médecin interniste américain, né à New York City, mort à New York City (New York) (USA).

Fils d'un émigré prusso-polonais, Emanuel Libman étudie la médecine au *College of Physicians and Surgeons, Columbia University* (New York City), où il obtient son doctorat en 1894. Il est interne au *Mount Sinai Hospital* (New York City), puis poursuit sa formation en Europe, à Vienne, Berlin, Munich, Prague, où il côtoie les grands leaders de la médecine européenne, tels que Theodor Escherich à Vienne avec qui il apprend les techniques bactériologiques. C'est dans le laboratoire de ce dernier que Libman découvre le *Streptococcus enteritis ("Streptococcus Libman")*, en l'isolant à partir du sang d'un nourrisson ayant une diarrhée sévère.

De retour au *Mount Sinai Hospital*, Libman est d'abord Assistant Anatomopathologiste, puis il établit dans cet hôpital, en 1904, le Département de Bactériologie et de Sérologie. En 1910, il est nommé Professeur Associé de Médecine Clinique à la Faculté du *College of Physicians and Surgeons, Columbia University.*

Ce brillant clinicien acquiert une grande réputation pour l'exactitude de ses diagnostics, et a pour patients des célébrités, telles que Sara Bernhardt, Thomas Mann, Albert Einstein. C'est Libman qui diagnostique correctement l'endocardite du compositeur Gustav Mahler qui lui sera rapidement fatale en 1911. Ses centres d'intérêt concernent surtout la bactériologie et la cardiologie, et il publie plusieurs articles sur les endocardites, sujet qui l'intéresse particulièrement. C'est ainsi que Libman rapporte, dès 1909, quarante-trois cas d'une forme subaiguë d'endocardite bactérienne, évoluant pendant plusieurs mois. Il milite alors activement pour l'usage de l'hémoculture afin d'identifier les organismes responsables des infections.

En 1914, Emanuel Libman obtient le poste de Chef du Service Médical au *Mount Sinai Hospital*, qu'il conservera jusqu'en 1925. C'est lui qui fonde le Département de Cardiologie au *Mount Sinai*. Libman se dévoue pour ses étudiants, se passionne pour l'enseignement médical, y compris loin de son pays, à l'Université Hébraïque de Jérusalem. Parmi ses élèves, on trouve Leo Buerger, Albert Epstein…

En 1924, Libman rapporte, avec son étudiant Benjamin Sacks, quatre cas de patients, âgés de dix à trente-sept ans, atteints d'une forme particulière d'endocardite valvulaire et murale, non infectieuse, d'étiologie inconnue, évoluant sur quatre à neuf mois, qu'il nommera *"atypical verrucous endocarditis"*. Ce type d'endocardite sera dénommé par la suite "endocardite de Libman-Sacks", mais son origine lupique ne sera découverte que bien plus tard.

Emanuel Libman a reçu en 1912 la médaille d'or de l'*American Medical Association* pour ses travaux sur les endocardites et a été élu à la *New York Academy of Medicine*.

Il laisse le souvenir d'un clinicien hors pair, d'un enseignant enthousiaste et dévoué, et d'un philanthrope. Selon la remarque d'Alexis Carrel : *« Libman is medicine itself »*.

***Lillehei-DeWall** (oxygénateur à bulles de) ; voir aussi DeWall Richard Alison :* Appareil utilisé pour la chirurgie à cœur ouvert, constitué d'une chambre où le sang est oxygéné par barbotage de bulles d'oxygène, et d'une chambre de débullage, elle-même constituée d'un réservoir revêtu d'une couche d'un produit anti-mousse, d'une longue spire hélicoïdale et enfin d'un "piège à bulles", le risque étant celui d'embolies gazeuses.

LILLEHEI CLARENCE WALTON "WALT" (1918-1999) : Chirurgien cardiaque américain, né à Minneapolis (Minnesota), mort à Saint Paul (Minnesota) (USA) ; *voir Hunter-Lillehei-Hardy (intervention de).*

Fils de dentiste, Walt Lillehei entre à l'*University of Minnesota Medical School* et obtient son doctorat en médecine en 1942. Lors de la Seconde Guerre Mondiale, il sert comme officier en Afrique du Nord et en Italie. En 1946, après la guerre, il retourne à Minneapolis pour poursuivre sa formation et obtient sa spécialité de chirurgie en 1951. Il est alors nommé Professeur Associé puis Professeur Titulaire (en 1956) au *Departement of Surgery* à l'*University of Minnesota,* où il exercera jusqu'en 1967.

En 1952, le 02 septembre, Lillehei participe à une première mondiale historique : il s'agit de la première opération à cœur ouvert sous vision directe, utilisant l'hypothermie, menée avec succès par Floyd John Lewis, sur une petite fille de cinq ans porteuse d'une communication interauriculaire. La température fut abaissée à vingt-sept degrés, le clampage n'excéda pas dix minutes, et la petite patiente défibrilla spontanément.

L'hypothermie ne pouvant être utilisée que pour des opérations de courte durée, Lillehei commence, en 1954, à effectuer des opérations cardiaques par circulation extracorporelle utilisant la circulation croisée, avec un "donneur" connecté au patient pour lui fournir l'oxygénation nécessaire. Il s'était en effet intéressé aux travaux du Docteur Andreason, jeune chirurgien britannique, qui avait démontré qu'un seul cœur pouvait entretenir deux organismes pendant le temps d'une opération à cœur ouvert.

C'est le 26 mars 1954 qu'a lieu la première opération à cœur ouvert dans le monde, par la technique de circulation croisée. Lillehei réussit la réparation d'une communication interventriculaire sur un bébé de treize mois, pour lequel le père avait prêté son système cardio-respiratoire, mais cependant l'enfant décèdera peu après. Quelques mois plus tard, une seconde tentative, sur un enfant atteint d'une tétralogie de Fallot, et dont le père de vingt-neuf ans avait aussi joué le même rôle que précédemment, sera couronnée de succès. Lillehei poursuivra cette technique de circulation croisée sur différents types de cardiopathies congénitales, opérant ainsi quarante-cinq patients dont vingt-huit survivront (vingt-deux patients seront encore vivants trente ans plus tard).

Lillehei utilisera par la suite un procédé plus pratique, en utilisant d'abord le cœur-poumon artificiel mis au point pendant la guerre par John Heysham Gibbon et sa femme, puis, à partir de 1955, le premier oxygénateur à bulles inventé par son jeune collaborateur, Richard DeWall, et qui prendra le nom d'"oxygénateur à bulles de Lillehei-DeWall". Grâce à ce nouveau procédé d'une grande simplicité, Lillehei réalise, en 1956, la première réparation de la valve mitrale sous vision directe, pour une insuffisance mitrale. Par la suite, plus de cinq cents opérations à cœur ouvert seront réalisées en l'espace de trois ans au *Departement of Surgery* à l'*University of Minnesota.*

À cette époque, Lillehei constate que ses opérations sont souvent compliquées par la survenue d'un bloc atrioventriculaire complet, parfois mortel. Il pense alors qu'un soutien temporaire du rythme cardiaque par une stimulation extérieure maintiendrait le patient en vie jusqu'à la récupération du système conducteur. Il envisage, par conséquent, de placer des électrodes alimentées par une pile sur le cœur. Il commence par concevoir une sonde myocardique, constituée de fils d'acier inoxydable insérés dans une gaine en Téflon, qui permet de relier le myocarde du patient au stimulateur, la sonde pouvant être retirée secondairement, par simple traction, après récupération d'un rythme spontané normal. Cette sonde myocardique est implantée avec succès, pour la première fois, le 30 janvier 1957 sur une fillette de trois ans dont l'opération sur sa tétralogie de Fallot avait été compliquée d'un bloc cardiaque. Mais cette technologie a ses limites, car la source d'énergie dépend de l'alimentation électrique sur secteur et, quelques mois plus tard, une panne d'électricité causera la mort tragique d'un bébé. Lillehei fait alors appel à un jeune ingénieur électricien, Earl Elmer Bakken, qui avait fondé en 1949, avec son beau-frère Palmer Hermundslie, la Société *Medtronic* dans un garage de Minneapolis, et qui s'employait à réparer les équipements électriques hospitaliers. C'est lui qui va concevoir le premier stimulateur cardiaque portable, transistorisé, fonctionnant sur batterie. En 1958, le 14 avril, Lillehei implante pour la première fois au monde ce pacemaker, dont la source d'alimentation est autonome, mais qui a cependant l'inconvénient d'être placé à l'extérieur du patient, d'où le risque d'infection le long de la sonde. La publication intitulée *"Transistor pacemaker for treatment of complete atrioventricular dissociation"* date de 1960. Il restait à inventer un système totalement implantable.

Lillehei développe par ailleurs de nouveaux modèles de prothèses valvulaires : "Lillehei-Nakib", "Lillehei-Kaster", "Kalke-Lillehei". C'est avec Hunter et Hardy qu'il conçoit et met en œuvre, en 1964, une technique chirurgicale dans la maladie d'Ebstein qui sera nommée "intervention de Hunter-Lillehei-Hardy ".

En 1966, Walt Lillehei est nommé Président de l'*American College of Cardiology*. En 1967, il obtient la chaire du Département de Chirurgie au *Cornell University Medical Center* (New York) et, en 1969, il réalise, comme Chirurgien en Chef, la première transplantation cœur-poumons au *New York Hospital*. Il retourne ensuite à Saint Paul (Minnesota) en 1975, où il devient Directeur des Affaires Médicales de la *St. Jude Medical Heart Valve Division* (aujourd'hui *Abbott*), tandis qu'il a perdu la vision à l'âge de cinquante-cinq ans, suite au traitement d'un lymphosarcome de la parotide diagnostiqué en 1950.

Enseignant hors pair, Walt Lillehei, considéré comme "le père de la chirurgie à cœur ouvert", a formé 150 chirurgiens cardiaques de quarante pays différents, tels que Norman Shumway, Christiaan Barnard, Christian Cabrol et bien d'autres. Il a été l'auteur de plus de 700 publications scientifiques, et a été membre de nombreuses sociétés savantes, telles que l'*American College of Cardiology*, dont il a été Président. Il a obtenu de nombreux prix et récompenses, tels que l'*Albert Lasker Award* en 1955 pour "Contributions exceptionnelles à la chirurgie cardiaque", l'intronisation au *Minnesota Inventors Hall of Fame* en 1993 et le *Harvey Prize in Science and Technology* en 1996.

Il est enterré au *Fort Snelling National Cemetery*, Hennepin County (Minnesota) (USA).

***Löffler** (endocardite de) :* C'est une cardiomyopathie restrictive rare, caractérisée par un épaississement fibreux de l'endocarde d'un ou des deux ventricules, associée à une forte éosinophilie, évoluant vers une insuffisance cardiaque globale ou à prédominance droite et se compliquant d'accidents thrombo-emboliques.

LÖFFLER WILHELM (1887-1972) : Médecin interniste suisse, né à Bâle, mort à Zürich (Suisse).

Wilhelm Löffler entreprend ses études de médecine en Suisse, son pays de naissance, mais aussi à Vienne et à Strasbourg, et obtient son doctorat en 1911. En 1913, il commence à exercer à l'Hôpital Universitaire de Bâle. Il obtient sa spécialité en Médecine Interne en 1917. À partir de 1921, il est Professeur Associé de Médecine Interne à l'Université de Zürich et Directeur de la *Medizinischen Policlinik*, poste qu'il gardera jusqu'en 1957. Il sera Doyen de la Faculté de Médecine de 1936 à 1938, et nommé Professeur Titulaire à l'Université de Zürich en 1937.

Il laisse son nom au "syndrome de Löffler", qu'il décrit en 1932, et à l'endocardite pariétale fibroplastique, l'"endocardite de Löffler", qu'il décrit en 1936 à partir de deux cas.

En 1955, Wilhelm Löffler est le médecin traitant de Thomas Mann, alors âgé de quatre-vingts ans et qui vit à Zürich. Il diagnostique chez ce grand écrivain une thrombophlébite, tandis que l'autopsie révèlera une rupture d'anévrysme de l'artère iliaque gauche avec hématome compressif et thrombose de la veine iliaque gauche.

Wilhelm Löffler introduisit l'usage de l'insuline en Suisse, et fut considéré comme un pionnier dans la prévention de la tuberculose, en promouvant une surveillance radiologique massive de la population.

Lown-Ganong-Levine *(syndrome de) : voir Clerc, Robert-Lévy et Cristesco (syndrome de).*

Lown et Wolff *(classification de) ; voir aussi Wolff Louis :* Il s'agit de la classification des extrasystoles ventriculaires en cinq degrés de gravité croissante.

Lown Bernard (1921-2021) : Cardiologue américain d'origine lithuanienne, né à Utena (Lithuanie), mort à Chestnut Hill (Massachusetts) (USA).

Né en Lithuanie, issu d'une famille juive et pieuse, Bernard Lown émigre aux USA à l'âge de quatorze ans. Il entreprend ses études à l'Université du Maine et obtient son diplôme de doctorat en médecine à la *Johns Hopkins University School of Medicine* (Baltimore, Maryland) en 1945. Il poursuit son internat et sa formation à New York City, obtient sa spécialité en cardiologie, puis, en 1950, s'établit à Boston, au *Peter Bent Brigham Hospital*, et à la *Harvard Medical School* (Boston, Massachusetts), où il mène des recherches dans le domaine cardiovasculaire.

En 1952, il décrit le "syndrome de Lown-Ganong-Levine", qui avait déjà été rapporté en 1938 par Clerc, Robert-Lévy et Cristesco. Travaillant avec son mentor, Samuel Albert Levine, Lown réduit fortement la durée du repos strict au lit des patients ayant fait un infarctus du myocarde, réduisant ainsi la mortalité importante due aux embolies pulmonaires. Il s'intéresse à la mort subite d'origine cardiaque, considérant qu'elle peut être réversible, et à la fibrillation ventriculaire, et entreprend des recherches pour découvrir une méthode de ressuscitation sûre et efficace.

À cette époque, William Kouwenhoven avait mis au point un modèle de défibrillateur à courant alternatif, qui cependant pouvait entraîner des dommages sur les muscles squelettiques et cardiaques, avec un risque d'arythmie atriale ou ventriculaire grave. À partir de 1959, avec l'aide de l'ingénieur Baruch Berkowitz, Lown effectue des recherches sur l'animal. Il teste ainsi sur le chien une forme de choc électrique fortement amortie et moins traumatisante, dénommée l'"onde de Lown". Sa technique, finalement mise au point, utilise un courant continu, à une énergie de 100-200 joules, et délivre au cœur un choc de 5 millisecondes, par l'intermédiaire d'électrodes. Avec son dispositif utilisé chez un patient en fibrillation ventriculaire, en 1961, Bernard Lown parvient, au *Peter Bent Brigham Hospital*, à restaurer le rythme sinusal sans dommage cardiaque ni musculaire. Ce défibrillateur à courant continu permet ainsi une fantastique amélioration de la survie des patients coronariens. L'appareil sera fabriqué par l'*American Optical Company*, et, dès 1964, des milliers d'hôpitaux en seront équipés. C'est Lown qui introduit donc, en Occident, la technique de la défibrillation par courant continu utilisée de nos jours. Ce dispositif ouvre également la voie à son utilisation en chirurgie cardiaque. Donald Brian Effler est le premier chirurgien cardiaque à l'utiliser, en 1962, à la *Cleveland Clinic* (Ohio).

Lown étudie aussi les possibilités de traiter, avec le défibrillateur, d'autres types de tachycardies, telles que la tachycardie ventriculaire dans les années soixante, et la fibrillation auriculaire. Pour la première fois, en 1967, il parvient à réduire ce type d'arythmie, la fibrillation auriculaire, grâce à un choc électrique, et nomme cette méthode "cardioversion".

Lown met en évidence le rôle crucial du potassium dans l'utilisation de la digitaline et commence à utiliser la lidocaïne intraveineuse, jusque-là employée comme agent anesthésique, dans le traitement des troubles du rythme ventriculaire, en particulier dans les arythmies post-infarctus.

En 1961, Bernard Lown crée, avec un groupe de médecins de Boston, une organisation nommée *Physicians for Social Responsibility,* afin de lutter contre la menace de guerre nucléaire entre URSS et USA. Des articles scientifiques sont publiés, encourageant les mouvements anti-nucléaires internationaux. Il est aussi impliqué dans la lutte contre les dommages de guerre des enfants vietnamiens, rapatriant et soignant certains de ces enfants à partir de 1967.

En 1967, Lown est nommé Professeur de Cardiologie au *Harvard T.H. Chan School of Public Health* (Boston), poste qu'il occupera jusqu'en 1991. En 1971, il détermine, avec Louis Wolff, la classification des extrasystoles ventriculaires, qui portera leur nom, la "classification de Lown et Wolff".

En 1980, Lown fonde, avec quelques médecins, l'*International Physicians for the Prevention of Nuclear War (IPPNW),* pour lutter contre le risque nucléaire suite à l'invasion de l'Afghanistan par l'URSS. Cette organisation n'aurait pas pu être fondée sans l'amitié de

Lown pour le cardiologue russe Evgeny Chazov, qui prendra la tête du groupe des médecins soviétiques, et futur Ministre de la Santé en URSS. Elle finira par compter, en 1985, 135 000 médecins de quarante-et-un pays différents. Cette même année, Bernard Lown et Evgeny Chazov reçoivent le Prix Nobel de la Paix au nom de l'*IPPNW*. Lown fonde encore deux autres organisations, *SatelLife*, en 1988, et *ProCor*, en 1997, pour promouvoir, dans les pays en voie de développement, la prévention des maladies cardiovasculaires et l'accès à la littérature et à l'information médicale. En 2012, il crée le *Lown Institute*, dans le but d'étudier la crise croissante du système de santé aux USA, le *Lown Cardiovascular Center* (Brookline, Massachusetts) et la *Lown Cardiovascular Research Foundation.*

Bernard Lown est l'auteur ou co-auteur de plus de 400 publications scientifiques. Il termine sa prestigieuse carrière professionnelle comme Professeur Émérite de Cardiologie à la *Harvard T.H. Chan School of Public Health*, et Médecin Émérite Senior au *Brigham and Women's Hospital* de Boston (Massachusetts). Il a reçu de nombreux prix et distinctions honorifiques, dont le prix *UNESCO* de l'éducation pour la paix.

Bernard Lown est décédé à l'âge de quatre-vingt-dix-neuf ans et a été inhumé au *Newton Cemetery*, Newton (Massachusetts) (USA).

Luciani-Wenckebach *(période, bloc ou phénomène de) ; voir aussi Wenckebach Karel Frederik :* Aussi dénommé bloc atrioventriculaire du deuxième degré de type Mobitz I, ce type de bloc se caractérise par un allongement progressif de l'espace PR de l'électrocardiogramme, jusqu'à la survenue d'une onde P bloquée, puis ce même cycle recommence. Ce type de bloc est généralement de siège intranodal.

Luciani Luigi (1840-1919) : Physiologiste et pharmacologue italien, né à Ascoli Piceno, mort à Rome (Italie).

Luigi Luciani commence de brillantes études de médecine à l'Université de Bologne en 1862, les poursuivant à l'Université de Naples. Mais une épidémie de choléra à Naples le ramène à Bologne où il obtient son diplôme de docteur en médecine en 1868. De 1869 à 1871, il travaille comme Assistant au Laboratoire de Physiologie de Bologne, dirigé par Luigi Vella, prenant pour modèle la méthode scientifique du physiologiste français Claude Bernard.

Puis Luciani part passer deux années à l'Institut de Physiologie de Leipzig, dirigé par Carl Ludwig, où il entreprend des recherches expérimentales sur l'activité automatique du cœur. C'est dans le laboratoire de Ludwig que Luciani met en évidence, sur un cœur isolé de grenouille, à l'aide de ligatures effectuées au niveau des oreillettes, un rythme cardiaque périodique. Il l'enregistre graphiquement sur un appareil de type tonographe. La publication paraît en 1873, sous le titre *"Eine periodische Funktion des isolierten Froschherzens" ("Une fonction périodique du cœur isolé de grenouille").*

Vingt-six ans plus tard, Karel Frederik Wenckebach, dans sa publication princeps de 1899, attribuera le phénomène de battements cardiaques irréguliers, constaté sur une patiente, à un bloc partiel de la conduction atrioventriculaire. Il fera le lien avec la publication de Luciani, et nommera alors ce phénomène "périodes de Luciani". Avec l'avènement de l'électrocardiographie au début du vingtième siècle, ce rythme périodique sera identifié comme étant un bloc atrioventriculaire du second degré de type Mobitz I.

Cette période passée à Leipzig sera la plus féconde en termes de recherche et la plus passionnante pour Luciani qui considère Carl Ludwig comme son mentor. La même année, toujours à Leipzig, il fonde la *Physiology Society.*

Rentré en Italie, Luigi Luciani poursuit ses recherches en physiologie expérimentale à Bologne, en particulier dans le domaine de la respiration.

En 1875, il est nommé Professeur de Physiologie à l'Université de Parme, puis occupe les chaires de Physiologie dans les Universités de Sienne, de Florence et enfin de Rome, entre 1880 à 1917, année de sa retraite. Il oriente alors ses recherches vers la fonction cérébelleuse et la réponse physiologique au jeûne. À la fin de sa carrière, il est nommé Recteur de l'Université de Rome et Professeur Émérite.

En 1905, Luigi Luciani est élu membre honoraire étranger de l'Académie Royale de Médecine de Belgique. En 1908, il publie *Fisiologia dell' Uomo*, ouvrage en cinq volumes traitant de la physiologie de l'homme qui sera traduit en plusieurs langues et plusieurs fois réédité.

Ludwig *(kymographe de)* : Appareil autrefois utilisé pour l'enregistrement graphique de la pression artérielle (de manière invasive), de la fréquence respiratoire, du pouls... Il comportait un manomètre à mercure, un flotteur transmettant les oscillations du mercure, reproduites par un stylet sur un tambour rotatif recouvert d'une feuille enduite de noir de fumée. C'est le premier instrument ayant permis de transposer des phénomènes physiologiques en courbes exploitables de manière mathématique.

Ludwig Carl Friedrich Wilhelm (1816-1895) : Médecin, anatomiste et physiologiste allemand, né à Witzenhausen (Hesse), mort à Leipzig (Saxe) (Allemagne).

Carl Ludwig étudie la médecine à l'Université de Marburg et à l'Université Friedrich-Alexander d'Erlangen-Nuremberg, obtenant son doctorat à Marburg en 1839. À partir de 1842, il enseigne la physiologie puis l'anatomie comparée en 1846 à l'Université de Marburg.

C'est en 1847 que Carl Ludwig invente un appareil qu'il nomme "kymographion" ou "kymographe", utilisé pour enregistrer graphiquement des variables telles que le pouls, la pression artérielle et la fréquence respiratoire, et l'amenant ainsi à découvrir l'arythmie sinusale.

En 1849, Ludwig est nommé Professeur d'Anatomie et de Physiologie à Zürich (Suisse). En 1852, il publie le premier volume d'un remarquable ouvrage de physiologie qui deviendra une référence, intitulé *Lehrbuch des Physiologie des Menschen.* On y trouve la première description du rôle de la précharge sur la performance systolique cardiaque, bien avant les travaux de Frank et Starling.

En 1855, Carl Ludwig est Professeur à Vienne, au *Collegium Medico-Chirurgicum Josephinum*, qui forme les chirurgiens militaires. En 1865, il devient titulaire de la chaire de Physiologie, nouvellement créée, à Leipzig, qu'il occupera jusqu'à sa mort. Quatre ans plus tard, avec le soutien financier du roi Johann de Saxe, il fonde et dirigera, pendant trois décennies, un nouvel institut de physiologie à Leipzig, l'Institut de Physiologie-Carl-Ludwig. Sous sa direction, ce laboratoire expérimental devient une école mondialement renommée, attirant des étudiants du monde entier, tels que Henry Pickering Bowditch, Adolf Fick, Otto Frank et Luigi Luciani, pour recevoir l'enseignement de Carl Ludwig, puis diffuser ses théories.

Les recherches menées par Carl Ludwig sont axées principalement sur la physiologie du système cardiovasculaire, mais concernent aussi l'anesthésie ou l'excrétion urinaire. Il établit ainsi que l'urine est formée par un mécanisme de filtration au niveau des reins. Parmi ses découvertes, on retiendra qu'il fut le premier à mesurer la pression artérielle pulmonaire, avec l'aide de son kymographe et en insérant une sonde dans l'artère pulmonaire gauche, ainsi que la pression capillaire avec son élève Johannes von Dries. Il découvrit les nerfs dépresseurs et accélérateurs du cœur, et étudia la vasomotricité artériolaire. Il fut aussi le premier, en 1856, à pouvoir conserver *in vitro* un cœur de grenouille isolé, pendant plusieurs jours, en le perfusant avec une solution similaire à du plasma sanguin, dispositif que Luigi Luciani utilisera quelques années plus tard, et qui le mènera à la découverte du bloc qui portera son nom. Avec un autre de ses élèves, Johann von Dogiel, et une autre de ses inventions, le *"stromuhr"*, il mesura en 1867 les flux sanguins artériels et veineux. Et, en 1871, avec Henry Pickering Bowditch, Ludwig établit la "loi du tout ou rien", selon laquelle la fibre cardiaque se contracte sous l'effet d'un stimulus, à partir d'un certain seuil, quelle que soit l'intensité de ce stimulus, ou bien pas du tout si le stimulus est insuffisant pour atteindre ce seuil.

Considéré comme l'un des plus grands chercheurs et enseignants dans l'histoire de la physiologie, Carl Ludwig a révolutionné cette matière en expliquant les mécanismes physiologiques observés par des lois physiques et chimiques. Il a contribué à l'acquisition de connaissances majeures en physiologie, non seulement par ses recherches, mais aussi par ses nouvelles méthodes d'étude et par les appareils qu'il a inventés. Ainsi le kymographe lui a permis, outre l'étude de certains éléments de physiologie cardiovasculaire, la mise en œuvre de la "méthode graphique" qui sera, quelques années plus tard, développée par le physiologiste français Étienne-Jules Marey.

Carl Ludwig a été élu membre de nombreuses sociétés savantes en Europe et en Amérique, telles que la *Royal Society* en 1875, l'Académie des Sciences de l'Institut de France ou l'Académie Royale de Sciences de Suède. En 1884, il reçoit, de la *Royal Society*, la Médaille *Copley*, pour ses travaux en physiologie.

La mémoire de Carl Ludwig est honorée par la Médaille Honoraire Carl Ludwig, décernée par la Société Allemande de Cardiologie à des chercheurs d'exception dans le domaine cardiovasculaire, et par l'institut qui porte son nom, l'Institut de Physiologie-Carl-Ludwig à Leipzig.

Il fut inhumé au *Neuer Johannisfriedhof* à Leipzig (Saxe) (Allemagne).

Lutembacher *(syndrome de) :* Cardiopathie congénitale rare, caractérisée par l'association d'une communication interauriculaire et d'un rétrécissement mitral en général acquis.

Lutembacher René (1884-1968) : Cardiologue français, né à Jouy-en-Josas, mort en France.

René Lutembacher effectue ses études de médecine à Paris, et obtient son doctorat en 1912. Il se spécialise en cardiologie et exerce au Centre de Cardiologie de Seine-et-Oise. C'est en 1916 qu'il publie, à propos d'un cas sur une femme de soixante-et-un ans, l'article décrivant l'association d'un défect du septum interauriculaire et d'une sténose mitrale, qui prendra le nom de "syndrome de Lutembacher". En réalité, cette association avait déjà été décrite par l'anatomiste allemand Johann Friedrich Meckel en 1750 dans une lettre adressée au grand Albrecht von Haller, puis par le français Jean-Nicolas Corvisart en 1811.

René Lutembacher fut également un pionnier de la cinématographie scientifique du cœur, réalisant des films sur cet organe à des fins de recherche et d'enseignement. Il a publié de nombreux ouvrages médicaux, traitant du rétrécissement mitral, du rhumatisme articulaire aigu, ou plus généraux, tels que *les Lésions Organiques du Cœur* en 1936.

Mackenzie *(polygraphe clinique de) :* Instrument servant autrefois à enregistrer simultanément les tracés des pouls vasculaires (radial, veineux et artériel), grâce à un stylet inscrivant les courbes sur un tambour rotatif de papier fumé, puis, après amélioration de l'appareil, utilisant de l'encre. Cet appareil est l'ancêtre du détecteur de mensonges.

Mackenzie James, Sir (1853-1925) : Cardiologue écossais, né à Pickstonhill Farm, près de Scone, Perthshire (Écosse), mort à Londres (Angleterre).

Fils de fermier, James Mackenzie, après un apprentissage auprès d'un chimiste, se tourne vers la médecine en 1874. Il obtient son doctorat en médecine à l'*University of Edinburgh* en 1882, puis pratique la médecine générale à Burnley (Lancashire) où il résidera pendant un quart de siècle.

En 1890, Mackenzie invente une méthode pour enregistrer les pulsations de l'artère radiale, de la veine jugulaire et les battements de la pointe du cœur, et mesurer l'intervalle atrioventriculaire. La même année, il découvre les extrasystoles ventriculaires devant des irrégularités de rythme, et considère comme inoffensives extrasystoles et arythmie sinusale. Il constate la disparition de l'onde "a" atriale (correspondant à la contraction des oreillettes) au niveau du pouls jugulaire en cas de fibrillation atriale.

C'est en 1892 qu'il met lui-même au point un instrument lui permettant d'enregistrer simultanément les pouls artériel et veineux, appareil qu'il améliore en 1906, avec l'aide d'un horloger du Lancashire, Sebastien Shaw. Cet instrument, nommé "polygraphe clinique de Mackenzie", est décrit dans son ouvrage publié en 1902 et intitulé *The Study of the Pulse.* Tandis que ses travaux restent ignorés de la plupart de ses compatriotes, Mackenzie acquiert rapidement une renommée internationale grâce à ses recherches et ses écrits. Il abandonne alors la médecine générale pour la pratique de la cardiologie, matière pour laquelle lui est reconnue une grande expertise.

À partir de 1902, il correspond et partage ses observations avec le grand Professeur de l'Université d'Oxford, William Osler, qui se déplace jusqu'à Burnley en 1905 pour lui rendre visite, le néerlandais Karel Wenckebach et l'écossais Sir Arthur Keith. Suite à la suggestion de Mackenzie, Keith se focalise sur l'étude du substrat anatomique des arythmies cardiaques, et entreprend l'examen systématique, macroscopique et microscopique, du système de conduction cardiaque de nombreuses espèces de mammifères. Mackenzie n'hésite pas à lui envoyer des cœurs de patients autopsiés. Le clinicien et l'anatomiste peuvent ainsi confronter leurs observations et s'entraider dans leurs recherches.

En 1907, à l'âge de cinquante-quatre ans, Mackenzie s'installe à Londres, où son activité de consultant devient florissante, et il intègre les équipes de divers hôpitaux, tels que le *West End Hospital,* et le *Mount Vernon Hospital.* Il étudie, grâce à son polygraphe, particulièrement les arythmies cardiaques, et décrit les résultats de ses recherches dans son livre *Diseases of the Heart*, publié en 1908. C'est à cette époque qu'il propose l'utilisation de la digitaline pour traiter certains troubles du rythme.

James Mackenzie rencontre Thomas Lewis en 1908 et le lance sur l'étude des arythmies cardiaques grâce à l'électrocardiographe du physiologiste néerlandais Einthoven. Cet appareil ne reçoit pourtant guère la sympathie de Mackenzie qui doute que l'électricité puisse résoudre leurs problèmes diagnostiques. Leur collaboration donne lieu, en 1909, à la fondation de la revue *Heart : A Journal for the Study of the Circulation.*

En 1913, Mackenzie prend en charge le Département de Cardiologie du *London Hospital.* Il recrute alors, comme Premier Assistant, John

Parkinson qui deviendra son ami. Puis, au cours de la Première Guerre Mondiale, il sert comme consultant au *Military Heart Hospital.*

En 1915, il est nommé *Fellow of the Royal Society* et anobli par le roi George V. Trois ans plus tard, il prend sa retraite et fonde le *St Andrew's Institute of Clinical Research* (devenu *James Mackenzie Institute of Clinical Research)* à St Andrew's, associant des médecins généralistes à des travaux de recherche clinique. En 1920, Mackenzie est nommé *Honorary Physician to the King.*

Depuis plusieurs années, James Mackenzie souffre d'une cardiopathie ischémique compliquée d'épisodes de fibrillation atriale qu'il enregistre sur lui-même. Il décrit ses crises d'angine de poitrine, de plus en plus fréquentes, à Sir Thomas Lewis, avant de décéder en 1925 lors d'une visite à Londres. Il avait demandé, avant sa mort, que son ami John Parkinson réalise l'autopsie. Ce dernier constatera une maladie coronarienne sévère avec des séquelles anciennes et récentes d'infarctus du myocarde. Les résultats de cette autopsie donneront lieu à une publication dans le *British Heart Journal* en 1939.

Considéré par le grand cardiologue américain Paul Dudley White comme l'un des "pères" de la cardiologie moderne, Sir James Mackenzie fut un pionnier dans l'étude des troubles du rythme cardiaque.

Un mémorial au nom de Sir James Mackenzie a été érigé à Burnley dans le *Thompson Park* (Lancashire). Une plaque commémorative a été apposée à Londres sur la façade de l'immeuble qu'il occupa de 1907 à 1911. Deux modèles du polygraphe de Mackenzie et un buste en bronze le représentant sont visibles au *Tayside Medical History Museum* (Dundee, Écosse). Après plus d'un siècle de développements techniques, le polygraphe est aujourd'hui utilisé comme détecteur de mensonges.

Mahaïm *(fibres de) :* Fibres (ou faisceau) "accessoires" de tissu nodal constituant une voie de préexcitation ventriculaire, court-circuitant les voies normales de conduction en réunissant directement l'oreillette droite ou le nœud d'Aschoff-Tawara et le ventricule droit près de la branche droite du faisceau de His. Le risque est la survenue d'une tachycardie antidromique, avec aspect de retard gauche, la conduction antérograde se faisant par la voie accessoire, et la conduction rétrograde par la voie nodo-hissienne.

Mahaïm Ivan (1897-1965) : Cardiologue, anatomopathologiste, musicographe suisse, né à Liège (Belgique), mort à Lausanne (Suisse).

Né en Belgique, Ivan Mahaïm arrive à Lausanne, à l'âge de deux ans, son père psychiatre étant appelé à enseigner à l'Université de Lausanne. Lors de la Première Guerre Mondiale, il s'engage comme volontaire dans l'armée belge alors qu'il n'a que dix-sept ans. En 1918, il entreprend des études de médecine à l'Université de Lausanne, et obtient son doctorat en 1924, puis se spécialise en Médecine Interne et en Anatomie Pathologique.

Mahaïm commence à exercer à l'Hôpital Cantonal de Lausanne et à la Policlinique de Lausanne. Il poursuit sa formation à Vienne chez Karel Frederik Wenckebach en 1926, puis à Paris chez Antonin Clerc en 1927. Sa réputation mondiale est établie suite à la publication de son ouvrage *Les Maladies Organiques du Faisceau de His-Tawara* en 1931. En 1935, il est nommé Professeur Associé de Cardiologie à l'Université de Lausanne.

En 1941, Ivan Mahaïm et M.R. Winston font la première description histologique de connections anormales reliant le nœud atrioventriculaire au ventricule droit, considérées comme des voies accessoires nodoventriculaires, qui seront nommées "fibres de Mahaïm". Le second ouvrage remarquable de Mahaïm est publié en 1945 : *Les Tumeurs et polypes du Cœur.*

Grand admirateur de Beethoven, et en particulier de ses quatuors à cordes, Ivan Mahaïm est également l'auteur de plusieurs études musicologiques. Il consacre les dix dernières années de sa vie à rédiger son ouvrage sur les dernières années de Beethoven : *Beethoven : Naissance et renaissance des Derniers Quatuors*, paru en 1964, et qui est une œuvre de référence.

Ivan Mahaim a publié une centaine d'articles scientifiques au cours de sa carrière et a été cofondateur de la Société Suisse de Cardiologie, dont il a été le Président de 1946 à 1952.

***Marey** (lois de) :* La "loi de variation périodique de l'excitabilité cardiaque" établit que le myocarde n'est pas excitable dans sa phase systolique, mais qu'il le devient au cours de la diastole.

La "loi de l'uniformité de travail du cœur" établit que la fréquence cardiaque augmente lorsque la pression artérielle diminue et inversement.

***Marey** (sphygmographe de) :* Instrument de mesure non invasif, autrefois utilisé pour enregistrer le pouls. Cet appareil, portable, disposé par un brassard sur l'artère radiale, permettait l'amplification et l'enregistrement graphique des ondes sanguines sur une bande de papier.

MAREY ÉTIENNE-JULES (1830-1904) : Médecin, physiologiste, ingénieur français, né à Beaune (Côte d'Or), mort à Paris (France).

Bricoleur de génie depuis sa tendre enfance, Étienne-Jules Marey étudie la médecine à Paris, à partir de 1849. Armand Trousseau sera l'un de ses professeurs. Marey est reçu premier au concours de l'Internat en 1854, et commence à s'intéresser à la physiologie dans le service du cardiologue et Professeur Joseph-Honoré-Simon Beau à l'Hôpital Cochin. Marey s'initie à la physiologie auprès du Professeur Martin-Magron et se passionne rapidement pour la physiologie cardiovasculaire. En 1859, il obtient son doctorat en médecine, avec une thèse intitulée *Recherches sur la circulation du sang à l'état sain et dans les maladies,* qui est très remarquée, en particulier par le célèbre professeur de physiologie néerlandais Franciscus Cornelis Donders.

Ingénieux et inventif, Marey conçoit déjà toutes sortes d'appareils enregistreurs, dont les données sont visibles et préservées grâce à la "méthode graphique", permettant ainsi un langage scientifique universel. Cette méthode permet aussi de conserver la trace du phénomène étudié, pour une analyse qualitative et quantitative ultérieure. L'intérêt passionné de Marey pour la méthode graphique est lié à son désir ardent de faire de la physiologie une science exacte.

En 1859, sous l'impulsion de Donders, Marey rencontre Jean-Baptiste-Auguste Chauveau, un vétérinaire qui avait étudié les mouvements et les bruits du cœur des chevaux. C'est le début d'une collaboration, qui donnera lieu à de remarquables publications scientifiques, et d'une profonde amitié qui ne faiblira jamais.

Très vite, quelques mois plus tard, Marey invente et met au point, avec Chauveau et grâce à l'aide du fabricant de montres Bréguet, le sphygmographe, qui permet d'enregistrer les battements artériels sur une bande de papier. Il améliore ainsi le kymographe de Carl Ludwig créé en 1847 et le sphygmographe de Karl von Vierordt fabriqué en 1854. Il présente, à la Société de Biologie, en 1860, les résultats de ses recherches sur le pouls au moyen de son appareil. Celui-ci est dès lors nommé "sphygmographe de Marey". À cette époque, Marey donne des cours de Physiologie Expérimentale, puis sur la Physiologie de la circulation du sang et le diagnostic des maladies du cœur et des vaisseaux à l'École Pratique de la Faculté de Médecine de Paris. En 1864, il crée son propre laboratoire de physiologie, rue de l'Ancienne-Comédie.

Grâce à des sondes intracardiaques introduites sur un cheval, Marey et Chauveau décryptent et enregistrent toutes les phases du mouvement cardiaque et obtiennent des courbes de pression dans les oreillettes, les ventricules, l'aorte et l'artère fémorale : il s'agit du premier cathétérisme cardiaque. Sont alors décrites la chronologie des mouvements valvulaires, la contraction synchrone des deux ventricules, la période réfractaire du muscle cardiaque. Marey définit ainsi une "loi de variation périodique de l'excitabilité cardiaque", et une "loi de l'uniformité du cœur", établissant les relations physiologiques entre la pression artérielle et le rythme cardiaque, qui seront nommées "lois de Marey". Puis Marey s'intéresse à l'élasticité des artères, démontrant que cette élasticité leur permet de faire circuler le sang pendant la diastole cardiaque. En 1863, il publie *Physiologie médicale de la circulation du sang sur l'étude graphique des mouvements du cœur et du pouls artériel avec application aux maladies de l'appareil circulatoire*, ouvrage qui pose les bases de l'hémodynamique moderne.

En 1869, Étienne-Jules Marey est nommé Professeur au Collège de France, titulaire de la chaire d'Histoire Naturelle des Corps Organisés. Il est aussi Directeur d'un laboratoire de hautes études en physiologie expérimentale. La notoriété de ce brillant savant est désormais universelle.

En 1872, Marey est élu membre de l'Académie Nationale de Médecine, dont il sera Président en 1900. L'année suivante, Claude Bernard propose sa candidature pour l'attribution du prix de physiologie *Lacaze*, décerné par l'Institut de France, en louant la précision et la simplicité des appareils de Marey, qui leur permettent une grande diffusion. En 1878, Marey devient membre de l'Académie des Sciences, succédant à Claude Bernard, puis Président en 1895.

À partir des années 1870, passionné par "la machine animale" et par le mouvement, Marey commence à étudier les mécanismes des différents modes de déplacement de l'homme et des animaux, en particulier le vol des insectes et des oiseaux et le galop du cheval. Il utilise pour cela la photographie instantanée et imagine une méthode révolutionnaire, la chronophotographie, grâce à des appareils tels que le fusil photographique mis au point en 1882. En 1889, Marey abandonne la plaque de verre pour passer au film celluloïd, lequel vient d'être introduit en France. Il présente ses travaux à l'Académie des Sciences, et est ainsi considéré comme l'un des pères du cinématographe.

Entre 1880 et 1882, Marey établit les plans et dirige la construction de la Station de Physiologie de Paris au Bois de Boulogne, où sont conduites les recherches sur la locomotion humaine et animale. En 1902, deux ans avant sa mort, son rêve est réalisé lorsqu'est fondé l'Institut Marey, afin d'héberger l'Association Internationale de Contrôle des Instruments de Mesure. Cet institut répond à la nécessité d'une standardisation des appareils d'enregistrement qui doivent être "universels". Il disparaîtra un demi-siècle plus tard pour faire place aux terrains de tennis de Roland-Garros, mais revivra grâce aux laboratoires du CNRS dont certains portent le nom d'Institut Étienne-Jules Marey.

À la fin de sa carrière, Marey aborde comme nouveau sujet d'étude la mécanique des fluides, et construit en 1899, à cet effet, une soufflerie aérodynamique. Cette technique lui permettra d'analyser les interactions entre l'air et les ailes des premiers aéroplanes qui venaient tout juste d'être conçus.

Étienne-Jules Marey, par son inventivité et son caractère visionnaire, a occupé une place considérable dans le domaine de la physiologie expérimentale et dans l'exploration du système cardiovasculaire, établissant les fondements de l'hémodynamique moderne. Sa "méthode graphique" fera accéder la physiologie au statut de science exacte. Il peut être considéré comme l'un des trois grands génies français, avec Claude Bernard et Louis Pasteur, qui ont révolutionné la science à la fin du dix-neuvième siècle.

À la mort d'Étienne-Jules Marey, le Président de la République Raymond Poincaré lui rendit hommage en le qualifiant de « véritable artiste de la vie », ayant « mis fin à l'anarchie expérimentale ». Un monument en son honneur fut inauguré au Parc des Princes, puis ensuite déplacé dans l'enceinte du stade de Roland-Garros. Une plaque, apposée au 11 Boulevard Delessert à Paris, où il vivait, rappelle son œuvre et son souvenir. Une statue a été édifiée en 1911 à Beaune, Place Marey, en l'honneur d'Étienne-Jules Marey. Son nom a été donné à plusieurs établissements, tels que le Musée E.J. Marey à Beaune, ou le Lycée Polyvalent Étienne-Jules Marey à Boulogne-Billancourt.

Marfan *(syndrome ou maladie de) :* Maladie génétique du tissu conjonctif, à transmission autosomique dominante. Elle est caractérisée par des anomalies squelettiques (grande taille, arachnodactylie, hyperlaxité ligamentaire…), oculaires (subluxation du cristallin) et cardio-vasculaires (anévrysme ou dissection de l'aorte, insuffisance aortique, prolapsus valvulaire mitral).

MARFAN BERNARD-JEAN ANTONIN "ANTOINE" (1858-1942) : Médecin pédiatre français, né à Castelnaudary (Aude), mort à Paris (France).

Fils de médecin, Antoine Marfan s'inscrit à l'École de Médecine de Toulouse en 1877. En 1879, il vient à Paris pour préparer le concours d'externat, tout en étant stagiaire dans le service d'Ernest-Charles Lasègue à l'Hôpital de la Pitié. Il est reçu au concours de l'Internat en1881, internat qu'il effectue dans divers hôpitaux parisiens. Il obtient son doctorat en médecine en 1887, consacre ses premières années d'exercice à la tuberculose, puis oriente son activité vers les enfants. En 1892, Marfan est nommé Agrégé de Pédiatrie à la Faculté de Médecine de l'Université de Paris et Médecin des Hôpitaux, enseignant la pédiatrie à la Faculté de Paris comme Professeur Assistant.

C'est en 1896 que Marfan présente, à la Société Médicale des Hôpitaux de Paris, le cas d'une petite fille de cinq ans présentant un ensemble d'anomalies squelettiques avec allongement et amincissement des os et arachnodactylie, qu'il nomme "dolichosténomélie". Il n'est pas rapporté, chez cette petite patiente, d'anomalies associées cardiovasculaires ou oculaires. Ce syndrome sera nommé en 1931, par le médecin néerlandais Henricus Jacobus Marie Weve, "maladie ou syndrome de Marfan". Beaucoup plus tard, ce diagnostic sera rectifié en "Syndrome Arachnodactylie et Contracture Congénitale", connu à présent sous le nom de "syndrome de Beals", après la publication en 1972 signée de Hecht F. et Beals RK.

En 1902, Charles Achard rapporte un cas similaire, chez une jeune fille de dix-huit ans présentant un aspect des doigts caractéristique, qu'il nomme "arachnodactylie". C'est le médecin généticien américain Victor Almon McKusick qui, au milieu des années cinquante, caractérisera les anomalies cardiovasculaires, constatera le caractère familial de la maladie de Marfan, et émettra l'hypothèse, en 1956, que sa cause est liée à des anomalies du tissu conjonctif d'origine héréditaire.

Finalement, avec le recul et nos connaissances actuelles, on peut considérer que le cas rapporté par Marfan n'était pas un syndrome de Marfan, tandis que le cas d'Achard l'était très probablement.

En 1897, Antoine Marfan est co-auteur du *Traité des Maladies de l'Enfance* qui reçoit le Prix de l'Académie Française des Sciences. En 1901, il dirige le Service de la Diphtérie des Enfants Malades, prend la direction du Service de Médecine en 1908, puis reçoit la chaire de Thérapeutique à la Faculté de Médecine de Paris en 1910.

En 1914, Antoine Marfan est élu à l'Académie de Médecine, et une chaire d'Hygiène et de Clinique de la Première Enfance est créée et lui est confiée. Il a pour élève et interne Robert Debré. À l'Hospice des Enfants-Assistés (futur Hôpital Saint-Vincent de Paul), Marfan, en améliorant l'alimentation et les conditions d'hygiène des nouveau-nés, fait chuter le taux de mortalité de presque 50%, de 12.3% en 1920 à moins de 8% en 1931. Il fonde à Paris en 1920, avec Adolphe Pinard, l'École de Puériculture, la première de France, et crée la revue *Nourrisson.* Il prend sa retraite en 1928.

Antoine Marfan est considéré comme l'un des fondateurs de la pédiatrie en France.

Il est enterré dans sa ville natale de Castelnaudary (Aude) (France).

***Matas** (opération de) :* Méthode de traitement des anévrysmes artériels, consistant, après ouverture du sac, à leur exclusion par suture des orifices vasculaires et oblitération du sac. Ce type d'opération est également nommé anévrysmorraphie ou endoanévrysmorraphie.

MATAS RUDOLPH (1860-1957) : Chirurgien américain, né à Bonnet Carré (St. Charles Parish) (Louisiane), mort à la Nouvelle-Orléans (Louisiane) (USA).

Né en Louisiane et fils de médecin, Rudolph Matas passe son enfance entre Barcelone (Espagne), d'où ses parents catalans sont originaires, et Paris (France). Puis il revient aux USA à l'âge de dix-sept ans pour commencer ses études de médecine à la *Medical School of the University of Louisiana* (connue aujourd'hui sous le nom de *Tulane University School of Medicine*) où il obtient son doctorat en 1880. Après avoir participé à la campagne contre la fièvre jaune à la Nouvelle-Orléans, Matas se voue à la chirurgie. En 1886, il obtient le poste de Démonstrateur en Anatomie.

En 1888, le 06 mai, Rudolph Matas utilise une nouvelle procédure qu'il a inventée pour réparer un anévrysme. Le patient, un laboureur de vingt-six ans, présentait une masse pulsatile du bras gauche après une blessure par arme à feu, et le diagnostic porté était celui d'un anévrysme traumatique de l'artère brachiale. Après diverses tentatives de traitement, infructueuses, et après avoir envisagé l'amputation, Matas réalise ce qu'il nommera une "endoanévrysmorraphie", qui plus tard sera nommée "opération de Matas", sauvant le bras de ce travailleur manuel. Cette technique chirurgicale lui confèrera le titre de "père de la chirurgie vasculaire moderne", octroyé par William Osler. Cependant Matas, féru d'histoire de la médecine et faisant preuve de modestie, fera crédit de cette procédure au chirurgien grec Antyllus, qui vivait à Rome au deuxième siècle, et dont la technique opératoire sera restée le standard pendant seize siècles.

En 1889, Matas est le premier à rapporter l'utilisation clinique de la rachianesthésie aux USA. C'est aussi un ardent défenseur de l'anesthésie locorégionale et un précurseur dans l'administration de fluides intraveineux lors des opérations chirurgicales, dès 1888. En 1895, Rudolph Matas est nommé Professeur de Chirurgie à la *Tulane University* et Chef du Département de Chirurgie au *Charity Hospital* (Nouvelle-Orléans), postes qu'il gardera pendant trente-deux ans.

Malgré sa cécité monoculaire, Rudolph Matas effectue des centaines d'opérations vasculaires, dont des cures d'anévrysmes, avec sa technique dont il distingue trois types : oblitérative, reconstructive, restaurative, avec une mortalité très faible pour l'époque, de 2.4 %. En 1923, Matas réussit la cure d'un anévrysme de l'aorte abdominale.

C'est un membre fondateur de l'*American Association for Thoracic Surgery,* dont il sera Président en 1919, de l'*American College of Surgeons* dont il est élu Président lors du congrès de 1924. Il dirige le *New Orleans Medical and Surgical Journal.*

Rudolph Matas a reçu de nombreux prix et honneurs internationaux pour sa longue et fructueuse carrière, dont celui de membre honoraire du *Royal College of Surgeons of England* en 1927, membre de l'Académie Nationale de Chirurgie de Paris. Le *Rudolph Matas Award in Vascular Surgery* est considéré comme une reconnaissance internationale dans le domaine de la chirurgie du cœur et des vaisseaux.

Rudolph Matas est enterré au *Metairie Cemetery*, à la Nouvelle-Orléans (Orleans Parish) (Louisiane) (USA).

MicroMed DeBakey-Noon human implant *; voir DeBakey Michael Ellis et George P. Noon :* Pompe d'assistance ventriculaire implantable, permettant d'attendre une transplantation cardiaque, avec un système non pulsatile.

Mobitz *(bloc type) :* Classification électrocardiographique des blocs atrioventriculaires du second degré. Le type Mobitz I est caractérisé par des périodes de type Luciani-Wenckebach (allongement progressif de l'espace PR jusqu'à la survenue d'une onde P bloquée, non suivie d'un complexe QRS). Le type Mobitz II correspond à un blocage complet et inopiné d'une onde P, non précédé d'un allongement de l'espace PR. Leur mécanisme, leur pronostic, leur évolution, et donc leur traitement, sont différents.

MOBITZ WOLDEMAR (1889-1951) : Médecin interniste russo-allemand, né à Saint-Pétersbourg (Russie), mort à Freiburg-im-Breisgau (Allemagne).

Né en Russie à Saint-Pétersbourg, fils de chirurgien, Woldemar Mobitz fait ses études supérieures à Meiningen (Allemagne). Il étudie la médecine aux Universités de Freiburg in Breisgau et de Munich où il obtient son doctorat en 1914. Il exerce alors à Berlin et Halle et aux Hôpitaux Universitaires de Munich et de Freiburg en Médecine Interne. Il s'intéresse aussi à la cardiologie, et plus spécialement aux troubles du rythme cardiaque.

En 1924, il obtient sa spécialité en médecine interne à Munich. C'est en cette même année que Mobitz publie son article-clé, intitulé *"Uber die unvollständige Störung der Erregungsüberleitung zwischen Vorhof und Kammer des menschlichen Herzens" ("Sur le blocage partiel de la conduction entre l'oreillette et le ventricule dans le cœur humain").*

Mobitz est en effet le premier à caractériser deux types de blocs atrioventriculaires du second degré, au moyen d'une approche mathématique astucieuse, sur la base de l'électrocardiogramme. Il définit ainsi une classification en deux types, nommés "blocs de type Mobitz I ou II". Le type Mobitz I correspond au bloc atrioventriculaire décrit par Karel Frederik Wenckebach en 1899, nommé "période de Luciani-Wenckebach" caractérisée par un allongement progressif de l'espace PR de l'électrocardiogramme jusqu'à la survenue d'une onde P bloquée. Quant au type Mobitz II, il avait été décrit par le médecin anglais John Hay, en 1906, sur un homme de soixante-cinq ans présentant un pouls lent, au moyen d'un kymographe, qui avait permis d'obtenir des tracés simultanés des pulsations de l'artère radiale et de la veine jugulaire.

Mobitz distingue surtout ces deux types de blocs sur le plan pronostique : tandis que, dans le type I, l'anomalie de conduction est réversible, et ne s'accompagne pas, à l'autopsie, de lésion significative du nœud atrioventriculaire ou du faisceau de His, le bloc de type II, plus rare, évolue vers un bloc atrioventriculaire complet et est associé à des syncopes d'Adams-Stokes pouvant évoluer vers la mort et à une lésion structurelle permanente du faisceau de His.

En 1925, Woldemar Mobitz est nommé Professeur Associé et Chef du Département de Médecine Interne à Freiburg. Trois ans plus tard, il est Professeur Extraordinaire, puis Titulaire en 1939, à l'Université de Freiburg. En 1943, il devient Directeur de l'Hôpital Municipal dans le district de Sudenburg à Magdebourg, jusqu'à l'occupation par l'armée soviétique en 1945. Il retourne alors à l'Université de Freiburg où il termine sa vie après avoir souffert longtemps d'une tuberculose laryngée.

La classification en deux types des blocs atrioventriculaires du second degré, proposée par Woldemar Mobitz, a été acceptée dans les années soixante-dix par des comités internationaux, dont l'Organisation Mondiale de la Santé, et appliquée depuis dans le monde entier.

Le prix *Woldemar-Mobitz (Woldemar-Mobitz-Forschungspreis)* est décerné chaque année pour des travaux en rythmologie, par la *Deutsche Gesellschaft für Kardiologie*.

Mönckeberg *(maladie de) :* Rétrécissement valvulaire aortique calcifié acquis, dégénératif, première cause de rétrécissement aortique du sujet âgé.

Mönckeberg *(sclérose ou artériosclérose de) :* Également nommée médiacalcose ou médiacalcinose, la sclérose de Mönckeberg est une variété de sclérose artérielle, caractérisée par la dégénérescence et la calcification des fibres musculaires de la tunique moyenne des artères. Elle touche particulièrement les artères musculaires de moyen calibre et apparaît surtout chez les sujets diabétiques, insuffisants rénaux ou souffrant d'hyperparathyroïdie.

MÖNCKEBERG JOHANN GEORG (1877-1925) : Médecin et anatomopathologiste allemand, né à Hambourg, mort à Bonn (Allemagne).

Fils du sénateur et maire de Hambourg, et portant le même nom que lui, Johann Georg Mönckeberg étudie la médecine à la *Kaiser-Wilhelms-Universität* de Strasbourg (alors en Allemagne). Il poursuit ses études à l'*Albert-Ludwigs-Universität* de Freibourg et à la *Rheinischen Friedrich-Wilhelms-Universität* de Bonn. Il est nommé

Assistant à l'Institut de Physiologie et reçoit son doctorat de médecine à Bonn en 1900. En 1903, Mönckeberg exerce à Francfort comme Assistant en Physiologie, puis à Giessen, en 1904, où il obtient sa spécialisation en anatomopathologie en 1905.

C'est pendant cette période, en 1903, qu'il décrit la médiacalcose, également nommée "sclérose de Mönckeberg", qui atteint des artères musculaires de moyen calibre. C'est aussi à cette époque, en 1904, qu'il décrit les lésions aortiques qui prendront le nom de "maladie de Mönckeberg".

Mönckeberg est nommé Professeur Associé à Giessen en 1908. En 1912, il est Professeur d'Anatomopathologie à l'*Akademie für Medizin* à Düsseldorf, et en 1916 obtient la chaire d'Anatomopathologie à Strasbourg.

Johann Georg Mönckeberg doit démissionner lorsque l'Allemagne perd l'Alsace et la Lorraine, après la Première Guerre Mondiale. Il obtient une chaire à Tübingen, puis à Bonn où il finit sa vie, à l'âge de quarante-sept ans, atteint d'insuffisance rénale.

Sa carrière professionnelle a été consacrée à l'anatomie pathologique du système vasculaire, et au système de conduction cardiaque.

Johann Georg Mönckeberg fut inhumé à l'*Ohlsdorfer Friedhof*, Hambourg (quartier d'Ohlsdorf) (Allemagne).

***Mondor** (signe de) :* Turgescence des veines jugulaires, apparaissant en position couchée, en cas de plaie cardiaque avec hémopéricarde compressif.

MONDOR HENRI JEAN JUSTIN (1885-1962) : Chirurgien et écrivain français, né à Saint-Cernin (Cantal), mort à Neuilly-sur-Seine (Hauts-de-Seine) (France).

Après d'excellentes études à Aurillac, Henri Mondor s'oriente vers la médecine et part pour Paris pour y suivre ses études. Dans la Capitale, il se lie d'amitié avec son condisciple Georges Duhamel. Il réussit brillamment le concours de l'externat en 1906, celui de l'internat en 1909 et choisit la chirurgie. En 1910, il est Aide d'Anatomie à la Faculté de Médecine de Paris.

Pendant la Première Guerre Mondiale, Mondor est engagé volontaire et est appelé sur plusieurs fronts. Il obtient son doctorat en 1915. C'est sur le Front d'Italie, où il est Aide-Major, qu'en observant des blessés il décrit un signe clinique permettant de traiter les plaies superficielles du cœur et témoignant d'un hémopéricarde compressif, signe qui sera dénommé "signe de Mondor".

En 1920, Henri Mondor est Chirurgien des Hôpitaux, et nommé Agrégé de Chirurgie en 1923. En 1928, il publie son fameux ouvrage *Diagnostics Urgents de l'Abdomen* qui sera traduit en de nombreuses langues, largement diffusé et réédité jusqu'en 1979. En 1932, il est nommé Chef de Service à l'Hôpital Broussais, puis à l'Hôpital Bichat en 1933, et enfin à l'Hôtel-Dieu en 1941. En 1938, il est Professeur de Pathologie Chirurgicale, et, en 1941, il est aussi nommé Professeur de Clinique Chirurgicale à la Salpêtrière. Mondor publie son autre livre célèbre en 1936, *Les Avortements Mortels,* qui détaille les techniques utilisées pour les avortements clandestins.

Homme de lettres autant qu'homme de sciences, Henri Mondor s'intéresse à l'histoire de la médecine, écrit de nombreuses biographies sur de grands noms de la médecine. Il a pour amis Paul Valéry, André Gide, Paul Claudel, Alain, Colette, Jean Cocteau, Paul Éluard, et se passionne pour le poète Stéphane Mallarmé, auquel il consacre sept ouvrages. Il possède également des talents de dessinateur. En 1955, Mondor est nommé Professeur Honoraire, et, en 1956, Chirurgien Honoraire des Hôpitaux de Paris.

De nombreux honneurs et distinctions lui ont été décernés. Henri Mondor a surtout pour qualité remarquable d'avoir été élu à quatre académies : Académie de Chirurgie en 1926, Académie Nationale de Médecine en 1945, Académie Française en 1947 où il occupe le siège de Paul Valéry, Académie des Sciences en 1961. Son nom a été donné au CHU Henri-Mondor de Créteil, inauguré en 1969, et à l'Établissement Hospitalier Public à Aurillac, où existe un musée Henri Mondor, conservant sa statue de cire revêtue de son habit d'académicien.

Plus de 300 publications, articles et communications lui sont attribués.

Henri Mondor est enterré au cimetière d'Aurillac (Cantal) (France).

Morgagni-Adams-Stokes *(syndrome de) ;* *voir Adams-Stokes (maladie ou syndrome d').*

MORGAGNI GIOVANNI BATTISTA (1682-1771) : Médecin anatomiste italien, né à Forli (Émilie-Romagne) et mort à Padoue (Vénétie) (Italie).

Giovanni Morgagni fait partie, avec Lower, Vieussens, Sénac et Heberden, des cinq grands noms de la médecine qui dominent le dix-huitième siècle.

Morgagni n'a que quinze ans lorsqu'il commence à étudier la médecine à l'Université de Bologne. Sa mémoire étonnante et son jugement pénétrant le font remarquer de ses maîtres. L'un de ceux-ci, qu'il vénèrera toute sa vie, est Antonio Valsalva, titulaire de la chaire d'anatomie et lui-même successeur de Marcello Malpighi.

Giovanni Morgagni obtient son doctorat en médecine et en philosophie en 1701 et devient l'Assistant de Valsalva à l'Hôpital *Santa Maria della Morte*. Il exerce dans trois hôpitaux de Bologne où il peut disséquer des cadavres. Son premier ouvrage en six tomes, *Adversaria Anatomica Prima,* publié entre 1706 et 1719, lui procure une célébrité immédiate à l'échelle européenne.

En 1707, Morgagni se rend à Venise pour pratiquer des dissections sous la conduite de l'anatomiste italien Giovanni Domenico Santorini, puis retourne, deux ans plus tard, à Forli pour exercer la médecine. En 1711, il obtient un poste de Professeur, à l'Université de Padoue, occupant d'abord la chaire de Médecine Théorique.

En 1715, lui est accordée la prestigieuse première chaire d'Anatomie de Padoue, qu'il tiendra pendant plus de cinquante ans. Giovanni Morgagni est alors estimé des plus grands médecins de son temps et acquiert une réputation internationale. Il est consulté et visité par les plus grandes personnalités de l'époque, telles que des rois et des papes.

En 1740, il édite les œuvres complètes de son maître, Antonio Valsalva, ainsi que sa biographie.

En 1761, Morgagni étant alors âgé de soixante-dix-neuf ans, est publiée son œuvre majeure *De Sedibus et Causis Morborum per Anatomen Indagatis (Recherches anatomiques sur le siège et les causes des maladies),* résultat de soixante ans de travaux, réalisés à partir de 640 autopsies soigneusement répertoriées sur des fiches. Dans cet ouvrage, plusieurs fois réédité et traduit en plusieurs langues, Morgagni essaie de comparer les altérations détectées sur les organes aux symptômes dont le malade s'était plaint de son vivant. Il pose ainsi les premiers principes de l'anatomie pathologique, en ouvrant la voie vers la méthode anatomo-clinique, et apporte d'immenses contributions à la compréhension des maladies. Il est le premier à décrire les symptômes de la maladie de Crohn, ceux de la lithiase biliaire, ou ceux de la méningite tuberculeuse.

Dans la deuxième section de son ouvrage, portant sur les maladies du thorax, Morgagni décrit le cas d'un patient de soixante-quatre ans, marchand à Padoue, chez qui il constate un pouls rare et extrêmement lent, à 22 battements par minute, associé à deux crises épileptiques, et qui décèdera quinze mois après le début des symptômes. Cette description correspond à ce qui constituera plus tard le "syndrome d'Adams-Stokes" ou de "Morgagni-Adams-Stokes". Concernant ce patient, Morgagni fait alors le lien avec la description de deux cas, dont la symptomatologie était similaire (pouls extrêmement lent, syncopes, vertiges et parfois crises d'épilepsie), effectuée en 1717 par le médecin slovène Marcus Gerbezius. Ce dernier avait publié son article dans le journal annuel de l'Académie Nationale des Sciences Leopoldine à Halle (Allemagne), et, par conséquent, Gerbezius pourrait se prévaloir d'être le premier à avoir découvert le syndrome d'Adams-Stokes.

Morgagni décrit aussi la tétralogie de Fallot, la coarctation de l'aorte, des cas d'anévrysmes de l'aorte, de rétrécissement mitral, de péricardites, de calcifications des valves aortiques et fait la relation entre la douleur d'angine de poitrine et des lésions calcifiées des artères coronaires. Bien que Raymond Vieussens ait rapporté, au début du dix-huitième siècle, des lésions de la valve aortique compatibles avec une endocardite infectieuse, c'est Morgagni qui réalise la description la plus détaillée d'une endocardite de la valve aortique chez un homme de trente-six ans décédé rapidement, probablement dans un tableau d'insuffisance cardiaque.

Giovanni Morgagni a reçu de nombreux honneurs et distinctions au cours de sa longue carrière. Dès l'âge de dix-sept ans, il est admis à l'*Accademia degli Inquieti* qui deviendra l'Académie des Sciences de l'Institut de Bologne, et qu'il dirigera en 1704. Plus tard, en 1724, il sera élu membre de la Société Royale de Londres, puis des Académies des Sciences de Paris (1731), de Saint-Pétersbourg (1735) et de Berlin (1754).

En 1769, il est désigné *"Anatomicorum totius Europae Princeps"*, et surnommé, de façon admirative, "Sa Majesté Anatomique".

Considéré comme le "Père Fondateur de l'Anatomie Pathologique", Giovanni Battista Morgagni a eu sa statue érigée de son vivant, en 1763, dans le Palais Municipal, situé dans le centre historique de Forli, sa ville natale (Italie).

Il existe un mémorial en l'honneur de Giovanni Morgagni au *Palazzo Poggi* à l'Université de Bologne (Italie).

Sa tombe est visible à la *Chiesa di San Massimo*, à Padoue (Italie).

***Morquio** (maladie de) :* Bloc atrioventriculaire congénital, associé le plus souvent à une malformation de type communication interauriculaire ou interventriculaire, ou à une tumeur du septum.

MORQUIO LUIS (1867-1935) : Médecin pédiatre uruguayen, né à Montevideo, mort à Montevideo (Uruguay).

Luis Morquio naît à Montevideo de parents immigrés italiens, originaires de Gênes. Son père est cordonnier, et c'est grâce à son activité initiale de comptable que Luis parvient à financer ses études de médecine à l'Université de la République à Montevideo. Il les commence en 1887 et obtient son doctorat en 1892. L'année suivante, il part pour Paris, poursuivre sa formation à la Faculté de Médecine pendant deux ans, à l'Hôpital des Enfants-Malades auprès de Jacques-Joseph Grancher, à l'Institut Pasteur, et auprès, en particulier, d'Antoine Marfan, de Paul-Georges Dieulafoy et de Jean-Martin Charcot. Il se spécialise alors en pédiatrie.

À son retour en Uruguay en 1894, Morquio devient le directeur d'un orphelinat. Il œuvrera toute sa vie à aider les mères à ne pas abandonner leur enfant, à préserver le lien entre la mère et l'enfant et à promouvoir l'allaitement maternel. En 1900, Morquio est nommé Professeur de Pédiatrie, recevant la chaire du Département de Pédiatrie à l'Université de Montevideo, et il exerce à la Clinique de La Charité.

C'est en 1901 qu'il décrit le bloc atrioventriculaire congénital qui sera nommé "maladie de Morquio". Il a aussi légué son nom à un type de mucopolysaccharidose.

En 1915, Luis Morquio fonde la *Sociedad Uruguaya de Pediatria* (Société Pédiatrique de Montevideo, connue aujourd'hui sous le nom de Société Uruguayenne de Pédiatrie), dont il sera Président. En 1919, il participe à la création à Genève de l'*International Save the Children Fund*, dont il sera élu Président en 1930. En 1927, l'*Instituto Internacional Americano de Proteccion a la Infancia* (aujourd'hui *Instituto Interamericano del Nino*, Institut Interaméricain de l'Enfance) est créé à son initiative, pour défendre les droits de l'enfant dans les pays américains. En 1930, il est nommé Directeur de la *Clinica Pediatrica y Puericultura* (Institut de Pédiatrie et de Puériculture) à Montevideo.

Luis Morquio a été élu correspondant étranger de l'Académie de Médecine de Paris pour la Division d'Anatomie et Physiologie en 1921, et associé étranger en 1933. Il est l'auteur de plus de 300 publications scientifiques, dans des revues nationales et internationales.

Considéré comme le "père de la pédiatrie en Uruguay", Luis Morquio a eu sa mémoire honorée par l'érection d'un buste à l'Institut de Pédiatrie de Montevideo. En 1938, un monument a été érigé à sa mémoire dans le *Parque José Batlle y Ordonez* (Av Dr Luis Morquio) à Montevideo. Le centenaire de sa naissance a été commémoré par l'émission d'un timbre en 1969.

MÜLLER WILLIAM HENRY JR "HARRY" (1919-2012) : Chirurgien cardiaque américain, né à Dillon (Caroline du Sud), mort à Irvington (Virginie) (USA) ; *voir Dammann-Müller (opération de).*

William Müller est diplômé en médecine, en 1943, de la *Duke University School of Medicine* (Durham, Caroline du Nord). Il effectue son internat au *Johns Hopkins Hospital* (Baltimore, Maryland), et, en 1944, il est présent dans la salle d'opération lorsque Blalock réalise pour la première fois le shunt Blalock-Taussig.

Müller est envoyé au front à Berlin en Allemagne, comme Capitaine de l'*US Army*, lors de la Seconde Guerre Mondiale. À son retour, il exerce comme chirurgien, d'abord en activité privée dans sa ville natale à Dillon, puis il finit sa formation, en chirurgie générale et cardiovasculaire, en 1948, au *Johns Hopkins Hospital.*

En 1949, il est recruté à l'*University of California in Los Angeles School of Medicine (UCLA)* devient Professeur Associé à la Faculté, et est le Chef de la section de Chirurgie Cardiovasculaire au *Harbor General Hospital* (*UCLA*). Il exerce aussi comme chirurgien thoracique au *Wadsworth Veterans Administration Hospital*.

C'est à l'*UCLA* que Müller fait la connaissance du cardiologue John Francis Dammann. Ils commencent à mettre au point, en 1952, une procédure opératoire basée sur le concept, développé par Dammann, de cerclage de l'artère pulmonaire. Son idée est de créer une sténose pulmonaire, afin de limiter les dommages vasculaires pulmonaires secondaires aux cardiopathies congénitales avec shunt gauche-droite. Cette opération sera menée par Müller, et prendra le nom d'"opération de Dammann-Müller". Le premier petit patient opéré est âgé de cinq mois et porteur d'un large shunt gauche-droite sur une communication interventriculaire. Six mois plus tard, l'enfant avait récupéré une croissance normale et était indemne de symptômes de décompensation cardiaque.

En 1954, William Müller obtient la chaire du Département de Chirurgie à l'*University of Virginia (UVA) School of Medicine* à Charlottesville (Virginie) et est nommé au poste de Chirurgien-Chef de *l'UVA Medical Center*, qu'il occupera pendant vingt-sept années. Müller est alors respecté de ses pairs et admiré par ses étudiants. L'année suivante, en 1955, il retrouve John Francis Dammann qui vient de s'installer à Charlottesville pour exercer également à l'*University of Virginia.* Leur collaboration aura une influence cruciale sur le développement de la chirurgie cardiaque à l'Université de Virginie.

En 1976, Müller est nommé Vice-Président pour les affaires de santé et Directeur à l'*University of Virginia Heath System* (Charlottesville), organisant la construction du nouvel Hôpital Universitaire inauguré en 1989. Il aura établi le programme de chirurgie à cœur ouvert à l'*University of Virginia,* contribué au développement des prothèses valvulaires et aura été le premier chirurgien à implanter une valve artificielle en position aortique.

William Müller a été élu Président de l'*American Surgical Association,* de l'*American College of Surgeons,* en 1979, et de la *Society for Vascular Surgery*, Vice-Président de l'*International Cardiovascular Society,* et a été l'un des fondateurs de l'*Association for Academic Surgery*. Il a publié plus de 160 articles scientifiques et a reçu de nombreux prix et distinctions.

William Müller est enterré au *University of Virginia Cemetery and Columbarium* à Charlottesville (Virginie) (USA).

***Mustard** (intervention ou procédure de) :* Technique chirurgicale utilisée dans la transposition des gros vaisseaux. Elle consiste à réparer l'anomalie "physiologiquement" à l'étage auriculaire, et son principe est, non pas de remettre les gros vaisseaux en place normale, mais de transformer la transposition simple des gros vaisseaux en transposition corrigée des gros vaisseaux, ceci en inversant les flux sanguins au niveau des oreillettes par un néo-cloisonnement des oreillettes, tout en laissant la discordance ventriculo-artérielle en place.

MUSTARD WILLIAM THORNTON "BILL" (1914-1987) : Chirurgien cardiaque canadien, né à Clinton (Ontario) (Canada), mort à Naples (Floride) (USA).

En 1937, William Mustard obtient son diplôme de doctorat en médecine de l'*University of Toronto Medical School.* Il est alors le plus jeune docteur en médecine du Canada. Après une année d'internat au

Toronto General Hospital, il se passionne pour la chirurgie à l'*Hospital for Sick Children* (Toronto), puis obtient une bourse pour le *New York Orthopedic Hospital* (New York City).

Mustard retourne à Toronto en 1940, avant d'être engagé l'année suivante dans le *Royal Canadian Army Medical Corps*. Lors de la Seconde Guerre Mondiale, en 1944, il parvient à effectuer une réparation vasculaire en urgence, au moyen d'un tube en verre et d'héparine, suivie quelques jours plus tard de la mise en place d'un greffon veineux, sauvant ainsi la jambe d'un capitaine. Par manque de moyens, ce succès ne sera pas malheureusement renouvelé sur les quatorze patients suivants. Toutefois, la réparation vasculaire, telle qu'imaginée par Mustard, sera perfectionnée lors de la guerre de Corée et deviendra alors une procédure de routine. Grâce à ses prouesses chirurgicales pour éviter des amputations de membres, Mustard est décoré Membre de l'Ordre de l'Empire Britannique.

Après la guerre, après une nouvelle année passée au *New York Orthopedic Hospital*, Mustard rejoint l'équipe chirurgicale de l'*Hospital for Sick Children* de Toronto, à partir de 1947. À cette époque, tandis que grandit son intérêt pour la chirurgie cardiaque, il passe un mois à se former au *Johns Hopkins Hospital* (Baltimore, Maryland) auprès d'Alfred Blalock qui avait réalisé ses premières opérations sur des enfants atteints de tétralogie de Fallot.

En 1949, William Mustard est le premier au monde à pratiquer avec succès une chirurgie à cœur ouvert, sur un chien, au *Banting Institute* (Toronto). Deux ans plus tard, il opère un enfant âgé d'un an et demi, porteur d'une communication interventriculaire, en utilisant un système de pompe et des poumons de singe à titre d'oxygénateurs. Mais cette technique, limitée à des opérations brèves, car les poumons de singe ne tenaient pas plus de vingt minutes, n'empêchera pas le décès rapide de ce petit patient. Mustard décrira, en 1957, son expérience avec ce dispositif sur vingt-et-un patients au total, dont seulement trois survivront à l'opération. Il abandonne dès lors cette procédure utilisant des poumons de singe, et s'emploie à développer une machine cœur-poumon qui lui permettra d'opérer à cœur ouvert. En 1957, Mustard est nommé Chef du Département de Chirurgie Cardiovasculaire à l'*Hospital for Sick Children* de Toronto, poste qu'il gardera jusqu'à sa retraite en 1976.

En 1963, Mustard opère avec succès une petite fille de dix-huit mois en utilisant une nouvelle technique chirurgicale qui sera nommée la "procédure de Mustard", consistant à réparer, par un néo-cloisonnement des oreillettes, les cardiopathies congénitales de type transposition des gros vaisseaux. Åke Senning avait mis au point, en 1958, une procédure opératoire dans ce type de cardiopathie congénitale, mais elle était techniquement très difficile à réaliser sur les nourrissons. Par la suite, Mustard utilisera sa propre procédure sur vingt-six enfants porteurs de cette anomalie, et dix-neuf survivront. Ce procédé repose toutefois sur l'emploi d'un patch inerte, et donc incapable de suivre la croissance de l'enfant. Cette technique aura remplacé l'opération de Senning et aura permis, malgré ses inconvénients, de sauver des milliers d'enfants dans le monde entier, jusque dans les années 1975-80.

William Mustard a gagné une réputation internationale dans le domaine de la chirurgie cardiaque, mais aussi de la chirurgie orthopédique, en mettant au point une procédure opératoire, publiée en 1952, chez des patients atteints de la poliomyélite. Il a également réalisé, en 1948, avec John Fraser, la première transfusion totale (exsanguino-transfusion) chez un nouveau-né présentant une maladie hémolytique par incompatibilité Rhésus.

Chirurgien pionnier dans le domaine des cardiopathies congénitales, William Mustard a formé, au cours de sa carrière, plus de soixante chirurgiens cardiaques et a publié plus de cent articles scientifiques. Il a reçu de nombreux titres et distinctions honorifiques, tels que, en 1975, le *Gairdner Foundation International Award.* En 1995, de façon posthume, il est intronisé dans le Temple de la Renommée Médicale Canadienne *(Canadian Medical Hall of Fame).*

William Mustard est enterré au *Mount Pleasant Cemetery* à Toronto (Ontario) (Canada). Une plaque commémorative est apposée, en son honneur, à l'*Hospital for Sick Children* à Toronto (Canada).

NOON GEORGE P. : Chirurgien cardiaque américain ; *voir MicroMed DeBakey-Noon human implant.*

George Noon obtient son doctorat en médecine au *Baylor College of Medicine* (Houston, Texas) en 1960. Il poursuit sa formation en chirurgie à Houston, au *Jefferson Davies Hospital* et dans les hôpitaux affiliés au *Baylor College of Medicine*.

Noon est nommé Professeur de Chirurgie, *Division of Transplant and Assist Devices*, au *Baylor College of Medicine*, et obtient la chaire *Meyer-DeBakey in Investigative Surgery.* Il exerce aussi au sein de l'Hôpital Méthodiste de Houston. Il est affectueusement appelé par ses étudiants *"Captain Midnight"*, car souvent trouvé à minuit au bloc opératoire ou à l'unité de soins intensifs de l'Hôpital Méthodiste, au chevet d'un patient.

George Noon focalise sa carrière chirurgicale sur la transplantation d'organes et les dispositifs d'assistance cardiaque. Grâce à son travail, et à celui de Michael DeBakey, le *Baylor College of Medicine* deviendra l'un des plus prestigieux centres de chirurgie cardiovasculaire.

En 1968, George Noon, Michael DeBakey et leur équipe réalisent leur première transplantation cardiaque, l'une des premières interventions de ce type aux USA. Ce programme sera interrompu en raison de résultats médiocres, puis repris en 1986 grâce à la découverte de la ciclosporine.

En 1988, George Noon et Michael DeBakey rencontrent des ingénieurs de la NASA pour développer une pompe d'assistance ventriculaire miniaturisée. C'est le début d'une intense collaboration. Dix ans plus tard, en 1998, la première pompe d'assistance ventriculaire, avec un système non pulsatile, est implantée, avec succès, à Berlin (Allemagne). Il s'agit du *"MicroMed DeBakey-Noon human implant"*, qui permet d'attendre une transplantation cardiaque.

En 1996, George Noon participe au quintuple pontage coronarien réalisé par des chirurgiens russes sur le Président Boris Yeltsin.

George Noon est l'auteur de plus de 350 publications scientifiques, a été élu membre de nombreuses sociétés savantes, telles que l'*American College of Surgeons*, l'*American College of Cardiology*, l'*American College of Chest Physicians* dont il a été Vice-Président en 1971, de l'*American Society for Artificial Organs*.

En 1999, George Noon et Michael DeBakey sont intronisés dans le *Space Technology Hall of Fame*, pour leur invention.

OLIVER WILLIAM SILVER (1836-1908) : Chirurgien militaire canadien né à Kilfinane (Limerick) (Irlande), mort à Farnborough (Hampshire) (Royaume-Uni) ; *voir Cardarelli (signe de).*

William Oliver effectue ses études de médecine à Halifax (Nouvelle-Écosse, Canada) et intègre l'armée comme Chirurgien-Assistant en 1857. Il sert principalement en Inde et au Canada. C'est lui qui conçoit l'équipement de l'infanterie de l'Armée Canadienne. Son objectif est de fournir à chaque homme suffisamment de munitions, de vêtements et de rations pour le rendre indépendant de sa base pendant vingt-quatre heures. Oliver devient Chirurgien en 1872 et Chirurgien-Major l'année suivante.

C'est en 1878 qu'il décrit les battements de la trachée transmis par un anévrysme de la crosse de l'aorte, signe déjà décrit par Antonio Cardarelli en 1868, et qui sera nommé "signe d'Oliver-Cardarelli".

William Oliver termine sa carrière comme Chirurgien Général jusqu'à sa retraite en 1883, et passe les trois dernières années de sa vie en Angleterre.

Il est enterré dans sa ville de naissance à Kilfinane (Irlande).

Osler *(maladie d') ; voir aussi Jaccoud François Sigismond.*

Endocardite bactérienne, lente ou subaiguë, par infection des valves cardiaques due le plus souvent au Streptocoque Viridens. Cette affection peut survenir sur une valve native saine ou déjà malade ou sur une valve artificielle. Elle peut s'accompagner de manifestations cutanées, à type de nodules violacés aux pulpes des doigts et des orteils, nommées "nodosités d'Osler".

OSLER WILLIAM, SIR, 1ST BARONET (1849-1919) : Médecin interniste et anatomopathologiste canadien, né à Bond Head (Ontario) (Canada), mort à Oxford (Royaume-Uni).

Après une enfance à Dundas (Ontario), William Osler s'inscrit, en 1868, à la *Toronto School of Medicine*, puis part à la *McGill University Faculty of Medicine* de Montréal, où il reçoit son diplôme de docteur en médecine en 1872. Il poursuit sa formation à Londres, Berlin avec Rudolph Virchow, et Vienne, puis retourne au Canada, en 1874, rejoindre la *McGill University Faculty of Medicine* comme conférencier. L'année suivante, il est nommé Professeur de Physiologie, Pathologie et Médecine. En 1876, il exerce comme Anatomo-pathologiste au *Montréal General Hospital*, puis comme médecin dans ce même hôpital à partir de 1878.

En 1883, Osler devient membre du *British Royal College of Physicians*, nomination exceptionnelle pour un canadien. L'année suivante, il est nommé Professeur de Médecine Clinique à l'Université de Pennsylvanie de Philadelphie. Il réalise de nombreuses autopsies, est estimé de ses étudiants et gagne une réputation de fin clinicien.

En 1885, il décrit, dans le *Lancet*, sous le titre *"Malignant Endocarditis"*, l'endocardite infectieuse qui prendra le nom d'"endocardite d'Osler" ou "maladie de Jaccoud-Osler", celle-ci ayant été décrite trois ans plus tôt par le médecin franco-suisse Sigismond Jaccoud. Osler complètera cette description en 1909 avec les "nodosités d'Osler", nodules douloureux, rouges ou violacés, visibles sur la pulpe des doigts ou des orteils, évocateurs d'une endocardite bactérienne subaiguë. La même année, il devient l'un des membres fondateurs de l'*Association of American Physicians.*

En 1888, Osler quitte Philadelphie, ayant été recruté pour devenir le premier Médecin-Chef du département médical du futur Hôpital *Johns-Hopkins* à Baltimore (Maryland), dont il sera l'un des quatre fondateurs. Les trois autres fondateurs sont l'anatomopathologiste William Henry Welch, le gynécologue Howard Atwood Kelly et le chirurgien William Stewart Halsted.

En 1893, Osler participe à la création de la *Johns-Hopkins School of Medicine* et en devient l'un des premiers Professeurs de Médecine. C'est lui qui met en place dans cet hôpital le programme de résidents en médecine (internes) dans les hôpitaux universitaires, permettant une meilleure formation clinique des étudiants en médecine. Ce type de programme est devenu un standard dans le monde occidental. Par ailleurs, les étudiants reçoivent leur enseignement clinique au chevet des patients plutôt que dans les livres, car Osler considère que l'examen du patient est fondamental pour déterminer un diagnostic. Il décrète en effet que *« The four points of a medical students' compass are : Inspection, Palpation, Percussion, Auscultation ».* Osler lui-même considérera que cette méthode d'enseignement, révolutionnaire à l'époque en Amérique du Nord, aura été sa plus grande contribution à la médecine.

Après avoir été élu membre de la *Royal Society of London* en 1898, William Osler est nommé, en 1905, au poste prestigieux de Regius Professeur, titulaire de la chaire de Médecine, et Doyen de l'Université d'Oxford (Angleterre), poste qu'il occupera jusqu'à sa mort. En 1911, il est anobli par le roi Édouard VII, recevant le titre de *First Baronet* pour ses nombreuses contributions à la médecine.

William Osler est considéré comme le père de la médecine moderne, par ses remarquables qualités de clinicien et d'enseignant, et une des figures les plus influentes de l'histoire de la médecine. Il a été aussi un écrivain et un conférencier prolifique. Il est le premier auteur du célèbre traité de médecine interne, *Principles and Practice of Medicine*, publié pour la première fois en 1892, traduit en plusieurs langues, et toujours édité au vingt-et-unième siècle. On y trouve la meilleure description clinique de l'endocardite ou de la fièvre typhoïde jamais écrite.

Bibliophile et historien passionné, William Osler a légué à l'Université McGill sa bibliothèque renfermant de nombreux ouvrages rares d'histoire de la médecine, et a fondé la *History of Medicine Society of the Royal Society of Medicine* de Londres.

Il décède à l'âge de soixante-dix ans, victime de l'épidémie de grippe espagnole.

En 1925, sa biographie a été écrite par Harvey Cushing, pour laquelle ce dernier reçut le Prix *Pullitzer* de la biographie, l'année suivante. En 1994, Sir William Osler a été intronisé dans le Temple de la Renommée Médicale Canadienne (*Canadian Medical Hall of Fame)*. De nombreuses écoles et divers édifices portent son nom.

Ses cendres reposent dans une niche à la Bibliothèque Osler de l'Université McGill (Montréal) (Canada).

***Pachon** (appareil ou oscillomètre de) :* Nommé oscillomètre sphygmométrique, cet appareil est destiné à mesurer les oscillations de la paroi artérielle sous une pression donnée et permet de déterminer les valeurs de la pression artérielle. Son usage a aujourd'hui disparu.

PACHON MICHEL "VICTOR" GABRIEL LÉON (1867-1939) : Médecin, physiologiste français, né à Clermont-Ferrand (Puy-de-Dôme), mort à Bordeaux (France).

Victor Pachon entreprend ses études de médecine à Poitiers, les poursuit à Paris. En 1889, il entre au laboratoire de Physiologie de Charles Richet, pour y réaliser, pendant trois ans, des recherches sur le rôle du cerveau dans la régulation de la respiration, et obtient son doctorat en médecine en 1892.

Pachon s'installe d'abord comme médecin de campagne à Courtomer (Orne), puis revient, au bout de quelques mois, à Paris, comme Préparateur dans le Laboratoire de Pharmacologie du Professeur Pouchet. En 1895, il est reçu à l'Agrégation à la Faculté de Médecine de Bordeaux, en Physiologie. Il crée alors un petit laboratoire et travaille sur la mécanique du pouls artériel. En 1904, il doit quitter la Faculté de Bordeaux, les fonctions d'Agrégé étant alors limitées à neuf ans.

Grâce à l'appui de Marcel Eugène Gley et d'Étienne-Jules Marey, en 1904, il est nommé Maître de Conférences au Laboratoire de Physiologie Générale de l'École des Hautes Études (Paris). Pendant cette période, il s'intéresse au rôle des ions calcium et potassium dans le fonctionnement cardiaque.

Puis Pachon obtient, en 1907, le poste de Chef Adjoint du Laboratoire de Physiologie de la Faculté de Médecine de Paris, sous la

direction de Charles Richet et Marcel Eugène Gley. Pachon est nommé Chef de ce laboratoire en 1908, et reçoit le Prix Pourat de l'Académie Nationale de Médecine.

C'est en 1909, dans son laboratoire parisien, que Pachon met au point, en collaboration avec un ingénieur de la *Compagnie d'Orléans*, Charles Boulitte, un appareil basé sur l'oscillométrie, qui permet de mesurer les deux chiffres de la pression artérielle, la maxima (systolique), mais aussi la minima (diastolique), sans utiliser de stéthoscope. Cet appareil sera nommé "oscillomètre sphygmométrique de Pachon", ou plus simplement le "Pachon". Pachon et Boulitte perfectionnent ainsi le sphygmomanomètre à mercure, inventé par le médecin italien Scipione Riva-Rocci en 1896, et grandement amélioré par Henri Vaquez et Émile Laubry. Ces derniers, en association avec l'industriel Émile Spengler, avaient inventé en 1907 le tensiomètre mano-brassard nommé "Vaquez-Laubry" ou le "Vaquez". Le "Pachon" sera très utilisé au cours de la Première Guerre Mondiale.

Victor Pachon termine sa carrière en 1936, après avoir occupé, depuis 1911, la chaire de Physiologie à la Faculté de Médecine de l'Université de Bordeaux, où il aura pu montrer tous ses talents d'enseignant et sa passion pour la recherche scientifique.

Il est enterré à Aubière (Puy-de-Dôme). La Faculté de Médecine de Bordeaux s'appelle, en son honneur, la Faculté de Médecine Victor Pachon.

***Pardee** (onde de) :* Aspect du tracé électrocardiographique, consistant en un sus-décalage du segment ST englobant une onde T géante, en forme de "pierre tombale" *("tombstone").* Cette onde (ou courant de lésion) prend naissance sur la branche descendante du complexe QRS près de son sommet, décrit une courbe en forme de dôme. Elle témoigne d'un infarctus du myocarde d'allure sévère, à la phase initiale, et régresse rapidement.

PARDEE HAROLD ENSIGN BENNET (1886-1973) : Cardiologue américain, né à New York City, mort à New York City (New York) (USA).

Fils de médecin, Harold Pardee étudie la médecine à la *Columbia University,* et reçoit son doctorat en 1909 du *College of Physicians and Surgeons of Columbia University* (New York). Il poursuit sa formation, en montrant son intérêt pour la cardiologie, au *New York Hospital* (aujourd'hui *New York-Presbyterian Hospital)*, tandis que les premiers électrocardiographes sont introduits dans la pratique de la médecine américaine.

Pardee commence à exercer, en 1912, dans la *Medical Clinic* du *New York Hospital,* tout en démarrant une activité privée. Pendant la Première Guerre Mondiale, il sert dans le corps médical dans l'*United States Army.* Il passe également, au cours de cette période, dans le service de cardiologie de Thomas Lewis au *British Military Heart Hospital* de Colchester (Grande-Bretagne).

C'est en 1920 qu'il décrit et publie, pour la première fois chez l'homme, l'article décrivant une anomalie de l'électrocardiogramme à la phase aiguë de l'infarctus, sous le titre "*An electrocardiographic sign of coronary artery obstruction*", anomalie qui sera nommée par Paul Dudley White "onde de Pardee". Bien que des troubles de la repolarisation avaient été décrits auparavant lors d'expérimentations animales, en 1918, après ligature d'artère coronaire chez le chien, et aussi en 1919 sur un patient de quarante-deux ans par James B. Herrick, de Chicago, cette publication fut importante en raison de la première description claire de l'évolution typique des anomalies électrocardiographiques au cours de l'infarctus du myocarde chez l'homme. Cette publication décrit également l'inversion persistante de l'onde T, d'allure symétrique, dans les phases plus tardives de l'infarctus, que Pardee nomme *"coronary T wave"*.

Pendant les vingt années suivantes, Harold Pardee se consacre à définir les signes électrocardiographiques associés à l'insuffisance coronarienne et à l'infarctus du myocarde, et à prouver la valeur diagnostique de l'électrocardiogramme dans la maladie coronarienne. En 1924, il publie son ouvrage qui fera référence : *Clinical Aspects of the Electrocardiogram,* plusieurs fois réédité. Dans la première édition, les enregistrements électrocardiographiques ne sont réalisés qu'avec les trois dérivations standard, tandis que l'édition finale de 1941 montrera la valeur des dérivations précordiales (technique introduite par Frank Wilson dans les années trente) dans le diagnostic et la localisation du territoire concerné par la maladie coronarienne.

À partir de 1927, Harold Pardee est nommé Professeur Associé au *Weill Medical College* de la *Cornell University* (New York). Il préside le *Committee on Coordination of Investigation* de l'*American Heart Association,* et édite en 1928 les premières éditions de *The Nomenclature and Criteria for the Diagnosis of Diseases of the Heart and Blood Vessels.* La même année, il publie un ouvrage destiné au grand public dans le but de l'informer et de l'éduquer sur les maladies cardiaques, intitulé *What You Should Know About Heart Disease.*

Harold Pardee est élu Président de la *New York Heart Association* en 1955, et cesse son activité privée en 1958.

Il est enterré au *Woodlawn Cemetery*, Bronx (Bronx County, New York) (USA).

Parkinson John, Sir (1885-1976) : Cardiologue britannique, né à Thornton-le-Fylde (Lancashire), mort à Londres (Royaume-Uni) ; *voir Wolff-Parkinson-White (syndrome de).*

John Parkinson étudie la médecine à l'Université de Freiburg im Breisgau (Allemagne), puis au *Royal London Hospital* qu'il rejoint en 1903. Il obtient son doctorat à Londres en 1910 et part à Freiburg travailler avec Ludwig Aschoff. Alors qu'il est en Allemagne, il lit un ouvrage de Mackenzie sur les maladies cardiaques, point de départ de son intérêt pour cette spécialité.

En 1913, Parkinson commence à travailler comme Premier Assistant du cardiologue écossais Sir James Mackenzie, dans le Département de Cardiologie, le premier de ce genre au Royaume-Uni, du *London Hospital*. Il s'intéresse particulièrement à l'électrocardiographie et à l'apport diagnostique de la radiologie dans les cardiopathies en général et les cardites rhumatismales en particulier. C'est à cette époque qu'il rencontre le cardiologue américain Paul Dudley White, venu à l'*University College Hospital* de Londres, auprès de Sir Thomas Lewis, pour étudier la physiologie cardiovasculaire et apprendre à utiliser un nouvel outil, l'électrocardiographe. Le service de cardiologie de Mackenzie lui servira de modèle, tandis qu'une amitié naîtra entre White et Parkinson.

La formation de Parkinson est interrompue par la Première Guerre Mondiale. Il sert dans le *Royal Army Medical Corps* puis, en 1917, commande un centre de cardiologie militaire à Rouen en France. Après la guerre, de retour au *London Hospital*, et suite au départ de Mackenzie pour l'Écosse, il deviendra le Chef du Département de Cardiologie. Il aura aussi des fonctions de consultant au *National Heart Hospital* et pour la *Royal Air Force* de 1931 à 1956.

En 1922, Parkinson est le premier à introduire l'adrénaline dans le traitement du syndrome d'Adams-Stokes. Il prône également l'usage de la quinidine dans la fibrillation auriculaire, et de la digitaline en cas d'insuffisance cardiaque, même en rythme sinusal. C'est Parkinson qui réalise l'autopsie de son maître Sir James Mackenzie, en 1925, découvrant des lésions coronariennes sévères, ce qui donnera lieu à une publication dans le *British Heart Journal* en 1939.

À la fin des années vingt, Parkinson retrouve son ami Paul Dudley White, venu de Boston pour faire une tournée en Europe. Celui-ci lui montre des tracés électrocardiographiques d'allure inhabituelle (espace PR court et élargissement du complexe QRS), chez des sujets jeunes présentant des crises de tachycardie paroxystique. John Parkinson est intéressé par ces cas et se souvient d'avoir vu des tracés similaires, qu'il va chercher et trouver dans ses propres dossiers au cours de la nuit suivante. Les onze cas réunis de Paul Dudley White, de Louis Wolff (qui travaillait sous la direction de White) et de John Parkinson feront l'objet d'une publication en 1930, première description de ce syndrome qui sera nommé "syndrome de Wolff-Parkinson-White". L'intitulé de l'article, *"Bundle Branch Block with Short P-R Interval in Healthy Young People Prone to Paroxysmal Tachycardia",* indique que les auteurs rapportaient l'élargissement du complexe QRS à un bloc de branche, ce qui était inexact. Dans la publication originale, les auteurs notent que les caractéristiques électrocardiographiques de ce syndrome avaient déjà été décrites par Frank Norman Wilson en 1915. Mais il s'avère que le premier cas documenté d'électrocardiogramme avec syndrome de préexcitation fut publié en 1909 par August Hoffmann, Directeur de l'Hôpital Universitaire de Düsseldorf (Allemagne).

C'est en 1933 que C.C. Wolferth et F.C. Wood proposeront, comme explication, l'existence d'une voie accessoire. Quant à l'onde *delta*, elle sera identifiée et explicitée en 1944 par P.M. Segers.

C'est aussi en 1930 que John Parkinson est élu Président de l'*Association of Physicians of Great Britain and Ireland.* En 1937, il participe à la fondation de la *Cardiac Society of Great Britain and Ireland,* qui deviendra la *British Cardiac Society*, et née à partir du *Cardiac Club* sous l'impulsion de Mackenzie. Il sera élu son premier Président en 1952 et le restera quatre ans. Sa revue mensuelle, le *British Heart Journal*, gagnera une réputation internationale.

En 1942, il examine, pour la première fois, Sir Winston Churchill, Premier Ministre du Royaume-Uni, qui restera son patient jusqu'en 1953. En 1948, Parkinson est honoré du titre de *Chevalier* par le Roi George VI.

Parkinson est aussi élu Président de l'*European Society of Cardiology*, membre de la *Royal Society of Medicine*, de l'*American College of Physicians,* et de nombreuses autres sociétés savantes dans le monde entier. En 1950, il est l'un des trois européens à participer à l'organisation du premier *International Congress of Cardiology* et participe au lancement de la toute nouvelle Société Internationale de Cardiologie. Et, en 1952, il préside le premier *European Congress of Cardiology*. En 1954, il est élu correspondant étranger de l'Académie Nationale de Médecine de Paris. Il reçoit, en 1966, le *Gold Stethoscope Award* de l'*International Cardiology Foundation*.

Sir John Parkinson laisse l'image d'un cardiologue méticuleux, cherchant l'excellence, et remarquable à la fois dans les domaines de la clinique, de la recherche et de l'enseignement. Il est considéré comme l'un des fondateurs de la cardiologie britannique moderne.

PEZZI CESARE (1874-1945) : Cardiologue italien, né à Pavie, mort à Milan (Italie) ; *voir Laubry-Pezzi (syndrome de).*

Fils d'un avocat, Cesare Pezzi commence des études de droit au Collège de Sienne, mais abandonne le droit pour les études médicales qu'il effectue à Pise. En 1899, il obtient son doctorat en médecine et vient en France, accueilli dans le laboratoire de Charles Richet et à l'Hôpital Saint-Antoine dans le service d'Henri Vaquez, pour poursuivre sa formation en cardiologie. Pezzi rencontre Charles Laubry, avec qui il se lie d'amitié, et avec lequel il publiera, en 1921, un *Traité des Maladies Cardiaques Congénitales,* dans lequel il décrit le type de cardiopathie congénitale qui sera nommé "syndrome de Laubry-Pezzi". Il effectue également des recherches expérimentales dans le domaine de la cardiologie avec son ami Antonin Clerc. Entre autres travaux, il étudie l'action du calcium sur le cœur.

En 1915, Cesare Pezzi retourne en Italie en raison de l'entrée en guerre de son pays et exerce dans un hôpital de médecine générale. La guerre finie, il s'installe à Milan en 1921 et devient l'un des cardiologues les plus réputés d'Italie. Il est le rédacteur en chef de la revue *Cuore e Circulazione*. En 1937, il est l'un des membres fondateurs de la Société Française de Cardiologie. L'année suivante, Cesare Pezzi est élu correspondant étranger de l'Académie de Médecine. En 1943, exilé par le régime fasciste, il s'installe près du lac de Côme, avant de s'éteindre à Milan deux ans plus tard.

Potts *ou* ***Potts, Gibson et Smith*** *(anastomose ou opération de) :* Technique chirurgicale palliative, de type anastomose aorto-pulmonaire, utilisée pour augmenter le débit artériel pulmonaire et améliorer l'oxygénation du sang systémique dans les cardiopathies congénitales cyanogènes. Elle consiste à créer une anastomose latéro-latérale entre l'aorte thoracique descendante et l'artère pulmonaire gauche. Cette procédure n'est plus utilisée actuellement.

Potts Willis John (1895-1968) : Chirurgien pédiatrique américain, né à Sheboygan (Wisconsin), mort à Sarasota (Floride) (USA).

Après avoir perdu son père à l'âge de douze ans, Willis Potts travaille dans une ferme pour aider matériellement sa famille. En 1917, lors de la Première Guerre Mondiale, il rejoint l'armée pour servir en France.

À la fin de la guerre, Potts est admis à la Faculté de Médecine de l'Université de Chicago (Illinois). Après avoir obtenu son diplôme, à partir de 1925, il est résident en chirurgie générale au *Presbyterian Hospital*, à Chicago, et au *Rush Medical College.* Puis il exerce la chirurgie générale à Oak Park (Illinois). En 1930, il part à Frankfurt-am-Main (Allemagne), pour poursuivre sa formation en chirurgie. À son retour à Chicago, en 1931, il pratique à nouveau la chirurgie générale au *West Suburban Hospital* à Oak Park et au *Presbyterian Hospital.* Il rejoint aussi l'équipe du *Children's Memorial Hospital* de Chicago et commence à s'intéresser à la chirurgie pédiatrique.

Lors de la Seconde Guerre Mondiale, à l'âge de quarante-sept ans, Potts s'engage volontairement et participe, comme Chirurgien-en-Chef, au conflit du Pacifique, de 1942 à 1945, où il sert dans l'armée jusqu'à atteindre le grade de colonel. C'est pendant cette période qu'il décide de dédier entièrement sa carrière à la chirurgie pédiatrique.

En 1945, Willis Potts est nommé Chirurgien en Chef du *Children's Memorial Hospital* de Chicago et enseigne à la *Northwestern University Medical School* (Illinois). Il commence par passer trois mois à Boston, pour observer le travail et l'organisation du service des chirurgiens pédiatriques William Ladd et Robert Gross. À cette époque, la chirurgie de l'enfant est encore balbutiante et est limitée aux opérations de l'appendicite et de la sténose du pylore. Potts établit alors un programme de formation en chirurgie pédiatrique, et recrute des experts dans les différentes spécialités chirurgicales, sur le modèle du *Boston Children's Hospital*. Potts parvient ainsi à mettre en place un remarquable département de chirurgie pédiatrique, tout en révélant sa profonde empathie pour ses jeunes patients.

Au *Children's Memorial Hospital,* Potts rencontre Stanley Gibson, un cardiologue pédiatrique. Ils décident ensemble de se consacrer au diagnostic et au traitement des cardiopathies congénitales. Ils commencent par créer une collection de plus de 200 spécimens de cœurs atteints d'anomalies congénitales, en collaboration avec Joseph

Boggs, Directeur du Département d'Anatomopathologie au *Children's Memorial Hospital*. Cette collection servira à la formation des étudiants, mais sera aussi utilisée par Maurice Lev dans ses recherches anatomo-pathologiques axées sur ce domaine des cardiopathies congénitales.

Willis Potts inclut rapidement l'anastomose de Blalock-Taussig dans sa pratique pour traiter les cardiopathies congénitales cyanogènes avec sténose pulmonaire, mais constate les limites de cette technique opératoire chez les enfants les plus petits. C'est alors qu'il développe, en collaboration avec Gibson et l'Assistant de Recherche Sidney Smith, la technique d'anastomose aorto-pulmonaire latéro-latérale qui sera nommée l'"anastomose de Potts" ou de "Potts, Gibson et Smith". Après de multiples essais sur le chien, c'est en septembre 1946 qu'a lieu, avec succès, la première opération utilisant ce type d'anastomose, sur une petite fille de dix-neuf mois présentant une tétralogie de Fallot. Elle survivra soixante-deux ans après l'intervention. La publication, sur trois cas d'enfants opérés avec succès grâce à cette nouvelle procédure, date de novembre 1946.

D'esprit inventif, Potts est aussi à l'origine de la création et de la fabrication d'un nouvel instrument chirurgical, le *"Potts-Smith Aortic Exclusion Clamp"*, permettant de maintenir le flux sanguin vers la moelle épinière. Il prend modèle sur Sir Russell Brock pour concevoir et faire fabriquer d'autres modèles de valvulotomes afin de traiter les sténoses pulmonaires, et invente de nombreux autres instruments chirurgicaux, en particulier dans le domaine vasculaire.

Ayant consacré sa vie aux soins chirurgicaux chez l'enfant, Potts publie l'ouvrage intitulé *The Surgeon and the Child*, dans lequel il exprime son humanité et son sens de l'éthique. En 1965, il se retire à Sarasota (Floride) pour y finir ses jours.

Willis Potts a été élu Président de plusieurs associations médicales, telles que la *Chicago Surgical Society* et la *Chicago Heart Association*, et a reçu de nombreux prix, tels que la Médaille d'Or de l'*American Medical Association* et, en 1962, la *William E. Ladd Medal* de l'*American Academy of Pediatrics*.

***Prinzmetal** (angor de) :* Forme particulière d'angine de poitrine, caractérisée par un angor de repos et un courant de lésion sous-épicardique transitoire à l'électrocardiogramme, et correspondant à un spasme coronarien survenant sur artères coronaires saines ou athéromateuses. Ce spasme peut être mis en évidence lors de la coronarographie, grâce à un test à la méthylergométrine, réversible grâce à la perfusion d'un dérivé nitré.

PRINZMETAL MYRON (1908-1987) : Cardiologue américain, né à Buffalo (New York), mort à Los Angeles (Californie) (USA).

Né à Buffalo, Myron Prinzmetal vient s'installer avec sa famille à Los Angeles où il entreprend des études de pharmacie et de médecine à l'*University of California, Los Angeles (UCLA)*, puis à l'*University of California, San Francisco (UCSF)*. C'est en 1933 qu'il reçoit son doctorat en médecine de l'*UCSF School of Medicine*. Il poursuit sa formation à San Francisco puis à St. Louis au *Barnes Hospital*, et commence à travailler au *Mount Sinai Hospital* à New York City en 1935. Il reçoit une bourse universitaire de l'*University College* de Londres, où il étudie la rénine, et une autre bourse de l'*University of Southern California* (Los Angeles). En 1939, il intègre l'équipe de recherche dans un laboratoire du *Cedars of Lebanon Hospital* (Los Angeles), tout en démarrant une activité privée en tant que cardiologue. Prinzmetal obtient ensuite un poste de Professeur en Cardiologie à l'*UCLA*. Il commence des recherches sur la circulation coronaire, fait le lien entre régime alimentaire et maladie coronarienne et prône une alimentation pauvre en matières grasses.

C'est en 1959 qu'il publie, avec Rexford Kennamer, à partir de trente-deux observations, la première description d'une forme particulière d'angor, avec une douleur intense survenant au repos. Il la nomme *"variant angina"*, puis *"vasospastic angina"*, avant que ce symptôme prenne le nom d'"angor de Prinzmetal". Prinzmetal évoque alors une vasomotricité anormale des coronaires, et considère que la douleur est secondaire à une « occlusion temporaire, par augmentation du tonus de sa paroi, d'une grosse artère à paroi lésée et à lumière rétrécie ». Mais le spasme coronarien ne sera objectivé, pour la première fois, qu'en 1962 chez l'animal, et en 1973 chez l'homme. Ce type d'angor avait cependant déjà été décrit deux fois, dans les années 1930, en particulier par John Parkinson.

Bibliophile passionné et collectionneur de livres rares, Myron Prinzmetal a possédé la seule copie existante de la première édition du livre de William Harvey *De Motu Cordis* et a fait restaurer le seul portrait connu de Harvey au *Royal College of Physicians* de Londres. Il est l'auteur de plus de 165 publications scientifiques, centrées sur l'hypertension, les troubles du rythme cardiaque, l'électrocardiographie, le choc circulatoire, mais aussi sur les pathologies pulmonaires et rénales. Il a fait aussi partie du comité éditorial de l'*American Heart Journal* et de l'*American Journal of Cardiology,* et a participé à la création de l'*American College of Cardiology* ainsi qu'au développement de la cardiologie sur la côte Ouest des États-Unis.

Il est enterré au *Hillside Memorial Park*, Culver City, Los Angeles County, California (USA).

***Purkinje** (réseau ou fibres de) :* Également nommé réseau de His-Purkinje, il s'agit d'un réseau de cellules musculaires cardiaques spécialisées dans la conduction cardiaque. Ce réseau associe le faisceau de His et les fibres de Purkinje qui prolongent les branches droite et gauche du faisceau de His. Chaque branche se ramifie ainsi sous la forme d'un réseau sous-endocardique arborescent. Les fibres de Purkinje sont situées dans les parois internes des ventricules et sont responsables de la contraction ventriculaire.

PURKINJE JAN (OU JOHANNES) EVANGELISTA (1787-1869) : Médecin, anatomiste et physiologiste tchèque, né à Libochovice (Bohême occidentale) (Empire d'Autriche, actuellement Tchéquie), mort à Prague (Autriche-Hongrie, actuellement Tchéquie).

En 1807, Jan Purkinje entreprend des études de philosophie, puis de médecine à partir de 1813, à l'Université Charles de Prague, où il obtient son doctorat en 1818. L'année suivante, il rejoint le Département d'Anatomie à l'Université de Prague, puis est nommé Professeur de Physiologie dans cette université, et se consacre à la recherche en neurobiologie. Il étudie en particulier l'œil et la vision.

En 1823, grâce à l'aide de son ami Goethe, Purkinje obtient le poste de Professeur en Anatomopathologie et en Physiologie à la Faculté de Médecine de l'Université de Breslau, alors en Prusse (actuellement Wroclaw en Pologne). L'acquisition, en 1832, d'un microscope *Plössl*, l'un des plus perfectionnés à l'époque, lui permet de grandes avancées dans ses recherches histologiques et embryologiques. Il ouvre, en 1839, le Département de Physiologie à Breslau, le premier en Europe centrale, puis, en 1842, il fonde l'Institut de Physiologie de Breslau, considéré comme le berceau de l'histologie. Purkinje est en effet le premier à utiliser un microtome pour réaliser de fines lames de tissu, afin de les examiner au microscope et lui permettre ainsi d'effectuer de nombreuses études en histologie.

Après l'étude du tissu nerveux, Purkinje s'intéresse au tissu cardiaque, en particulier le tissu nodal. C'est en 1839 qu'il découvre des fibres situées dans la paroi interne des ventricules. Il les considère d'abord de type cartilagineux, puis de type musculaire, sans cependant déterminer leur rôle dans la conduction intracardiaque. Elles seront nommées "fibres de Purkinje" en 1852 par l'anatomiste suisse Rudolf Albert Köliker, et leur rôle sera élucidé par Sunao Tawara en 1906.

Purkinje utilise sur lui-même différentes drogues, telles que la digitaline et l'atropine, pour tester leur effet sur son propre corps, et déterminer les doses appropriées. En 1850, il obtient la chaire de Physiologie à la Faculté de Médecine de l'Université Charles de Prague, poste qu'il gardera jusqu'à sa mort, et travaille aussi à l'Institut de Physiologie de Prague qu'il vient de fonder.

Jan Purkinje est considéré comme l'un des plus grands scientifiques de son époque. On lui doit un grand nombre de découvertes dans toutes les branches de la physiologie : découverte des tubes séminifères, des glandes sudoripares, des neurones cérébelleux nommés "cellules de Purkinje", action des enzymes pancréatiques, classification des empreintes digitales…

Il a été élu membre de l'Académie des Sciences de Berlin en 1832, de l'Académie des Sciences de Saint Pétersbourg en 1836, de la *Royal Society of London* en 1850, de l'Académie des Sciences de Vienne en 1860, de l'Académie des Sciences de Paris en 1861, et a reçu de nombreux honneurs et distinctions, tels que l'Ordre de Leopold.

Jan Purkinje était un homme d'une grande érudition, capable de parler treize langues et ayant traduit plusieurs œuvres de Goethe, de Shakespeare, et des poèmes de Schiller, en langue tchèque. Il a fondé en 1836 la *Literary-Slav Society*, afin de promouvoir les langues slaves, et a activement contribué à la naissance de la conscience nationale tchèque.

Jan Purkinje est enterré au Cimetière National Tchèque à Vysehrad, Prague (République Tchèque).

Une statue à son effigie a été édifiée au Square Charles (*Karlovo Namesti*) à Prague. Une plaque commémorative, qui lui est dédiée, est située sur le bâtiment principal de l'Université de Breslau. Un buste en marbre de Purkinje est visible au Département de Physiologie de l'Université de Médecine de Breslau. La *Jan Evangelista Purkyne University* à Usti nad Labem, une université en République Tchèque, est nommée ainsi en son honneur. Un timbre a été édité en 1937 pour commémorer le 150ème anniversaire de sa naissance, et un autre, en

1987, pour le 225ème anniversaire de sa mort. Un cratère lunaire porte son nom.

Rashkind *(atrioseptostomie ou auriculotomie transseptale ou manœuvre de) :* Il s'agit d'un geste de cardiologie interventionnelle, pratiqué peu après la naissance, sur des nouveau-nés présentant une transposition des gros vaisseaux. Il consiste à créer ou à agrandir une communication inter-atriale en passant un cathéter muni d'un ballonnet gonflable par le foramen ovale, de l'oreillette droite vers l'oreillette gauche, sous contrôle échographique. Cette manœuvre vise à obtenir un mélange sanguin suffisant entre la petite et la grande circulation, permet d'assurer un apport de sang oxygéné dans la circulation systémique, et donc la survie de l'enfant en attendant une réparation complète ultérieure.

RASHKIND WILLIAM J. "BILL" (1922-1986) : Cardiologue pédiatrique américain, né à Paterson (New Jersey), mort à Marion (Pennsylvanie) (USA).

William Rashkind étudie la médecine à l'*University of Louisville School of Medicine* (Kentucky). Il étudie la physiologie cardiovasculaire au *Naval Medical Research Institute* à Bethesda (Maryland), puis dans le *Department of Physiology* à l'*University of Pennsylvania* (Philadelphie). En 1953, il commence à concentrer ses recherches sur la cardiologie pédiatrique et exerce au *Children's Hospital of Philadelphia.*

Dans les années cinquante-soixante, seule l'intervention de Blalock-Hanlon, décrite en 1950, permettait la survie des enfants nés avec une transposition des gros vaisseaux, grâce à la création ou à l'agrandissement d'une communication inter-atriale. Puis furent mises au point les opérations de Senning et de Mustard, réalisables sur des enfants âgés d'au moins six mois. Une intervention palliative précoce était donc impérative pour la survie des nouveau-nés.

Après des essais sur le chien, c'est en 1965 que Rashkind introduit la procédure d'atrioseptostomie par cathétérisme, sur un nouveau-né atteint d'une transposition des gros vaisseaux. Cette procédure consiste à introduire, par la veine fémorale droite, après une simple anesthésie locale, un cathéter muni d'un ballonnet servant à agrandir le foramen ovale ou à créer une communication inter-atriale. Après divers essais infructueux avec différents matériels, Rashkind avait eu l'idée d'utiliser une sonde de Fogarty. Grâce à cette manœuvre, il constate une amélioration immédiate de la coloration du bébé cyanosé. Cette procédure, à la fois simple et révolutionnaire, prendra le nom de "manœuvre de Rashkind". La publication date de 1966 et rapporte trois cas de nouveau-nés, âgés de quinze heures, de cinq semaines et de six semaines, ayant bénéficié de cette première intervention non chirurgicale, par "cathétérisme interventionnel". Elle confère à Rashkind une réputation internationale immédiate et permettra de sauver des milliers de bébés à travers le monde. C'est pourquoi William Rashkind est considéré comme "le père de la cardiologie interventionnelle pédiatrique".

En 1971, William Rashkind est nommé Professeur de Pédiatrie à l'*University of Pennsylvania School of Medicine,* tout en étant le Directeur de la Division de Cardiologie au *Children's Hospital of Philadelphia.* Il est l'auteur de plus de 75 publications scientifiques et d'un livre intitulé *Congenital Heart Disease.* Il a été l'un des fondateurs du *World Congress of Pediatric Cardiology & Cardiac Surgery,* qui s'est tenu pour la première fois à New York City en 1985, et il fut Président de l'*American Board of Pediatric Cardiology.*

Il a été enterré au *Mount Lebanon Cemetery*, Iselin, New Jersey (USA).

***Rastelli** (classification de) :* La classification de Rastelli décrit trois types (types A, B et C) de canal atrioventriculaire complet, et est basée sur la morphologie du feuillet supérieur de la valve atrioventriculaire commune.

***Rastelli** (opération ou procédure de) :* Technique chirurgicale employée en cas de cardiopathie congénitale de type transposition des gros vaisseaux, surtout dans les formes complexes, avec communication interventriculaire et sténose pulmonaire notamment, mais également dans le tronc artériel commun. Elle consiste à créer un conduit intraventriculaire entre l'aorte et le ventricule gauche au travers de la communication interventriculaire. Le flux pulmonaire est rétabli par un tube extracardiaque, entre le ventricule droit et l'artère pulmonaire.

RASTELLI GIANCARDO (1933-1970) : Chirurgien cardiaque italien, né à Pescara (Abruzzes) (Italie), mort à Rochester (Minnesota) (USA).

Giancardo Rastelli étudie la médecine à l'Université de Parme (Italie). Durant ses études, il développe un fort intérêt pour l'anatomie et l'anatomopathologie du cœur. En 1957, il reçoit son diplôme de docteur en médecine de l'Université de Parme, puis s'oriente vers la chirurgie, se formant dans le Département de Chirurgie à l'Hôpital Universitaire de Parme. Il s'intéresse alors à la chirurgie cardiovasculaire et à la recherche expérimentale.

En 1961, Rastelli part aux USA, après avoir obtenu une bourse d'études de l'*OTAN (North Atlantic Treaty Organization)*, lui permettant de poursuivre sa formation à la *Mayo Clinic* de Rochester (Minnesota). Il commence à travailler au Laboratoire de Cathétérisme Cardiaque de Jeremy Swan, puis se forme auprès de John Kirklin, pionnier de la chirurgie cardiovasculaire, alors à la tête du Département de Chirurgie. L'année suivante, Rastelli commence à opérer avec Kirklin, qui apprécie chez lui ses qualités de chirurgien et de chercheur, et intègre son équipe en tant qu'Assistant de Recherche. Durant cette période, il étudie particulièrement le canal atrioventriculaire. En 1964, on diagnostique à Giancardo Rastelli une maladie de Hodgkin qui l'emportera cinq ans plus tard, mais qui ne l'empêchera pas de poursuivre avec ténacité ses travaux et ses recherches.

C'est en 1967 que paraît la publication, signée de Rastelli et Kirklin, détaillant la classification du canal atrioventriculaire complet, laquelle sera nommée "classification de Rastelli". Cette classification, élaborée dès 1964, facilite le développement d'une nouvelle technique chirurgicale, qui sera utilisée par John Kirklin et Dwight McGoon, de la *Mayo Clinic*. Ceux-ci vont ainsi obtenir des résultats remarquables sur les réparations des canaux atrioventriculaires, avec une réduction de la mortalité de 60 % avant 1964 à 20 % pour la période 1964-1967.

C'est aussi en 1967 que Giancardo Rastelli expérimente en laboratoire une nouvelle technique opératoire, consistant à connecter par une homogreffe le ventricule droit à l'artère pulmonaire. Cette procédure, qui sera nommée "intervention de Rastelli", est destinée à réparer des cardiopathies congénitales, telles que le tronc artériel commun jusqu'alors inopérable, et applicable également aux transpositions des gros vaisseaux associées à une communication interventriculaire et une sténose pulmonaire. Elle est utilisée, pour la première fois au monde, avec succès, pour réparer ce type de cardiopathie congénitale complexe, par Robert B. Wallace, à la *Mayo Clinic* le 26 juillet 1968, et donnera lieu à une publication l'année suivante. En fait, Donald Ross et la cardiologue britannique Jane Somerville avaient déjà, en 1966 à Londres, imaginé cette procédure chirurgicale.

En 1968, Rastelli est nommé Chef du *Mayo Clinic Cardiovascular Surgical Research Laboratory* au *Saint Marys Hospital* de Rochester. En 1969, pour la première fois au monde, la réparation d'un tronc artériel commun, est réalisée avec succès à la *Mayo Clinic*, par Dwight McGoon, en utilisant la technique décrite par Rastelli.

À cette époque, des centaines d'enfants italiens porteurs de cardiopathies congénitales traversent l'océan pour être pris en charge par Rastelli qui n'hésite pas à les loger dans sa propre maison. Malheureusement la maladie progresse, et Giancardo Rastelli décède à l'âge de trente-six ans.

Giancardo Rastelli a été l'auteur d'une centaine de publications scientifiques. Ses innovations dans le domaine des cardiopathies congénitales lui ont valu de nombreux prix, tels que l'*Allen Welkind Award* en 1965, le *Mayo Clinic Staff Memorial Award* en 1968 et, deux années de suite, l'*Annual Golden Medal for Research of the American Medical Association.*

Le Département de Chirurgie Cardiaque de Catane a été nommé "Giancarlo Rastelli", en l'honneur de ce grand chirurgien, resté attaché à son Italie natale.

Les immenses qualités humaines de Giancardo Rastelli, sa force morale, son total dévouement à ses petits patients, la compassion dont il a toujours fait preuve au cours de sa courte vie sont à l'origine d'un procès en béatification, afin d'en faire une source d'inspiration et un exemple pour les étudiants et les jeunes en général.

***Raynaud** (syndrome ou maladie de) :* Affection touchant les artérioles, caractérisée par des troubles circulatoires d'allure paroxystique, siégeant aux extrémités, en général déclenchés par le froid, se manifestant par une ischémie (sensation de doigts morts), puis cyanose, pouvant évoluer vers une gangrène. La maladie de Raynaud n'a pas de cause définie, tandis que le syndrome de Raynaud est secondaire à une autre affection ou à une prise médicamenteuse.

RAYNAUD "MAURICE"-AUGUSTE-GABRIEL (1834-1881) : Médecin français, né à Paris, mort à Meudon (Hauts-de-Seine) (France).

Sur l'impulsion de son oncle, médecin parisien, Maurice Raynaud étudie la médecine à l'Université de Paris, d'où il reçoit son doctorat en 1862. Sa thèse porte le titre de *De l'Asphyxie Locale et de la Gangrène Symétrique des Extrémités*, et décrit pour la première fois le syndrome vasoconstricteur qui portera son nom, la "maladie de Raynaud". Un an auparavant, il s'était intéressé au cas d'une femme de vingt-sept ans qui présentait un aspect gangréneux des doigts, des orteils et du nez, sans anomalie des pulsations artérielles, spontanément réversible au bout de deux mois. Sa thèse, faisant la revue de la littérature, rapporte vingt-cinq cas de patients, dont vingt femmes, présentant des changements de coloration des doigts et des orteils lors de l'exposition au froid ou aux stress. Le fait de passer à la renommée éponyme avec son sujet de thèse est quasi unique dans l'histoire de la médecine.

Passionné aussi par la littérature et l'histoire, cet érudit devient, la même année, également docteur ès Lettres, avec son livre *Les Médecins au Temps de Molière* et son texte *Asclepiades de Bathynia, Médecin et Philosophe.*

En 1865, on confie à Raynaud le cours de Clinique Médicale à l'Hôtel-Dieu de Paris. Tous les domaines de la médecine clinique l'intéressent : cardiologie, hématologie, neurologie, maladies infectieuses, dermatologie. En 1866, Raynaud est Agrégé, est nommé Médecin des Hôpitaux, et exerce successivement à Sainte-Périne, Saint-Antoine, Lariboisière et La Charité, de 1868 à 1880. Il enseigne comme Professeur de Pathologie Médicale.

En 1879, ce fin clinicien est élu à l'Académie de Médecine. Maurice Raynaud est également membre de la Société d'Anatomie et de la Société Médicale des Hôpitaux, et s'intéresse passionnément à l'Histoire de la Médecine et de la Chirurgie, mais il n'obtiendra jamais la chaire de cette spécialité.

Maurice Raynaud est enterré au cimetière du Père-Lachaise (28ème division) (Paris) (France).

Rivero-Carvalho *(signe de) : voir Carvalho (ou Carvallo) (signe de).*

RIVERO-CARVALHO (OU CARVALLO) JOSÉ MANUEL (1905-1993) : Cardiologue mexicain, né à Tehuacan (Puebla) (Mexique), mort à Mexico (Mexique).

José Manuel Rivero-Carvalho étudie la médecine d'abord à l'Université Autonome de son état natal de Puebla, puis, à partir de 1928, à Paris, grâce à une bourse accordée par le gouvernement français. Il reçoit son doctorat en médecine en 1932 de l'Université de Paris, poursuit sa formation en cardiologie à l'Hôpital de la Pitié (Paris) auprès d'Henri Vaquez, réalisant plusieurs travaux de recherche sur la pression artérielle.

Il retourne au Mexique en 1934 comme cardiologue, intégrant l'équipe de cardiologie à l'Hôpital Général de Mexico, sous la direction d'Ignacio Chavez Sanchez, fondateur du premier hôpital cardiologique du Mexique. En 1944, Rivero-Carvalho suit Chavez à l'Institut National de Cardiologie de Mexico *(Instituto Nacional de Cardiologia)*, nouvellement créé, et dirige le pavillon des femmes. Il gardera ce poste jusqu'en 1970. Il se consacre aussi à l'enseignement, ayant obtenu le poste de Professeur de Clinique Médicale à la Faculté de Médecine de l'Université Nationale Autonome de Mexico *(Universidad Nacional Autonoma de México).*

C'est en 1946, dans son ouvrage intitulé *Signo para el diagnostico de las insuficiencias tricuspideas (Signe pour le diagnostic de l'insuffisance tricuspidienne)* qu'il décrit le signe auquel son nom est associé, le "signe de Carvalho". Ce signe clinique est hautement corrélé avec l'existence d'une insuffisance tricuspidienne, comme constaté aux autopsies. José Manuel Rivero-Carvalho aura dédié la plus grande partie de sa vie à l'étude de la valve tricuspide, avec plusieurs autres publications et contributions à la pathologie de cette valve.

Roger *(maladie et souffle de) :* Cardiopathie congénitale à type de communication interventriculaire, de petite taille, se manifestant par un souffle holosystolique, intense, maximum au troisième espace intercostal, irradiant en "rayons de roue".

ROGER HENRI-LOUIS (1809-1891) : Cardiologue et pédiatre français, né à Paris, mort à Paris (France).

Henri-Louis Roger embrasse la carrière médicale sous l'influence de l'éminent médecin Joseph Récamier, étudie la médecine à Paris et commence son internat en 1833. Il obtient son doctorat en 1839, avec une thèse sur l'auscultation, qui sera et restera le grand intérêt de sa vie, intitulée *De L'Auscultation et sa Valeur Sémiologique.* Roger commence à exercer et à enseigner, l'année suivante, à l'Hôpital des Enfants-Trouvés, consacré à l'enfance.

En 1841, Roger publie, avec le pathologiste Jean-Baptiste Barth, le *Traité Pratique d'Auscultation* qui lui confère une grande notoriété. Trente neuf éditions publiées jusqu'en 1898, et sa traduction dans toutes les langues de l'Europe, témoigneront de l'immense succès de ce livre. En 1842, Roger est nommé Médecin des Hôpitaux, et, en 1847, il est Agrégé à la Faculté de Médecine de Paris. En 1849, il est l'un des fondateurs de la Société Médicale des Hôpitaux. À partir de 1860, il exerce à l'Hôpital Sainte-Eugénie qui deviendra l'Hôpital de La Charité, concentrant ses recherches sur les études post-mortem en pédiatrie, et y reste jusqu'en 1875 en devenant Médecin Honoraire.

Henri-Louis Roger est considéré comme un maître de la clinique infantile. Il promeut le suivi systématique de la température dont les courbes s'affichent au pied de chaque lit, encourage la vaccination contre la variole et l'opération de la trachéotomie pour sauver les jeunes patients atteints d'angine diphtérique et du croup.

En 1862, Roger est élu membre de l'Académie Nationale de Médecine, dont il sera Président en 1880. En 1865, il est nommé Professeur à la Faculté de Médecine de Paris (suppléant à la chaire de clinique des maladies des enfants). C'est en 1879 qu'il établit la première description du type de communication interventriculaire isolée et de petite taille qui sera nommée "maladie de Roger", au souffle holosystolique caractéristique.

Henri-Louis Roger est enterré au cimetière du Père-Lachaise (21ème division) (Paris) (France).

Rokitansky-Maude Abbott *(syndrome de) ; voir aussi Abbott Maude Elizabeth Seymour, née Babin :* Malformation congénitale caractérisée par l'association d'une communication interauriculaire basse (ostium primum) et d'une fente de la grande valve mitrale, séparée ainsi en deux demi-valves. Elle constitue une forme incomplète de la persistance du canal atrioventriculaire commun.

ROKITANSKY KARL, FREIHERR (BARON) VON, NÉ ROKITANSKY KAREL (1804-1878) : Médecin anatomopathologiste autrichien d'origine tchèque, né à Königgrätz (Royaume de Bohême) (actuellement Hradec Kralové en République Tchèque), mort à Vienne (Autriche).

En 1818, Karel Rokitansky commence des études de philosophie à l'Université Charles (Prague) devenue ensuite l'Université de Prague, puis y entreprend des études de médecine en 1822. Il les poursuit à l'Université de Vienne où il obtient son doctorat en 1828. Il se spécialise en anatomopathologie, en étant d'abord l'Assistant de Johann Wagner, puis commence à enseigner à la mort de celui-ci en 1833. Il devient, en 1844, Professeur dans cette spécialité à l'Hôpital Général de Vienne *(Allgemeines Krankenhaus),* et occupera ce poste jusqu'en 1875.

Pendant toute sa longue carrière, à partir de 60 000 autopsies, dont 30 000 effectuées par lui-même, Rokitansky s'efforcera d'établir une stricte corrélation entre les signes et symptômes observés durant la vie du patient et les observations rapportées lors de l'autopsie, permettant une meilleure compréhension de la pathologie. Cette quantité impressionnante d'autopsies était liée au fait que, à cette époque, l'impératrice Maria Theresa avait décrété que toute personne décédant à l'Hôpital Général devait faire l'objet d'un examen post-mortem. Rokitansky considère alors que l'anatomie pathologique est un pilier de la pratique médicale moderne et établit, avec Joseph Skoda et Ferdinand von Hebra, la Nouvelle École de Vienne en tant que centre mondial de la médecine à la fin du dix-neuvième siècle.

En 1846, Karl Rokitansky publie *Handbuch der allgemeinen pathologischen Anatomie,* ouvrage fondamental en trois volumes, décrivant son expérience dans le domaine de l'anatomopathologie. Ce manuel a un grand retentissement à Vienne, et élève cette spécialité au statut de science à part entière. Rokitansky améliore les connaissances dans le domaine des endocardites bactériennes en démontrant que les lésions sont dues à une bactérie, et ses contributions concernent aussi pneumonies, cancers, ulcères gastriques, goîtres, ovaires polykystiques…, son nom étant associé à de multiples syndromes cliniques. Les recherches de Rokitansky s'orientent ensuite vers les maladies de l'utérus, et c'est lui qui décrit le premier les lésions d'endométriose.

En 1848, Rokitansky est élu membre de l'Académie Impériale des Sciences, dont il sera Président de 1869 à sa mort. En 1849, il est nommé Doyen de la Faculté de Médecine de Vienne. À partir de 1850, et jusqu'à la fin de ses jours, il dirige la Société de Médecine de Vienne. En 1853, il est élu Recteur de l'Université de Vienne et Président du Conseil Supérieur des Questions de Santé.

Karl Rokitansky a aussi eu des activités politiques : en 1863, il est nommé responsable des questions médicales au Ministère de l'Intérieur, attachant une grande valeur à l'éthique dans la pratique médicale. Quatre ans plus tard, l'Empereur François-Joseph le nomme à la Chambre Haute du Parlement. En 1872, la Société d'Anthropologie de Vienne, qui venait d'être fondée, le choisit comme premier Président. En 1874, il est nommé Citoyen d'Honneur de Vienne.

Les contributions de Rokitansky sont considérées comme fondamentales à la description et à la compréhension de plusieurs cardiopathies congénitales, telles que la persistance du canal atrioventriculaire commun, dont la publication date de 1875. Cette anomalie sera à nouveau décrite par Maude Abbott en 1924, et deviendra le "syndrome de Rokitansky-Maude Abbott". La même année, Rokitansky publie son remarquable ouvrage, intitulé *Die Defecte der Scheidewände des Herzens,* décrivant en détail les défauts du septum interventriculaire et du septum interatrial.

À l'âge de soixante-dix ans, après sa retraite, Rokitansky est honoré du titre de *Freiherr*, signifiant Baron. Au cours de sa carrière, Karel Rokitansky a publié plus de 400 articles scientifiques et a reçu de nombreux titres et distinctions de sociétés savantes et d'académies, telles que l'Académie des Sciences de Paris dont il a été membre en 1870.

Une plaque commémorative à son effigie est apposée sur la façade de sa maison natale dans le vieux quartier de Hradec Kralové (Tchéquie), près de la Cathédrale.

Sa tombe est visible au *Hernalser Friedhof* (cimetière Hernals) à Vienne (Autriche).

Romano-Ward *(syndrome de) ; voir aussi Ward Owen Conor* : Anomalie génétique rare, caractérisée par un allongement de l'intervalle QTc à l'électrocardiogramme, se manifestant cliniquement par des syncopes à répétition, dues à des troubles du rythme ventriculaire (torsades de pointes, voire fibrillation ventriculaire) et risque de mort subite. Il n'y a pas, comme dans le syndrome de Jervell et Lange-Nielsen, de surdité associée. La transmission de cette anomalie se fait sur le mode autosomique dominant et ce syndrome est causé par la mutation de gènes codant pour des canaux ioniques cardiaques.

ROMANO CESARINO (1924-2008) : Pédiatre italien, né à Casei Gerola près de Voghera (Lombardie), mort à Gênes (Italie).

Cesarino Romano étudie la médecine à la Faculté de Médecine de l'Université de Pavie et obtient son doctorat en 1952. Il se spécialise à Gênes en pédiatrie en 1954, puis obtient une bourse qui lui permet de poursuivre sa formation en 1956, à Paris, à l'Hôpital des Enfants Malades, dans le Centre d'Études sur les Maladies du Métabolisme chez l'Enfant.

Romano retourne à Gênes en 1958, où il effectue toute sa carrière universitaire à la Clinique Pédiatrique de l'Université de Gênes, d'abord comme Professeur Adjoint puis comme Professeur en 1972. Dès 1958, Romano est responsable du Laboratoire de la Section Électrocardiographie et Cardiologie de la Clinique Pédiatrique, avant de s'orienter vers les maladies endocriniennes et métaboliques et le diabète chez l'enfant, et la fibrose kystique du pancréas.

C'est en 1963 qu'il décrit, le premier, trois cas d'enfants présentant syncopes et allongement de l'intervalle QT, sans surdité associée. Ce syndrome prendra son nom et celui du deuxième découvreur, le pédiatre irlandais Owen Conor Ward, qui le décrira aussi, de manière indépendante, l'année suivante, syndrome qui sera connu plus tard sous le nom de "syndrome de Romano-Ward".

Cesarino Romano a aussi œuvré pour le dépistage néonatal de masse de la phénylcétonurie et de l'hypothyroïdie congénitale. En 1976, il est nommé Directeur de la Clinique Pédiatrique de l'Université de Gênes qu'il dirigera encore pendant vingt ans, formant toute une génération de pédiatres. Il termine sa carrière professionnelle en mettant en place un cours de perfectionnement post-universitaire de pédiatrie d'urgence et en publiant le premier volume de *Pediatria d'Urgenza.*

***Ross** (opération ou procédure de) :* Technique opératoire, la procédure de Ross, utilisée en cas de sténose aortique congénitale chez des nourrissons et des jeunes enfants, consiste en une autotransplantation de la valve pulmonaire en position aortique (autogreffe pulmonaire). La valve aortique endommagée est remplacée par la propre valve pulmonaire du patient, tandis que la valve pulmonaire est remplacée par une prothèse biologique (homogreffe).

ROSS DONALD NIXON (1922-2014) : Chirurgien cardiothoracique britannique d'origine sud-africaine, né à Kimberley (Afrique du Sud), mort à Londres (Royaume-Uni).

Né de parents écossais en Afrique du Sud, Donald Ross étudie la médecine à l'*University of Cape Town* (Afrique du Sud), obtenant son diplôme en 1946. Côtoyant, au *Groote Schuur Hospital* de Cape Town, Christiaan Barnard, celui qui réalisera la première transplantation cardiaque au monde le 03 décembre 1967, Ross ressent un vif intérêt pour la chirurgie thoracique et la cardiologie. Grâce à une bourse, il poursuit ses études au Royaume-Uni, s'oriente vers la chirurgie et devient chirurgien *(Fellow of the Royal College of Surgeons)* en 1949.

Ross commence à exercer à Bristol, se spécialisant en chirurgie thoracique puis cardiaque, influencé en particulier par Sir (puis Lord) Russell Brock du *Guy's Hospital* de Londres. Cet éminent chirurgien sera son mentor et recrutera Ross dans son service en 1952, pour qu'il y fasse de la recherche en chirurgie cardiaque *(Cardiovascular Research Fellow)* pendant deux années. En 1958, Donald Ross est nommé Chirurgien Cardio-Thoracique Consultant au *Guy's Hospital*, puis il entre au *National Heart Hospital* (Londres) en 1963, comme Chirurgien puis Chirurgien Senior. Il partage ainsi son exercice entre ces deux hôpitaux.

À cette époque, Ross montre que des valves cardiaques prélevées sur le cadavre (homogreffes) puis implantées en position orthotopique n'encourent pas le risque de thrombose, ouvrant la voie aux premières bioprothèses valvulaires. Il réalise ainsi, pour la première fois, le 24 juillet 1962, au *Guy's Hospital,* le remplacement de la valve aortique par une homogreffe.

C'est également au début des années soixante qu'il conçoit et développe sa propre machine cœur-poumon, la *"Guy's-Ross heart lung bypass machine"*.

En 1966, Donald Ross et la cardiologue britannique Jane Somerville imaginent d'utiliser un conduit valvé pour connecter le ventricule droit à l'artère pulmonaire, et publient la première réparation, effectuée avec succès chez un jeune homme, d'une atrésie pulmonaire par homogreffe de la voie d'éjection ventriculaire droite. Cette technique opératoire, consistant à connecter par une homogreffe le ventricule droit à l'artère pulmonaire, sera, l'année suivante, nommée "opération de Rastelli", mais Donald Ross l'avait en fait développée le premier.

Après avoir conçu et mis au point la technique opératoire qui sera nommée "procédure de Ross", Ross l'utilise pour la première fois en 1967, avec succès. Au cours de cette opération, la valve aortique défectueuse est remplacée par la propre valve pulmonaire du patient. Il s'agit d'une procédure intéressante chez l'enfant, car permettant la croissance de la valve et évitant l'anticoagulation. Magdi Yacoub, qui avait rejoint Ross en 1964 au *National Heart Hospital*, pratiquera et perfectionnera cette intervention qui prendra alors le nom de "procédure de Ross-Yacoub".

C'est au *National Heart Hospital* que, le 03 mai 1968, Donald Ross et son équipe réalisent, six mois après la première mondiale de Christiaan Barnard, la première transplantation cardiaque au Royaume-Uni sur un homme de quarante-cinq ans qui survivra quarante-six jours, avant un décès par rejet de greffe, infection et embolie pulmonaire. Après une série de trois transplantations, un moratoire est décidé par le gouvernement britannique, du fait de résultats médiocres liés au problème du rejet de la greffe.

C'est aussi au *National Heart Hospital* que Donald Ross invite l'argentin René Favaloro, en 1970, et que ces deux chirurgiens réalisent le premier pontage aorto-coronaire au Royaume-Uni. Cette même année, Ross obtient le poste de Directeur du Département de Chirurgie à l'*Institute of Cardiology* de Londres, poste qu'il gardera jusqu'à sa retraite en 1997.

Grâce au développement des médicaments immunosuppresseurs dans les années soixante-dix, le moratoire sur les transplantations cardiaques sera levé en 1979, par Sir Terence English au *Papworth Hospital* (Cambridgeshire), et surtout en 1980, lors de la mise en place du programme de transplantation par Sir Magdi Yacoub, disciple de Ross, à l'*Hôpital de Harefield.*

Considéré comme un pionnier dans le domaine de la chirurgie cardiaque, Donald Ross a reçu de nombreux honneurs et prix, dont le *Clement Price Thomas Award* du *Royal College of Surgeons* en 1983, et publié plusieurs ouvrages de chirurgie cardiaque. Il a introduit la chirurgie à cœur ouvert en Inde, en Égypte et en Thaïlande, a formé de nombreux jeunes chirurgiens, en particulier au Japon, et s'est aussi consacré à la chirurgie cardiaque humanitaire, opérant souvent au Moyen-Orient et en Inde.

Ruffier *(indice ou test de) :* Le test de Ruffier, utilisé en médecine générale et en médecine du sport, est un test physique dont la formule (ou indice) indique la résistance cardiaque, permettant d'évaluer l'aptitude d'une personne à la pratique sportive. Plus l'indice est faible, meilleure est l'adaptation à l'effort.

RUFFIER JAMES-EDWARD (1875-1965) : Médecin hygiéniste français, né à Mèze (Hérault), mort à Cannes (Alpes Maritimes) (France).

Ayant obtenu son doctorat en médecine, James-Edward Ruffier exerce à Paris, offrant à sa clientèle des soins tournés vers la culture physique, l'hydrothérapie, la gymnastique. Il écrit d'ailleurs plusieurs ouvrages promouvant la santé par la pratique sportive. En 1940, il est nommé médecin du Collège National de Moniteurs et d'Athlètes d'Antibes. Il se consacre alors à l'évaluation des aptitudes physiques et conçoit, en 1943, le test d'indice de résistance cardiaque qui sera connu sous le nom de "test de Ruffier", lequel sera repris en 1950 par Dickson. Ce test est considéré actuellement comme obsolète. Ruffier terminera sa carrière à Cannes.

SACKS BENJAMIN (1896-1971) : Cardiologue américain, historien, né à Baltimore (Maryland) et mort à Baltimore (Maryland) (USA) ; *voir Libman-Sacks (endocardite de).*

Benjamin Sacks étudie la médecine au *Johns Hopkins Hospital School of Medicine* (Baltimore, Maryland) où il obtient son doctorat en 1922. Il démarre sa carrière médicale au *Mount Sinai Hospital* (New York City). C'est là qu'en 1924, sous la supervision de son mentor, Emanuel Libman, il participe à la découverte d'un nouveau type d'endocardite, non infectieuse, d'étiologie inconnue, qui sera nommée *"atypical verrucous endocarditis"*, puis qui prendra le nom d'"endocardite de Libman-Sacks". La publication porte sur quatre cas de patients, âgés de dix à trente-sept ans, atteints d'une forme particulière d'endocardite valvulaire et murale, évoluant sur quatre à neuf mois, dont l'origine lupique ne sera découverte que bien plus tard.

Dans les années cinquante, en raison de problèmes de santé, Sacks change complètement de voie, abandonne la médecine pour se consacrer à l'industrie du cinéma. Il déménage à Los Angeles et travaille alors comme conseiller technique, apportant dans cette activité les mêmes méticulosité et sens du détail que dans sa précédente activité médicale. Il côtoie alors des acteurs tels que Cary Grant et Bing Crosby. Plus tard, Benjamin Sacks devient historien, étudiant particulièrement l'histoire de l'Arizona à laquelle il consacre plusieurs livres.

Benjamin Sacks est enterré au *Beth Tfiloh Cemetery* à Woodlawn (Baltimore County, Maryland) (USA).

***Seldinger** (technique ou méthode de) :* Technique de cathétérisme cardiaque gauche utilisant la ponction percutanée d'une artère à l'aide d'un trocard creux, permettant l'insertion d'un guide métallique souple puis du cathéter le long de ce guide. Cette technique peut être utilisée aussi pour effectuer une angiographie, l'insertion d'un pacemaker ou d'une sonde de Swan-Ganz.

SELDINGER SVEN IVAR (1921-1998) : Médecin radiologue suédois, né à Mora (Dalécarlie), mort à Mora (Dalécarlie) (Suède).

Issu d'une longue lignée d'horlogers célèbres, Sven Ivar Seldinger commence à étudier la médecine en 1940 à l'Institut Karolinska (Stockholm) et reçoit son diplôme en 1948. Il s'intéresse précocement à la radiologie qu'il démarre au *Karolinska Hospital.* C'est là qu'il invente le procédé permettant de mettre en place des cathéters capables d'atteindre n'importe quelle artère de l'organisme. Il utilise initialement une corde de piano pour rigidifier le cathéter trop souple pour être poussé au travers de la peau et de la paroi du vaisseau, avant de concevoir le guide métallique utilisé par la suite.

C'est en avril 1952 qu'il imagine la technique du début à la fin du procédé après avoir eu, ainsi qu'il le dit, *« a sudden attack of commun sense » : « needle in, guide-wire in through the needle, needle out, catheter in over the guide-wire, guide-wire out. »* Il utilise ce procédé pour la première fois sur un patient pour cathétériser, par ponction de l'artère brachiale, l'artère sous-clavière pour une angiographie parathyroïdienne. Cet acte permettra de révéler un adénome parathyroïdien médiastinal non diagnostiqué lors d'une précédente opération exploratoire. Seldinger introduit également l'artériographie sélective des artères rénales.

En juin 1952, cette méthode révolutionnaire, permettant l'introduction d'un cathéter dans un vaisseau par voie percutanée, est présentée pour la première fois au congrès de la *Nordic Association of Medical Radiology* à Helsinki, faisant grande impression. Elle est publiée en 1953, rapportant quarante cas d'angiographies non compliquées d'effets graves, et sera nommée "technique de Seldinger". Celle-ci s'étend rapidement en Suède et est utilisée couramment dans de nombreux hôpitaux. Elle arrive en Europe quelques années après la publication, mais mettra du temps avant d'être utilisée aux USA.

Seldinger réalise plus tard le cathétérisme transhépatique et splénique de la veine porte et, en 1966, sa thèse décrit la cholangiographie percutanée transhépatique effectuée grâce à sa technique. Il devient alors Professeur Associé.

Peu après, Sven Seldinger part exercer au *Sahlgrenska Hospital* (Gothenburg), puis retourne dans sa ville natale de Mora en 1967, comme Chef du Département de Radiologie de l'hôpital local, pour y finir sa vie professionnelle en 1986.

En 1975, l'Académie de Médecine de New York lui décerne le prix *Valentine*. Sven Seldinger recevra de nombreux autres prix honorifiques et sera membre de plusieurs sociétés savantes.

La technique de Seldinger, simple et élégante, peu traumatisante, a permis le développement d'un grand nombre de méthodes diagnostiques et interventionnelles, vasculaires ou non, telles que les angiographies sélectives coronaires, cérébrales, rénales, mésentériques, les angioplasties, les poses de stents, les embolisations, les interventions urinaires et biliaires… Elle a bénéficié, et bénéficie toujours, à des dizaines de millions de patients à travers le monde.

Senning *(intervention ou opération de) :* Il s'agit de la première technique chirurgicale ayant connu un succès dans le traitement de la transposition des gros vaisseaux. Elle consiste à réparer l'anomalie "physiologiquement" par un néo-cloisonnement des oreillettes, tout en laissant la discordance ventriculo-artérielle en place : le sang veineux cave est dirigé vers le ventricule gauche et l'artère pulmonaire, et le sang oxygéné venant des poumons vers le ventricule droit et l'aorte. La procédure se fait en incisant et plicaturant les oreillettes.

SENNING ÅKE (1915-2000) : Chirurgien cardiaque suédois, né à Rättvik (Suède), mort à Zürich (Suisse).

Åke Senning étudie la médecine à l'Université d'Uppsala et à l'Université de Stockholm où il obtient son diplôme. Il commence à exercer en orthopédie et en neurochirurgie, puis, lorsqu'il apprend que Clarence Crafoord a pu réparer des coarctations aortiques, il décide de s'orienter vers la chirurgie cardiovasculaire. Il rejoint alors l'équipe de Crafoord à l'Hôpital de Sabbatsberg en 1948. À partir de 1950, Crafoord le charge de poursuivre le développement de la machine cœur-poumon, avec la collaboration de l'ingénieur P.A. Astradsson. Cette pompe oxygénatrice à disques rotatifs avait été mise au point, dès 1946, par l'assistant de Crafoord, Viking Björk, et avait permis de perfuser le cerveau d'un chien pendant une trentaine de minutes. Outre cette machine cœur-poumon, Senning va aussi développer et promouvoir l'usage de l'hypothermie, de la cardioplégie et de la fibrillation ventriculaire induite électriquement pour prévenir les embolies gazeuses lors de la chirurgie cardiaque. Il est alors Professeur Associé de Chirurgie expérimentale.

Le 16 juillet 1954, Crafoord et son équipe, dont Viking Olov Björk et Åke Senning, réussissent la première opération à cœur ouvert en Europe, la deuxième au monde. Ils utilisent alors la machine cœur-poumon de Senning, et l'intervention a lieu sous hypothermie, sur une femme de quarante-deux ans porteuse d'un myxome de l'oreillette gauche. Cette patiente vivra jusqu'en 2002. Cette intervention chirurgicale fut aussi le premier succès mondial de résection d'un myxome cardiaque. Elle eut lieu peu de temps après le succès opératoire de John Gibbon aux USA, qui fut une première mondiale.

En 1956, Senning devient le Chef du Service de Chirurgie Expérimentale à l'Hôpital de Karolinska (Stockholm), tandis que l'année suivante Crafoord est nommé Chef du tout nouveau

Département de Chirurgie Thoracique à l'Hôpital de Karolinska. Entre 1957 et 1962, plus de 350 opérations cardiaques seront réalisées dans le service de Crafoord, au moyen de la machine cœur-poumon de Senning, avec toutefois une mortalité de 32 %.

En 1958, Åke Senning réalise la première réparation de transposition des gros vaisseaux, grâce à la procédure qui prendra le nom d'"opération de Senning", sur un petit garçon polonais de huit ans, qui vivra par la suite normalement pendant dix-neuf ans avant de décéder d'une endocardite aiguë. La publication, datant de 1959, rapporte quatre cas de patients opérés selon cette technique, dont trois survivront. Cette opération sera remplacée en 1963 par l'intervention de Mustard.

La même année, Senning opère avec succès un homme de cinquante-quatre ans, atteint d'un angor sévère, en réalisant une endartériectomie de l'artère descendante antérieure gauche et de la circonflexe.

Et, toujours en 1958, le 08 octobre, Åke Senning pose le premier stimulateur cardiaque totalement implantable au monde, conçu par Rune Elmqvist, médecin et ingénieur suédois de *l'Elema-Schönander Company* (devenue *Siemens-Elema,* puis rachetée par la société *St. Jude Medical,* aujourd'hui *Abbott*). Senning avait suivi les travaux de Clarence Lillehei et ses résultats avec la stimulation externe temporaire. Il réalise que le principal problème de cette technique est le risque d'infection ascendante le long de la sonde de stimulation. Il décide alors de mettre au point un système totalement implantable, avec un boîtier interne.

Le patient, Arne Larsson, âgé de quarante-trois ans, est atteint d'un syndrome d'Adams-Stokes sévère, car perdant connaissance jusqu'à trente fois par jour. Le boîtier du stimulateur, alimenté par deux piles rechargeables, a la taille d'une rondelle de hockey. Ce premier pacemaker interne ne fonctionnera que huit heures, avant d'être remplacé par un deuxième appareil similaire qui, lui, durera six semaines, mais la voie est alors ouverte pour ce type de traitement. Cette expérience est rapportée lors de la *Second International Conference on Medical Electronics* en 1959. Quant au patient, il vivra encore pendant quarante-quatre ans, survivant au chirurgien et à l'ingénieur qui lui avaient sauvé la vie. Il décèdera en 2002 d'un mélanome, à l'âge de quatre-vingt-six ans, après la pose successive de vingt-deux boîtiers de pacemakers et de cinq systèmes d'électrodes !

En 1961, Åke Senning est nommé Chef du Département de Chirurgie Viscérale et Cardio-thoracique à l'Université de Zürich, où il établit la première unité de soins intensifs de Suisse. En 1969, il effectue l'une des premières transplantations cardiaques d'Europe et la première en Suisse. C'est là qu'il se lie d'amitié avec le cardiologue allemand Andreas Gruentzig, et qu'il encourage celui-ci à réaliser, en septembre 1977, la toute première angioplastie coronaire percutanée sur une sténose coronaire.

Lorsqu'il prend sa retraite, en 1985, Åke Senning est alors Professeur Émérite de Chirurgie à l'Université de Zürich et Directeur du Département Chirurgical de l'Hôpital Universitaire. Il a contribué à de grandes avancées dans de nombreux secteurs de la chirurgie cardiaque : opérations à cœur ouvert, réparations de cardiopathies congénitales, stimulateurs cardiaques, remplacements valvulaires, transplantations cardiaques, angioplasties. Pour son rôle de pionnier dans tous ces domaines, Åke Senning a reçu de nombreux honneurs et récompenses, tels que le *Clement Price Thomas Award* du *Royal College of Surgeons*, et le *René Leriche Award* de l'*International Society of Cardiovascular Surgery*. Il est l'auteur de plus de 350 articles scientifiques, et a été membre de plusieurs sociétés savantes, telles que l'*American College of Surgeons*.

SHILEY DONALD PEARCE (1920-2010) : Ingénieur américain, né à Yakima (Washington), mort à San Diego (Californie) (USA) ; *voir Björk-Shiley (valve de) et Ionescu-Shiley (valve de).*

Issu d'une famille pauvre, Donald Shiley vit son enfance dans une ferme et cueille des fruits pour aider ses parents lors de la Grande Dépression. Puis il entreprend des études d'ingénierie et de chimie à l'Université d'État de l'Oregon et à l'Université de Portland (Oregon). Il en sort diplômé en 1951, puis commence à travailler dans le nouveau domaine en plein développement de l'ingénierie biomédicale, aux *Edwards Laboratories* en Californie, les premiers fabricants de valves cardiaques.

En 1964, il crée sa propre entreprise *"Shiley Laboratories"* (Irvine, Californie), dans le même domaine. Shiley développe sa première valve, une valve à disque, avec le chirurgien cardiaque américain Earle B. Kay de Cleveland (Ohio).

Quelques années plus tard, en 1968, il améliore son modèle en collaboration avec le chirurgien cardiaque suédois Viking Björk, créant ainsi la "valve Björk-Shiley", première "valve à disque inclinable", permettant ainsi un meilleur flux du sang à travers la valve. Sa première implantation a lieu en janvier 1969 au *Karolinska Hospital* de

Stockholm. Plusieurs améliorations de cette valve seront effectuées dans les années suivantes.

En 1976, en collaboration avec le chirurgien Marian Ionescu, *Shiley Laboratories* produit la valve connue sous le nom de *"Ionescu-Shiley Pericardial Xenograft"*. Ce type de bioprothèse, à base de péricarde bovin traité au glutaraldéhyde, présente des qualités de souplesse, de durabilité et de résistance aux infections et au risque thromboembolique.

Trois ans plus tard, Donald Shiley décide de vendre sa société à *Pfizer Pharmaceuticals*. Peu après cette vente, en 1980, Björk informe les Laboratoires *Pfizer* de défauts parfois mortels sur les valves Björk-Shiley. Ces dysfonctionnements donneront lieu à des dédommagements énormes pour les patients impliqués, et à l'arrêt de commercialisation de cette valve en 1986. Quant à la "valve Ionescu-Shiley", après qu'environ 200 000 valves de ce type aient été fabriquées, sa production sera également stoppée en 1987, suite aux problèmes rencontrés avec la valve Björk-Shiley.

Outre ses qualités d'ingénieur et d'inventeur, Donald Shiley fut aussi un grand philanthrope dont les donations bénéficièrent à des universités, à la recherche scientifique et à des artistes pour des décennies.

Sokolow-Lyon *(indice de) :* Indice électrocardiographique d'hypertrophie ventriculaire gauche, chez l'adulte. Cet indice correspond à la somme des amplitudes de l'onde R en V5 ou V6 et de l'onde S en V1 et est en faveur de cette anomalie s'il est supérieur à 35 mm chez l'adulte.

SOKOLOW MAURICE N. "SOKIE" (1911-2002) : Cardiologue américain, né à New York City (New York), mort à San Francisco (Californie) (USA).

Né à New York, Maurice Sokolow et sa famille s'installent en Californie. Il a six ans lorsque sa mère décède et il passe les sept années suivantes de sa vie dans un orphelinat. Malgré ces débuts difficiles, il étudie, grâce à l'aide de sa sœur, à l'*University of California,* à Los Angeles, puis à Berkeley, puis à la Faculté de Médecine de l'*University of California of San Francisco (UCSF),* d'où il sort docteur en médecine en 1936. Il poursuit sa formation en cardiologie au *New England Medical Center* à Boston, puis au *Michael Reese Hospital* à Chicago, et obtient sa qualification de cardiologue.

Pendant la Seconde Guerre Mondiale, Sokolow sert dans la *Navy* sur un bateau-hôpital dans le Pacifique et s'intéresse aux maladies tropicales. Il acquiert vite une renommée internationale pour ses recherches en électrocardiographie. C'est en 1949 qu'il détermine, avec Thomas P. Lyon, les critères électrocardiographiques de l'hypertrophie ventriculaire gauche, établissant ce qui sera nommé l'"indice de Sokolow-Lyon".

Ses plus grandes contributions à la cardiologie concernent cependant l'hypertension artérielle, dont il est considéré comme un expert international. En 1953, Maurice Sokolow est nommé à la tête du Département Hypertension au *San Francisco General Hospital Medical Center*, poste qu'il occupera pendant vingt ans. C'est là qu'il conçoit et développe un appareil ambulatoire, semi-automatique, permettant l'enregistrement de la pression artérielle pendant vingt-quatre heures. C'est grâce à ce dispositif qu'il parvient à montrer les variations circadiennes de la pression artérielle et met en évidence ce qu'on nommera "l'effet blouse-blanche" ou *"white coat hypertension"*.

Sokolow s'intéresse également à la relation entre le stress, la pression artérielle et le développement de la maladie coronarienne. Dans les années cinquante, il participe à la fondation de l'*UCSF Cardiovascular Research Institute*, réunissant cardiologie clinique et activité de recherche, et où il exerce en tant que membre senior de l'équipe.

Maurice Sokolow se passionne pour l'enseignement à ses étudiants et participe activement en tant que membre de l'*American Heart Association*. Sa carrière donnera lieu à plus de 160 publications scientifiques et, en 1981, il publie son ouvrage de référence, *Clinical Cardiology,* qui sera traduit en sept langues et réédité de nombreuses fois.

***Sones** (technique de) :* Procédé de coronarographie sélective, au cours de laquelle la sonde est introduite par l'artère humérale droite, après dénudation de celle-ci.

SONES FRANK MASON, JR (1918-1985) : Cardiologue américain, né à Noxapater (Mississipi), mort à Cleveland (Ohio) (USA).

Frank Mason Sones étudie la médecine au *Western Maryland College* (Maryland) et reçoit son doctorat en médecine en 1943 de l'*University of Maryland School of Medicine*. Au cours de la Seconde Guerre Mondiale, il sert dans l'*United States Army Air Corps* dans le Pacifique.

Après la guerre, Sones rejoint l'*University Hospital* à Baltimore, puis l'*Henry Ford Hospital* à Detroit, où il apprend les techniques de cathétérisme cardiaque chez l'enfant et le nourrisson. En 1950, Sones commence à exercer à la *Cleveland Clinic Foundation* comme Directeur du Département de Cardiologie Pédiatrique et du nouveau Laboratoire Cardiaque. Son travail évolue vers les cathétérismes droits et gauches chez l'adulte atteint de valvulopathie.

En 1958, le 30 octobre, alors que Frank Mason Sones, assisté de Earl K. Shirey, devait injecter du produit de contraste dans l'aorte d'un patient de vingt-six ans atteint de cardiopathie rhumatismale, il s'aperçoit que la pointe du cathéter s'est, par inadvertance, introduite dans l'ostium de l'artère coronaire droite. Il injecte alors le produit de contraste dans l'artère, constate une asystolie, réduite par la toux du patient. Grâce à cette expérience, Sones réalise qu'il est possible d'injecter directement dans les artères coronaires de petites quantités de produit de contraste, permettant ainsi de fournir, pour la première fois, des images de qualité des sténoses coronaires.

La toute première coronarographie fut donc réalisée accidentellement par Sones, qui peut être considéré comme le véritable fondateur de l'opacification des artères coronaires, alors que l'on pensait à cette époque que leur visualisation était impossible sans risquer la vie du patient. L'année suivante, en 1959, Sones rapportera son expérience sur les cinquante premiers patients, lors des sessions scientifiques de l'*American Heart Association.* En 1962, soit quatre ans plus tard, il publie la description de sa technique de coronarographie sélective par voie humérale droite, sur 1020 patients. Cette technique simple et rapide, qui prendra le nom de "technique de Sones", se répandra rapidement partout dans le monde. Frank Mason Sones formera en particulier Melvin Judkins.

Par la suite, Sones améliore et développe cette technique, en utilisant les enregistrements vidéo et l'amplification des images. Et, en 1962, il réalise la première cinéangiographie coronaire sélective. Ces progrès techniques permettront à son collègue, René Favaloro, de réaliser le premier pontage aorto-coronaire au monde, en 1967, à la *Cleveland Clinic*. De 1966 à 1975, Sones est le Directeur du *Cleveland Clinic Department of Cardiovascular Disease*, puis exerce comme Médecin Senior du Département de Cardiologie.

Considéré comme un pionnier dans le domaine du cathétérisme cardiaque, ayant joué un rôle essentiel au développement du pontage aorto-coronaire et de la cardiologie interventionnelle, Frank Mason

Sones a été honoré de nombreux prix, tels que le *Gairdner Foundation International Award* en 1969, l'*American Medical Association Scientific Achievement Award* en 1978, et l'*Albert-Lasker Clinical Medical Research Award* en 1983. Il a participé à la fondation de la *Society for Cardiac Angiography (*devenue *Society for Cardiovascular Angiography and Interventions)* et a été son premier Président.

Il est enterré à l'*Evergreen Hill Cemetery*, Chagrin Falls (Cuyahoga County), Ohio (USA).

Starling Ernest Henry (1866-1927) : Médecin, physiologiste anglais, né à Londres (Royaume-Uni), mort à Kingston Harbour (Jamaïque) ; *voir Frank-Starling (loi de).*

Ernest Starling entre, en 1882, au *Guy's Hospital Medical School* (Londres) et obtient son diplôme en 1889. Il passe l'été 1885 au laboratoire de Willy Kühne à Heidelberg, période qui sera déterminante pour son avenir en l'orientant vers la physiologie. En 1887, Starling est Préparateur en Physiologie au *Guy's Hospital*, puis obtient le poste de Conférencier en Physiologie en 1889, tout en exerçant à temps partiel, à partir de 1890, au laboratoire de Sir Edward Albert Sharpey-Schäfer à l'*University College* de Londres. C'est le début d'une étroite collaboration avec William Maddock Bayliss, qui deviendra son beau-frère.

Starling et Bayliss réalisent des recherches sur le système cardio-vasculaire et enregistrent avec succès, en 1891, le premier électrocardiogramme sur un mammifère. Ils mettent ainsi en évidence les trois ondes correspondant à chaque battement cardiaque (plus tard connues sous la dénomination des ondes P, QRS et T), le délai d'environ 0.13 seconde entre les dépolarisations auriculaire et ventriculaire (plus tard connu sous la dénomination de l'intervalle PR), et démontrent que la contraction cardiaque s'effectue de la base vers l'apex.

En 1892, Starling part à l'étranger poursuivre sa formation à Breslau et à Paris, à l'Institut Pasteur. À son retour à Londres, il étudie l'équilibre entre les pressions intravasculaires et les forces osmotiques au niveau du capillaire. En 1899, il enseigne à plein temps comme Professeur de Physiologie à l'*University College,* et poursuit ses recherches au laboratoire de l'*University College.* La même année, Starling et Bayliss découvrent le péristaltisme intestinal.

En 1902, Starling publie, avec son beau-frère, William Bayliss, un article démontrant l'existence et le rôle de la sécrétine, première hormone à être découverte. C'est en 1905 qu'il crée le terme "hormone" pour désigner les messagers chimiques produits par les glandes endocrines. Ernest Starling devient ainsi le précurseur d'une nouvelle discipline nommée "endocrinologie".

Lors de la Première Guerre Mondiale, Starling sert dans le *Royal Army Medical Corps* et est expédié en Salonique (Grèce).

C'est en 1915 qu'il formule sa fameuse "loi du cœur", après plusieurs années de recherches sur une préparation cœur-poumon isolée de chien, et qu'il parvient aux mêmes conclusions qu'Otto Frank en 1895. Cette loi sera nommée "loi de Frank-Starling", et sera actualisée par Starling en 1919.

En 1922, Ernest Starling accepte le poste de Professeur de la *Royal Society's Foulerton Research.* Il étudie la fonction rénale, lui permettant de découvrir, en 1924, le rôle du tube contourné distal du néphron.

C'est aussi un écrivain prolifique, avec la publication, en 1912, d'un traité de physiologie, de plus de 1400 pages, intitulé *Principles of Human Physiology* et réédité de nombreuses fois.

Ernest Starling décède à bord d'un bateau en 1927, lors d'une croisière dans les Caraïbes, et est enterré à Kingston en Jamaïque.

Starling a été élu *fellow* de la *Royal Society* en 1899, et fut un membre éminent de la *Physiological Society* à partir de 1890. En 1913, il reçut la *Royal Medal* pour ses contributions à la Physiologie.

Starr-Edwards *(prothèse ou valve de) ; voir aussi Edwards Miles "Lowell" :* La valve de Starr-Edwards est une prothèse valvulaire mécanique à bille, utilisée pour remplacer les valves aortiques et mitrales. La valve s'ouvre et se referme au gré du courant sanguin, grâce aux mouvements de la bille installée dans une cage métallique (acier habillé de Téflon) hermétique.

STARR ALBERT (1926-) : Chirurgien cardiaque américain, né à New York City (New York) (USA).

Albert Starr reçoit son diplôme de docteur en médecine en 1949, du *Columbia University College of Physicians and Surgeon*s (New York), et se destine à devenir chirurgien. Il poursuit sa formation au *Johns-Hopkins Hospital* (Baltimore, Maryland) auprès d'Alfred Blalock.

En 1952, Starr entre dans le *U.S. Army Medical Corps* et sert en Corée, où il réalise des interventions chirurgicales au sein du *Mobile Army Surgical Hospital (M.A.S.H.).* À son retour à New York, il se spécialise en chirurgie thoracique et cardiaque dans deux hôpitaux de la *Columbia University* : le *Bellevue Hospital* et le *Presbyterian Hospital*.

Ce jeune chirurgien de trente et un ans part, en 1957, dans l'Oregon, où il est recruté par Dick Sleeter, Directeur de la *Crippled Children's Division* de l'*University of Oregon Medical School* (actuellement *Oregon Health & Science University, OHSU*). Starr enseigne alors la chirurgie, lance, à l'*OHSU*, en 1958, un programme d'interventions chirurgicales à cœur ouvert, *"the open heart surgery program"*, et commence à réaliser, avec succès, des opérations à cœur ouvert sur des enfants atteints de cardiopathies congénitales.

Albert Starr rencontre l'ingénieur en hydraulique Lowell Edwards en septembre 1958. Cet ingénieur retraité s'intéresse alors à la "pompe cardiaque" et rêve d'inventer un cœur artificiel destiné à remplacer un cœur défaillant. Starr convainc Edwards de focaliser ses recherches sur une prothèse valvulaire cardiaque, et il commence à implanter les prototypes conçus par Edwards sur des cœurs de chiens. À cette époque, le concept de prothèse à bille avait été initié en 1952 par Charles A. Hufnagel de Washington, qui implanta plus de 200 valves de ce type dans l'aorte thoracique descendante chez des patients insuffisants aortiques. Puis Dwight Emary Harken, du *Peter Brigham Hospital* (Boston, Massachusetts), mit au point une prothèse à bille dans une cage qu'il implanta en position aortique. Les deux premiers patients furent opérés avec succès en mars et en juin 1960.

Après différents prototypes, Edwards crée une prothèse valvulaire mécanique dont la bille est placée dans une petite cage métallique. Le courant sanguin imprime à la bille un mouvement de va-et-vient, permettant l'ouverture et la fermeture de la valve. Cette prothèse, implantée sur un chien, lui permettra de survivre plusieurs mois avec ce modèle. La première tentative d'implantation humaine de la prothèse est effectuée en août 1960 sur une jeune femme dont la valve mitrale native était très détériorée, mais elle décèdera, onze heures après l'intervention chirurgicale, d'une embolie gazeuse, malgré le bon fonctionnement de la prothèse. Quatre semaines plus tard, le 21 septembre 1960, la seconde tentative d'implantation de la prothèse valvulaire, toujours en position mitrale, sur un homme de cinquante-deux ans, atteint d'une sténose mitrale calcifiée très évoluée, sera un succès spectaculaire et durable. Les résultats des huit premières implantations de cette prothèse, qui sera nommée "valve de Starr-

Edwards", sont présentés à l'*American Surgical Association* en 1961. Parmi ces huit premiers patients, cinq retrouveront une vie normale.

Il s'agit alors de la première valve mécanique introduite dans la pratique clinique. Elle est constituée d'une cage en acier habillée de Téflon, dans laquelle va et vient une bille en silastic. Ce modèle de valve, nécessitant un traitement anticoagulant, sera utilisé pendant quarante-quatre ans. Il sera le point de départ de nombreuses avancées technologiques et permettra le développement de nouvelles générations de valves. Par la suite, Starr étudiera l'évolution de ce type d'opération à long terme, sur environ 20 000 patients ayant bénéficié d'une implantation de sa prothèse, avec un suivi pouvant aller jusqu'à quarante ans. Le taux de mortalité hospitalière chutera de 50 % en 1960 à 8 % en 1965, tandis que le remplacement valvulaire mitral devient une procédure de routine.

Starr et Edwards se penchent ensuite sur les prothèses valvulaires aortiques qui nécessitent des modifications de conception par rapport aux prothèses mitrales. Les premiers modèles de prothèses aortiques datent de 1961, puis leurs recherches aboutissent en 1963. En 1964, Albert Starr devient le Directeur Médical du *Heart and Vascular Institute* au *Providence St. Vincent Hospital* à Portland (Oregon). La même année, il réalise, avec succès, la première implantation de triple valve (aortique, mitrale et tricuspide).

En 1985, Starr se lance dans la transplantation cardiaque, en étant le premier chirurgien à effectuer et à réussir cet acte dans l'Oregon. Il réalise également la première chirurgie de triple pontage au monde. Toujours actif en 1998, Starr mène à Paris, en collaboration avec Alain Carpentier, une des premières opérations robotisées, assistées par ordinateur, en chirurgie cardiaque.

Quant aux valves de Starr-Edwards, qui présentaient les inconvénients des valves mécaniques (problèmes de bruit, de fatigue structurelle, risque thromboembolique nécessitant une anticoagulation à vie), leur fabrication sera abandonnée en 2007.

En 2011, Starr est nommé Président de l'*OHSU Knight Cardiovascular Institute* et Professeur Émérite de Médecine Cardiovasculaire et de Chirurgie à l'École de Médecine de l'*OHSU*.

Albert Starr, pionnier mondial de la chirurgie valvulaire, véritable initiateur des prothèses mécaniques, a reçu de nombreux prix et récompenses : en 2000, il reçoit l'*International Heart Pioneer Award* de la Société Thoracique Cardiovasculaire ; en 2007, il obtient le Prix *Lasker* pour la recherche médicale, partagé avec Alain Carpentier ; et, en 2015, il reçoit le prestigieux Grand Prix Scientifique de la Fondation Lefoulon-Delalande de l'Institut de France pour ses travaux ayant mené à la mise au point de la première valve mitrale artificielle, innovation majeure ayant permis à des millions de patients de bénéficier d'un remplacement valvulaire.

STEELL GRAHAM (1851-1942) : Médecin et cardiologue écossais, né à Édimbourg (Écosse), mort à Streatham, Londres (Royaume-Uni) ; *voir Graham Steell (souffle de).*

Fils de Sir John Steell, sculpteur de la Reine Victoria, Graham Steell étudie la médecine à l'*University of Edinburgh* et y reçoit son diplôme en 1872. Il poursuit sa formation en exerçant, l'année suivante, à l'*Edinburgh Royal Infirmary,* s'intéresse alors à la cardiologie sous l'influence de George Balfour, puis travaille dans divers hôpitaux dédiés aux fièvres à Édimbourg, Leeds et Londres. Steell obtient son doctorat en médecine de l'*University of Edinburgh* en 1877, avec une thèse traitant de la scarlatine.

En 1878, Steell s'installe à Manchester, ayant obtenu un poste de Médecin Résident à la *Manchester Royal Infirmary,* où il fera toute sa carrière. En 1883, il y devient Médecin Assistant. Après avoir mené des recherches sur les fièvres, à partir de 1886 ses publications se rapportent à la cardiologie.

En 1888, il décrit, et rapporte à la *Manchester Medical Society*, le souffle d'insuffisance pulmonaire qui sera nommé par William Osler, en 1898, le "souffle de Graham Steell". Steell est aussi fasciné par le sphygmographe, enregistre les battements artériels de tous ses patients présentant une cardiopathie, avant d'écrire, en 1889, une monographie intitulée *The Use of the Sphygmograph in Clinical Medicine.* Il décrit également chez des buveurs de bière les symptômes du béribéri, qu'on sait à présent liés à un déficit en thiamine.

En 1889, Steell devient membre du *Royal College of Physicians.* Il publie, en 1906, son livre intitulé *Textbook of Diseases of the Heart.* L'année suivante, Graham Steell obtient la chaire de Médecine Clinique à la *Victoria University of Manchester*, poste qu'il gardera jusqu'à sa retraite en 1911.

Graham Steell fut élu Président de la *Manchester Medical Society* en 1897, et resta membre de la *British Medical Association* pendant cinquante ans.

***Still** (souffle de) :* Souffle anorganique, doux, musical, mésosystolique, perçu chez l'enfant le long de la partie inférieure du bord gauche du sternum, variant avec la position du sujet et la respiration.

STILL GEORGE FREDERIC, SIR (1868-1941) : Pédiatre anglais, né à Highbury (Londres), mort à Salisbury (Wiltshire) (Royaume-Uni).

Seul garçon et l'aîné d'une fratrie de douze enfants dont huit survécurent, George Frederic Still se retrouve chef de famille à l'âge de dix-sept ans à la mort de son père. Cette expérience précoce de devoir s'occuper d'enfants révèle son plaisir à prendre soin d'eux, et le poussera à s'orienter vers la pédiatrie. Élève doué, il obtient une bourse d'études, parle couramment le grec, le latin, l'hébreu et l'arabe, mais, au lieu d'études littéraires, Still décide d'étudier la médecine au *King's College London School of Medicine*, d'où il sort diplômé en 1893.

Très précocement, il choisit de consacrer sa vie professionnelle à la pédiatrie. Il commence à étudier les maladies de l'enfant au *Guy's Hospital*, puis au *Great Ormond Street Hospital for Sick Children* (Londres), qui est alors le premier hôpital pédiatrique en Grande-Bretagne, où il obtient un poste d'Assistant en 1894.

C'est pendant cette période qu'il réunit vingt-deux cas d'une forme particulière d'arthrite fébrile juvénile. Cette pathologie, connue aujourd'hui sous le nom de "maladie de Still", sera l'objet de sa thèse de doctorat de médecine, soutenue en 1896 à l'Université de Cambridge, avec une publication datant de 1897.

En 1899, George Still intègre l'équipe du *Great Ormond Street Hospital for Sick Children,* et, la même année, est nommé Médecin pour les Maladies Infantiles au *King's College Hospital* de Londres, le premier des hôpitaux généraux de Londres à établir un département spécifiquement destiné aux maladies de l'enfance. Still y exercera pendant trente-quatre ans.

En 1901, il est élu membre du *Royal College of Physicians*. En 1906, Still est nommé Professeur Honoraire au *King's College Hospital,* et reçoit la première chaire de Pédiatrie en Angleterre.

En 1909, il décrit pour la première fois le souffle anorganique de l'enfant qui sera nommé "souffle de Still". Still publiera au cours de sa carrière plus de cent articles sur la pédiatrie, en particulier sur la sténose du pylore et la syphilis congénitale. Il est aussi l'un des premiers à décrire le tableau constituant les troubles du déficit de l'attention avec hyperactivité. Still est également l'auteur de cinq manuels médicaux.

Celui qui a pour titre *Common Disorders and Diseases of Childhood*, publié en 1909, connut un succès immédiat, et fut plusieurs fois réédité.

En 1928, George Frederic Still est élu premier Président de la *British Paediatric Association*, et, en 1933, il est le Président du premier Congrès International de Pédiatrie à Londres. Il restera, de 1917 à 1937, le Président de la *National Society for the Prevention of Infant Mortality*.

Élu membre de la *Royal Society of Medicine* en 1937, Still a reçu de nombreux prix et honneurs, tels que le *Dawson Williams Prize* en 1934.

Considéré comme "le père de la pédiatrie britannique", en tant que fondateur de cette nouvelle discipline et l'un de ses leaders, très aimé des enfants, George Frederic Still fut le médecin personnel des Princesses Elizabeth et Margaret. Lors de sa retraite en 1937, Still fut honoré du titre de *Chevalier* (*Knight Commander of the Victorian Order*) par le Roi George VI. En 1940, après que sa maison eut été bombardée pendant la guerre, il s'établit à Salisbury, pouvant ainsi se consacrer à sa passion pour la pêche à la mouche, et publiant ses propres poèmes, avant de décéder à l'âge de soixante-treize ans. Ses cendres furent enterrées dans le cimetière de la Cathédrale de Salisbury.

Une plaque commémorative est apposée au *28 Queen Anne Street* à Londres, lieu de son ancienne résidence.

Stokes-Adams *(maladie ou syndrome de) ; voir Adams-Stokes (maladie ou syndrome d') et Morgagni-Adams-Stokes (maladie ou syndrome de).*

STOKES WILLIAM (1804-1878) : Médecin interniste irlandais, né à Dublin, mort à Howth (Irlande) ; *voir aussi Cheyne-Stokes (dyspnée ou respiration de).*

Fils d'un professeur de médecine de l'Université de Dublin, William Stokes commence par étudier la chimie à la *Glasgow University*, puis décide de suivre les traces de son père et s'inscrit au *College of Surgeons School in Ireland* à Dublin en 1821 en cours d'anatomie. C'est là qu'il se lie d'amitié avec Dominic John Corrigan. Deux ans plus tard, il part à Édimbourg, et obtient son doctorat de médecine de l'*University of Edinburgh Medical School* (Écosse), en 1825. Stokes est déjà un pionnier dans les nouvelles méthodes de diagnostic clinique, et il introduit le stéthoscope dans la pratique médicale. Il publie à cette époque *An Introduction to the Use of the Stethoscope, with its application to the Diagnosis of Thoracic Viscera,* qui est le premier livre en anglais traitant de cette nouvelle technique.

Stokes reçoit alors sa licence du *King and Queen's College of Physicians*, et intègre l'équipe du *Meath Hospital* à Dublin, où il succède à son père en 1826. Il passera cinquante années de sa vie à travailler dans cet hôpital, dont trente en collaboration avec son collègue et ami Robert James Graves, avec lequel il publiera, de 1836 à 1842, le *Dublin Journal of Medical Science*. Lors de l'épidémie de typhus en 1826 à Dublin, William Stokes soigne les familles pauvres et contracte lui-même cette maladie.

En 1837 est publié son principal travail scientifique *A treatise on the Diagnosis and Treatment of Diseases of the Chest*, considéré comme le meilleur ouvrage sur les pathologies cardiaques et pulmonaires depuis celui de Laennec. Stokes y décrit la "respiration de Cheyne-Stokes", ce rythme respiratoire particulier déjà décrit en 1818 par John Cheyne.

En 1838, William Stokes cofonde, avec, en particulier, ses amis Robert James Graves et Dominic Corrigan, la *Pathological Society of Dublin*. Ce remarquable et talentueux groupe de médecins internistes, incluant John Cheyne, est à l'origine de la fondation de l'École de Médecine Irlandaise.

En 1845, Stokes succède à son père en étant nommé *Regius Professor of Medicine* à l'Université de Dublin. Il sera Président du *King and Queen's College* de 1849 à 1850.

En 1846, il publie l'article intitulé *"Observations on some cases of permanently slow pulse"*. Dans cette publication, Stokes rapporte deux cas de patients présentant des épisodes syncopaux avec pouls lent et parfois des crises convulsives ou des vertiges incontrôlables, et il complète la description, datant de 1827, de Robert Adams, irlandais comme lui.

Les premières descriptions de ce syndrome datent de 1717. Le médecin slovène Marcus Gerbezius avait rapporté, dans le journal annuel de l'Académie Nationale des Sciences Leopoldine à Halle (Allemagne), deux cas de patients dont la symptomatologie était similaire (pouls extrêmement lent, syncopes, vertiges et crises d'épilepsie). Ce syndrome est parfois nommé "syndrome de Morgagni-Adams-Stokes", en référence aux observations de l'anatomiste italien Giovanni Battista Morgagni. Celui-ci avait publié, en 1761, son œuvre majeure *De Sedibus et Causis Morborum per Anatomen Indagatis (Recherches anatomiques sur le siège et les causes des maladies)*. Dans la deuxième section de son ouvrage, portant sur les maladies du thorax, Morgagni décrivait le cas d'un patient de soixante-quatre ans, marchand à Padoue, chez qui il avait constaté un pouls rare et extrêmement lent, à 22 battements par minute, associé à deux crises épileptiques, et qui était décédé quinze mois après le début des symptômes. Malgré ces précédentes observations, c'est Robert Adams qui, le premier, sut attribuer les symptômes cérébraux à la pathologie cardiaque.

C'est le cardiologue français Henri Huchard qui attribuera, en 1899, son nom au "syndrome d'Adams-Stokes". Quant à sa cause, il faudra attendre la découverte du faisceau de His par Wilhelm His en 1893, puis les travaux d'Henri Vaquez au début du vingtième siècle pour relier ce syndrome à un bloc intracardiaque.

En 1854, William Stokes publie *The Diseases of the Heart and Aorta.* Cet ouvrage portera la renommée de Stokes au-delà de l'Irlande, au travers de l'Europe tout entière, et deviendra aussi une référence dans les facultés de médecine américaines.

William Stokes est élu membre de la *Royal Society* en 1861, devient Président de la *British Medical Association* en 1867, et de la *Royal Irish Academy* de 1874 à 1876. Il prend sa retraite en 1875. Cette même année, il est décoré par l'Empereur Guillaume Ier de Prusse de l'Ordre pour le Mérite, pour ses contributions à la médecine.

Il est enterré au *Saint Fintan's Cemetery*, à Sutton, County Dublin (Irlande).

***Swan-Ganz** (cathéter ou sonde de) ; voir aussi Ganz Vilem "William" :* Sonde molle, introduite par voie veineuse, munie à son extrémité d'un ballonnet lui permettant de progresser dans le courant sanguin, jusqu'à l'artère pulmonaire. Elle permet d'évaluer, éventuellement sous monitoring continu, les pressions et les débits au niveau des cavités cardiaques droites et de l'artère pulmonaire, dans le cadre d'un cathétérisme droit.

SWAN HAROLD JAMES CHARLES "JEREMY" (1922-2005) : Cardiologue américain d'origine irlandaise, né à Sligo (Irlande), mort à Los Angeles (Californie) (USA).

Fils de médecins, Jeremy Swan commence à étudier la médecine en 1939 au *Trinity College de Dublin* (Irlande), puis poursuit ses études à l'*University of London*, où il obtient son doctorat en 1945. Il est interne au *St. Thomas's Hospital Medical School* de Londres.

En 1946, Swan devient membre du *Royal College of Physicians*, puis s'engage dans la *British Royal Air Force*, comme chef d'escadron, tout en exerçant au *Royal Air Force Medical Service,* en Irak, pendant deux ans.

Après la Seconde Guerre Mondiale, en 1948, de retour au *St. Thomas Hospital,* Swan y passe trois années comme Maître de Conférences en Physiologie. Il fait de la recherche, sous la direction de son premier mentor, le physiologiste en cardiologie Sir Henry Barcroft, étudiant la réponse vasculaire aux agents sympathomimétiques. En 1951, Jeremy Swan migre aux USA, recruté par Earl Howard Wood, un des leaders en physiologie cardiaque à la *Mayo Clinic* de Rochester (Minnesota). Il devient citoyen américain en 1956. Après un passage à Stockholm en 1959 pour acquérir davantage d'expérience dans la pratique d'angiographies cardiaques, Swan étudie, grâce à cette technique d'imagerie, l'anatomie et la physiologie des cardiopathies congénitales. Ses travaux évoluent vers la détection de shunts intracardiaques grâce à la technique de dilution au vert d'indocyanine, utilisée ensuite pour la mesure du débit cardiaque. Toutes ces réalisations lui confèrent une réputation internationale et aboutissent à sa nomination au poste de Directeur du Laboratoire de Cathétérisme Cardiaque au *St. Mary's Hospital* de la *Mayo Clinic*. De 1960 à 1965, il est Professeur Associé de Physiologie à l'*University of Minnesota.*

En 1965, Jeremy Swan est nommé Chef de la Cardiologie au *Cedars of Lebanon Hospital* (actuellement *Cedars-Sinai Medical Center*) à Los Angeles (Californie), où il passera vingt-deux ans. Il est aussi Professeur de Cardiologie à l'*University of California Los Angeles.* William Ganz devient l'un de ses collaborateurs.

En 1967, alors que Swan voit passer des voiliers à la plage de Santa Monica, il a l'idée d'adapter une "voile" sur un cathéter souple afin de le transporter par le courant sanguin. Le lendemain, il transmet cette idée à Ganz qui va la conceptualiser. À cette époque, les cathétérismes cardiaques s'effectuaient avec difficulté grâce à des cathéters rigides, non dénués de risques. Rapidement, Swan et Ganz imaginent utiliser un ballonnet, pouvant ensuite être dégonflé une fois positionné. La publication princeps paraît en 1970, et ce dispositif prendra le nom de "sonde de Swan-Ganz". Ce cathéter, qui peut être posé au lit du malade et sans risque, va révolutionner la manière d'appréhender et de traiter les patients en unités de soins intensifs, qu'ils soient insuffisants cardiaques, victimes d'infarctus du myocarde, ou même atteints de pathologies non-cardiaques. Ce dispositif sera développé et fabriqué par les *Laboratoires Edwards,* et des millions d'exemplaires en seront vendus dans le monde.

Swan est nommé membre du *Royal College of Physicians*. En 1973, il est élu Président de l'*American College of Cardiology*. Après sa retraite en 1987, il déménage à Pasadena, et est nommé Professeur Émérite de l'*University of California Los Angeles* en 1996.

Jeremy Swan aura publié, au cours de sa carrière, plus de 400 articles scientifiques, couvrant tous les aspects de la cardiologie. Il a reçu de multiples prix et distinctions, tels que la *Stokes Medal of the Irish Cardiac Society in Dublin* en 1989, ainsi que, en 2003, conjointement avec William Ganz, l'*American Heart Association's Heart Innovation Award*, pour l'invention de la sonde de Swan-Ganz, et le *Distinguished Scientific Achievement Award* de l'*American College of Cardiology.*

***Takayasu** (artérite ou maladie de) :* Également nommée "maladie des femmes sans pouls", la maladie de Takayasu est une artérite inflammatoire touchant les vaisseaux de gros calibre (aorte et ses branches), et responsable de sténoses, thromboses et anévrysmes. Elle survient plus souvent chez la femme jeune.

TAKAYASU MIKITO (1860-1938) : Ophtalmologiste japonais, né à Saga et mort à Beppu (Japon).

Mikito Takayasu obtient son diplôme de médecin en 1887 à la *Tokyo Imperial University.* Il se spécialise en ophtalmologie et obtient un poste de Maître de Conférences à la *Fourth High School*, qui deviendra plus tard la *Kanazawa University School of Medicine* à Kanazawa (Ishikawa). Puis il passe deux années en Allemagne, pour faire de la recherche au *Berlin City Hospital*, à l'Hôpital Universitaire La Charité de Berlin et à l'Université de Leipzig. Takayasu retourne ensuite à Kanazawa où il est nommé Professeur à la Faculté de Médecine de l'Université de Kanazawa.

C'est en 1908, lors du douzième congrès annuel de la *Japanese Ophthalmology Society*, qu'il rapporte le premier cas de cette artérite inflammatoire qui sera nommée "artérite de Takayasu". Il avait en effet constaté un aspect particulier des vaisseaux rétiniens (avec anastomoses en couronne) chez une jeune femme de vingt-deux ans qui souffrait de troubles visuels et qui perdit totalement, au bout d'un an, son acuité visuelle. Lors de ce même congrès, deux autres médecins japonais rapportèrent les mêmes anomalies oculaires chez des patients dont le pouls radial était absent de façon bilatérale. Un cas similaire avait, semble-t-il, déjà été décrit par Giovanni Battista Morgagni, l'anatomiste italien, chez une femme de quarante ans souffrant d'une pathologie caractérisée par l'abolition des pouls. C'est Minoru Nakajima qui, en 1921, introduira pour la première fois le terme de "maladie de Takayasu". Et ce n'est qu'en 1952 que le premier cas occidental sera rapporté, les cas précédents étant tous asiatiques.

En 1923, Mikito Takayasu est nommé Doyen de l'Université de Kanazawa, puis il quitte l'Université l'année suivante et ouvre sa propre clinique, où les patients affluent, attirés par son expérience et ses connaissances. Après un accident vasculaire cérébral, Takayasu se retire, en 1933, à Beppu où il finit sa vie.

Il est enterré au Temple *Hoenji* près de l'Université de Kanazawa.

Un buste à son effigie a été édifié en 2002 à l'Université de Kanazawa.

***Taussig-Bing** (syndrome ou malformation de) ; voir aussi Bing Richard John :* Cardiopathie congénitale cyanogène très rare, associant un ventricule droit à double issue et une communication interventriculaire sous-pulmonaire. Dans cette situation, l'aorte et l'artère pulmonaire sont connectées au ventricule droit et le sang venant du ventricule gauche passe par la communication interventriculaire pour irriguer préférentiellement l'artère pulmonaire, tandis que le sang du ventricule droit irrigue principalement l'aorte. Cette anomalie est corrigée par la procédure de Rastelli.

TAUSSIG HELEN BROOKE (1898-1986) : Cardiologue et pédiatre américaine, née à Cambridge (Massachusetts), décédée dans le Comté de Chester (Pennsylvanie) (USA) ; *voir aussi Blalock-Thomas-Taussig ou Blalock-Taussig (opération, anastomose ou shunt de).*

Après des études de biologie à l'Université de Californie à Berkeley, Helen Taussig décide d'entreprendre des études de médecine à la *Harvard Medical School* (Boston, Massachusetts), mais cette université n'accepte pas de femmes dans le cursus médical. Elle parvient à suivre des cours d'histologie, de bactériologie et d'anatomie à la *Boston University's Medical School,* sans espérer en obtenir de diplôme, et en étant mise à l'écart de ses collègues masculins. Elle effectue alors des recherches sur le muscle cardiaque. Helen Taussig est finalement acceptée à la *Johns Hopkins University School of Medicine* de Baltimore (Maryland), l'une des rares universités à admettre des étudiantes, à cette époque. Elle reçoit son doctorat de médecine en 1927 de cette université, poursuit sa formation en cardiologie, puis en pédiatrie, et obtient sa spécialité en pédiatrie.

En 1930, Helen Taussig est nommée Médecin-Chef en Cardiologie Pédiatrique à l'Hôpital Johns Hopkins, dirige l'*Harriet Lane Home* (le centre de soins et de recherche pour les enfants au *Johns Hopkins*), et tiendra ce poste pendant trente-trois ans. Ses jeunes patients sont, pour la plupart, atteints de cardiopathies congénitales ou de cardites rhumatismales. En 1938, elle rend visite à Maude Abbott à Montréal (Canada) et collabore avec elle.

Malgré une surdité croissante, Helen Taussig parvient à compenser son handicap, et à diagnostiquer les cardiopathies grâce à son sens du toucher et à sa palpation fine, plutôt qu'avec un stéthoscope. Elle utilise aussi, dans un but diagnostique, radiographie et fluoroscopie.

C'est à cette époque qu'Helen Taussig fait la constatation que les petits patients, présentant une persistance du canal artériel associée à leur tétralogie de Fallot, supportent beaucoup mieux leur maladie. L'idée lui vient alors de créer chirurgicalement un shunt artificiel équivalent à un canal artériel. Elle décide de rencontrer le chirurgien de Boston, Robert Edward Gross, qui, en 1938, avait, le premier, ligaturé avec succès un canal artériel persistant, pour lui faire part de son idée. Mais celui-ci refuse de suivre sa proposition, arguant qu'il « a suffisamment de difficulté à fermer un canal artériel, pour ne pas avoir à en créer un ! »

Suite à cet échec de collaboration, Helen Taussig se tourne vers le chirurgien Alfred Blalock, qui exerce aussi à l'Hôpital Johns Hopkins, et dont les travaux portaient sur l'hypertension artérielle pulmonaire, et lui fait part de ses observations. Avec l'aide de son Assistant de Laboratoire Vivien Thomas, Blalock avait créé, sur l'animal, des courts-circuits entre l'artère sous-clavière gauche et l'artère pulmonaire. Helen Taussig réalise que ce type d'anastomose est l'équivalent d'un canal artériel persistant.

Après deux ans d'expérimentations sur environ deux cents chiens, Blalock et Taussig sont prêts pour une première tentative sur un enfant. La première opération a lieu le 29 novembre 1944, sur une petite fille de quinze mois, atteinte du syndrome du "bébé bleu", une tétralogie de Fallot, et dont la mort était inéluctable à court terme. Malgré une chirurgie périlleuse, la cyanose disparut immédiatement, et la petite fille put sortir de l'hôpital deux mois plus tard. Ce type d'intervention sera réitéré sur deux autres enfants, avec succès, et la technique sera nommée "opération de Blalock-Taussig", aujourd'hui désignée sous le nom d'"opération de Blalock-Thomas-Taussig. Cette procédure chirurgicale aux résultats miraculeux, publiée en 1945, sera largement médiatisée, avant d'être mondialement utilisée et de soulager des milliers d'enfants bleus.

Helen Taussig publie en 1947 l'ouvrage intitulé *Congenital Malformations of the Heart*, qui devient un texte de référence dans le domaine de la cardiologie pédiatrique, avec une seconde édition en 1960. C'est en 1949 qu'elle décrit, avec le physiologiste Richard John Bing, un type très rare de cardiopathie congénitale cyanogène qui portera leurs deux noms, le "syndrome de Taussig-Bing".

À la fin des années quarante, Helen Taussig commence à former des pédiatres dans la toute nouvelle sous-spécialité de cardiologie pédiatrique. En 1954, elle reçoit, avec Alfred Blalock, le prix *Albert Lasker*, pour "des contributions remarquables à la chirurgie et à la science cardiovasculaire". En 1959, elle obtient le titre de Professeur de Pédiatrie à l'Université Johns Hopkins, quatre ans seulement avant sa retraite.

Dans les années soixante, Helen Taussig signale à la *Food and Drug Administration* les malformations terribles causées par la thalidomide, constatées en Europe, en particulier en Allemagne. Elle persuade cette administration d'interdire ce médicament aux femmes enceintes, permettant ainsi d'éviter de nombreuses malformations congénitales liées à ce médicament aux USA.

Considérée comme la fondatrice de la cardiologie pédiatrique aux USA, et pionnière dans ce domaine pour ses travaux sur le syndrome des "bébés bleus", Helen Taussig a publié plus de 120 articles scientifiques au cours de sa carrière, a obtenu de nombreux prix et honneurs, tels que la *Presidential Medal of Freedom*, octroyée par le Président Lyndon Johnson en 1964, et a été membre de multiples sociétés savantes. En 1965, elle est la première femme à être élue Présidente de l'*American Heart Association*, et, en 1973, elle est élue à la *National Academy of Sciences*, tout en étant intronisée parmi les vingt premières femmes américaines au *Women's Hall of Fame*.

Dans les années soixante-dix, elle se retire en Pennsylvanie, mais décède suite à un accident de voiture juste avant son 88ème anniversaire.

En 2005, la *Johns Hopkins School University* a nommé le *"Helen B. Taussig Children's Pediatric Cardiac Center"* pour honorer sa mémoire, et la *Johns Hopkins School of Medicine* a nommé l'un de ses collèges *"The Helen B. Taussig Congenital Heart Disease Center"*. On a donné le nom de *"Taussig"* à un cratère vénusien, en son honneur.

Sa tombe est visible au *Mount Auburn Cemetery* de Cambridge (Massachusetts) (USA).

Tawara Sunao (1873-1952) : Médecin, anatomopathologiste et physiologiste japonais, né à Aki (Oita, île de Kyushu), mort à Fukuoka (île de Kyushu) (Japon) ; *voir Aschoff-Tawara (nœud d').*

Adopté par son oncle médecin, Sunao Tawara entreprend des études de médecine à l'Université Impériale de Tokyo, et y reçoit son diplôme en 1901. Pendant deux années, il poursuit sa formation d'abord en dermatologie puis en médecine interne à l'Hôpital Universitaire de Tokyo.

De 1903 à 1906, Tawara étudie l'anatomie pathologique à l'Université Philipps de Marburg (Allemagne) sous la direction de Karl Albert Ludwig Aschoff. C'est là qu'il entreprend ses importants travaux sur l'anatomopathologie du cœur.

En 1904, en disséquant les cœurs de patients décédés des suites d'une myocardite, Tawara découvre les petits nodules parfois présents dans le myocarde de sujets atteints de maladies de Bouillaud, qui prendront le nom de "nodules d'Aschoff".

L'année suivante, toujours dans le laboratoire d'Aschoff, Tawara individualise une structure formée par des cellules emmêlées "comme dans un nœud" au-dessus du faisceau de His, au niveau du plancher de l'oreillette droite, constituant un réseau de fibres musculaires spécialisées : il découvre ainsi le nœud atrioventriculaire qui prendra le nom de "nœud d'Aschoff-Tawara". Tawara publie sa découverte en 1906, dans l'ouvrage rapportant ses deux années et demie de recherches à Marburg, intitulé *Das Reizleitungssystem des Säugetierherzens (Le Système Conductif dans le Cœur des Mammifères).* Il y décrit la division du faisceau de His en deux branches, droite et gauche. Il établit, par ailleurs, le lien entre le faisceau de His et les fibres, décrites en 1839 par Jan Purkinje, les identifie comme étant les ramifications terminales du système de conduction, et précise leur rôle.

En 1906, Tawara retourne au Japon, puis il est nommé Professeur Assistant d'Anatomie Pathologique à la Faculté de Médecine de Fukuoka, Université Nationale de Kyoto. Il reçoit son doctorat en médecine en 1908, et obtient le titre de Professeur d'Anatomie Pathologique à l'Université de Kyushu (créée en 1908 avec, pour noyau, la Faculté de Médecine de Fukuoka), poste qu'il gardera jusqu'en 1933.

En 1914, Sunao Tawara reçoit le Prix Impérial de l'Académie Japonaise. Il peut être considéré comme le père de l'électrophysiologie cardiaque moderne, en ayant contribué à d'immenses avancées dans la compréhension du système de conduction cardiaque. Il a par ailleurs fourni à Willem Einthoven les bases théoriques de l'interprétation de l'électrocardiogramme.

Une plaque commémorative a été apposée à son lieu de naissance à Aki (Oita) (Japon).

Il est enterré au Temple *Jishoji* (Nakatsu, Oita) (Japon).

Thebesius *(valvule de) :* Actuellement désignée sous le nom de valvule du sinus coronaire, la valvule de Thebesius est le repli de l'endocarde contenant quelques fibres musculaires, en forme de croissant, inséré le long du bord antérolatéral de l'orifice du sinus coronaire, au niveau du plancher de l'oreillette droite. C'est un reliquat embryonnaire.

Thebesius *(veines de) :* Les veines minimes du cœur, ou veines de Thebesius, prennent naissance dans le lit capillaire du myocarde et se drainent directement dans les cavités cardiaques.

THEBESIUS ADAM CHRISTIAN (1686-1732) : Médecin anatomiste allemand, né à Sandewalde (Silésie, aujourd'hui en Pologne), mort à Hirschberg (ancien nom allemand de la ville de Jelenia Gora) (Pologne).

Né en Silésie d'une famille aristocratique comportant de nombreux prêtres et médecins, Adam Christian Thebesius commence, en 1704, à étudier la philosophie et la médecine à l'Université de Leipzig, puis à Halle en Allemagne. Il poursuit ses études à l'Université de Leyde (Pays-Bas), où il étudie l'anatomie, réalise des autopsies, et reçoit son doctorat en 1708 de cette université.

Dans sa thèse de doctorat portant sur l'anatomie du cœur, intitulée *Disputatio Medica Inauguralis De Circulo Sanguinis in Corde (À propos de la circulation du sang dans le cœur*), Thebesius décrit les minuscules veines cardiaques, prenant naissance dans le lit capillaire du myocarde et se drainant directement dans les cavités cardiaques, nommées *"venae cordis minimae"*.

Deux ans auparavant, Raymond de Vieussens, le médecin français du Roi Louis XIV, avait déjà fourni une description anatomique détaillée de ces vaisseaux, qu'il avait nommés *"ducti carnosi"* dans son ouvrage *Nouvelles Découvertes sur le Cœur*. Cette situation sera à l'origine d'une controverse entre ces deux médecins, l'un accusant l'autre de plagiat. Malgré cela, ces structures anatomiques prendront le nom de "veines de Thebesius".

Thebesius est surtout reconnu comme le scientifique ayant établi et décrit la circulation coronaire. Il se fait connaître également pour ses études sur le sinus coronaire, et décrit en particulier, toujours dans sa thèse de doctorat, la valvule de ce sinus qui sera nommée "valvule de Thebesius". Dans ce même ouvrage, on peut également trouver l'une des premières descriptions des lésions d'athérosclérose sur les artères coronaires. Thebesius est ainsi le premier à envisager l'hypothèse que les lésions d'athérosclérose coronarienne, qu'il nomme "ossification", peuvent être la cause du décès de certains patients.

Malgré le poste de Professeur en Anatomie qu'on lui propose à l'Université de Leyde, le décès de son père oblige le jeune Adam Thebesius, âgé de vingt-deux ans, à partir s'installer à Hirschberg, pour soutenir sa famille. En 1709, il y commence ainsi une activité privée, puis exerce, à partir de 1713, comme Médecin Municipal, poste considéré comme prestigieux, qu'il conservera pendant vingt ans. Il organise le système de santé dans la ville de Hirschberg. La même année, Adam Christian Thebesius est nommé à l'Académie Impériale des Sciences Leopoldina *(Kaiserliche Akademie der Naturforscher Leopoldina)*. Il publie alors de nombreux articles sur ses études anatomiques.

Adam Christian Thebesius est enterré au cimetière Évangélique de l'Église de Grâce à Hirschberg (actuellement Jelenia Gora), Pologne.

Une plaque, apposée dans la rue qui porte son nom dans cette ville, rappelle son souvenir.

***Theile** (sinus transverse de) :* Actuellement désigné sous le terme de sinus transverse du péricarde, le sinus de Theile est le prolongement de la cavité péricardique, en forme de canal, entre aorte et veine cave supérieure. L'orifice droit se situe entre la veine cave supérieure et l'aorte ascendante, l'orifice gauche entre le tronc pulmonaire et l'auricule gauche.

THEILE FRIEDRICH WILHELM (1801-1879) : Médecin et anatomiste allemand, né à Buttstädt (Thuringe), mort à Weimar (Thuringe) (Allemagne).

Après avoir commencé des études de philologie, Friedrich Theile s'oriente vers la médecine à l'Université d'Iéna (Thuringe), d'où il reçoit son doctorat en 1825. Après une année de formation à Göttingen, il obtient, en 1826, la licence lui permettant d'enseigner la physiologie et l'anatomie à Iéna. À partir de 1828, il codirige l'Institut

Pharmaceutique à Iéna et donne des conférences sur l'histoire et la science de la pharmacopée. En 1831, il enseigne l'anatomie à Iéna comme Professeur Agrégé. En 1834, Theile reçoit la chaire d'Anatomie à la nouvelle Université de Berne en Suisse, occupant ce poste pendant encore vingt ans, et y fonde l'Institut d'Anatomie.

C'est au cours de cette période qu'il décrit le sinus transverse du péricarde auquel son nom sera associé, le "sinus de Theile". De retour en Allemagne, en 1853, Friedrich Theile pratique la médecine générale à Weimar, mais son activité principale est alors la traduction d'ouvrages médicaux.

THOMAS VIVIEN THEODORE (1910-1985) : Assistant chirurgical américain, né à New Iberia (Louisiane), mort à Baltimore (Maryland) (USA) ; *voir Blalock-Thomas-Taussig ou Blalock-Taussig (opération, anastomose ou shunt de).*

Petit-fils d'un esclave afro-américain, Vivien Thomas démarre ses études à Nashville dans les années vingt, sans pouvoir les poursuivre au-delà du niveau secondaire, en raison de la Grande Dépression. Son rêve était d'intégrer le *Tennessee State College,* puis d'entrer à la faculté de médecine, mais le krach boursier de 1929 fait fondre ses espoirs d'études supérieures.

En 1930, il trouve un emploi d'Assistant de Recherche en chirurgie à l'Université Vanderbilt (Nashville) (Tennessee). Thomas commence à travailler avec le chirurgien Alfred Blalock pour l'aider à réaliser des expérimentations sur des chiens. Leurs recherches portent alors sur les chocs traumatiques et hémorragiques et sur le syndrome d'écrasement. Blalock préconise l'utilisation de plasma ou de sang complet au début du choc, permettant ainsi de sauver la vie de milliers de soldats au cours de la Seconde Guerre Mondiale. Pendant ses premières années de travail, alors que le racisme institutionnel est en vigueur, Thomas est classé et payé comme concierge, alors que son travail est celui d'un chercheur post-doctorat, jusqu'à ce que Blalock le soutienne dans ses efforts pour obtenir une meilleure rémunération.

En 1941, lorsque Blalock est nommé Professeur de Chirurgie à la *Johns Hopkins University* (Baltimore) (Maryland), il demande à Thomas, qui a montré de grandes compétences à son poste d'Assistant Chirurgical, de l'accompagner et de superviser le laboratoire chirurgical au *Johns Hopkins*. Leurs recherches s'orientent vers la chirurgie vasculaire et cardiaque. Vivien Thomas est alors le premier Afro-Américain à parcourir les couloirs de l'hôpital en blouse blanche, tandis qu'il parvient à maîtriser des techniques chirurgicales complexes.

Blalock travaille alors sur l'hypertension pulmonaire et, avec Vivien Thomas, crée, sur l'animal, des courts-circuits entre l'artère sous-clavière gauche et l'artère pulmonaire. Helen Taussig, Médecin-Chef en Cardiologie Pédiatrique à l'Hôpital Johns Hopkins, qui avait constaté que les petits patients "bleus", présentant une persistance du canal artériel associée à leur tétralogie de Fallot, supportaient beaucoup mieux leur maladie, réalise que ce type d'anastomose est l'équivalent d'un canal artériel persistant.

Blalock accepte de tenter l'opération, imaginée par Helen Taussig, consistant à créer chirurgicalement un shunt artificiel équivalent à un canal artériel, dans le syndrome des "bébés bleus", la tétralogie de Fallot. Cette procédure, dénommée "anastomose ou opération de Blalock-Taussig", est aujourd'hui désignée sous le nom d'"opération de Blalock-Thomas-Taussig". Thomas parvient à mettre au point ce type d'opération, d'abord en créant les conditions d'une tétralogie de Fallot sur le chien, puis en réalisant l'anastomose.

Après deux ans d'expérimentations impliquant deux cents chiens, l'équipe est prête pour une première tentative sur un enfant. La première intervention est réalisée par Alfred Blalock le 29 novembre 1944 sur une petite fille de quinze mois, avec l'assistance de Vivien Thomas, et en présence d'Helen Taussig : c'est un succès avec une amélioration rapide de l'enfant cyanosée, devenue rose pour la première fois de sa vie. Cette intervention sauvera des milliers de vies et marquera une étape essentielle pour la chirurgie cardiaque.

Vivien Thomas gardera son poste de Directeur des Laboratoires de Recherche Chirurgicale après la mort d'Alfred Blalock en 1964, pendant encore quinze ans, mais il ne sera honoré pour sa participation à cette grande première chirurgicale qu'à la fin de sa vie.

En 1976, Thomas est nommé Docteur *Honoris Causa* par la *Johns Hopkins University,* mais en Droit, pas en Médecine, et est instructeur en chirurgie de la *Johns Hopkins University Medical School.* Il enseigne alors les techniques opératoires à de nombreux jeunes chirurgiens. Il reçoit le titre, lors de sa retraite en 1979, de Professeur Émérite de Chirurgie de la *Johns Hopkins University Medical School.*

Vivien Thomas décède quelques jours avant que son autobiographie, *Partners of the Heart,* soit publiée, et est enterré au *Maryland National Memorial Park* à Laurel (Maryland) (USA).

En 2004, la Fondation Vivien Thomas est créée par la *Johns Hopkins University,* pour honorer sa mémoire. Le nom de *Vivien T. Thomas Medical Arts Academy* a été donné à un lycée public situé à Baltimore (Maryland).

***Trendelenburg** (opération de) :* Technique chirurgicale consistant à ouvrir l'artère pulmonaire et à en extraire les caillots qui l'obstruent, en cas d'embolie pulmonaire menaçant la vie du patient.

TRENDELENBURG FRIEDRICH (1844-1924) : Chirurgien allemand, né à Berlin, mort à Berlin-Nikolassee (Allemagne).

Fils du philosophe Friedrich Adolf Trendelenburg, le jeune Friedrich, né à Berlin, étudie la médecine à l'Université de Glasgow (Écosse) et à l'Université d'Édimbourg (Écosse). Puis il complète sa formation à l'Université de Médecine La Charité de Berlin où il obtient son doctorat en 1866. Après deux années au service de l'armée lors du conflit Austro-Prussien en 1866, comme médecin et chirurgien, dans les Hôpitaux Militaires de Gorlitz et Kiel, Friedrich Trendelenburg devient, en 1868, l'Assistant du chirurgien Bernhard von Langenbeck à Berlin. Il est de nouveau mobilisé pendant la guerre de 1870 et obtient la *Croix de fer*.

En 1872, Trendelenburg fonde la Société Chirurgicale Allemande *(Deutsche Gesellschaft für Chirurgie),* dont il sera Président. En 1874, il est nommé Directeur du Département Chirurgical du *Krankenhaus Friedrichshain* (Berlin), puis obtient un poste de Professeur de Chirurgie à Rostock en 1875, à l'Université de Bonn en 1882, puis, en 1895, à l'Université de Leipzig, tout en étant Chirurgien en Chef à l'Hôpital Universitaire de Leipzig, où il finit sa carrière en 1911.

Friedrich Trendelenburg est un chirurgien connu pour ses nombreuses innovations, qu'elles soient diagnostiques, thérapeutiques ou instrumentales. Il est surtout connu pour la "position de Trendelenburg", nommée ainsi en 1888, en son honneur, par le gynécologue allemand Maurice Arthur Mendes de Leon. Cette technique, qui a pour principe une inclinaison du patient, afin que sa tête soit plus basse que ses pieds, est utilisée pour la première fois par Trendelenburg en 1881 pour la cure d'une fistule vésicovaginale. Cette technique ne fut cependant pas inventée par Trendelenburg, mais popularisée par lui, lequel créa par la suite une table d'opération inclinable.

Dans les années 1880, Friedrich Trendelenburg s'intéresse au diagnostic et au traitement des varices des membres inférieurs. Il publie, en 1890, le test permettant de mettre en évidence l'insuffisance valvulaire dans les varices superficielles de la jambe, de même que le traitement des varices par ligature de la veine saphène, respectivement nommés "test de Trendelenburg" et "opération de Trendelenburg". Il démontre le rôle de l'insuffisance des valvules dans la genèse des varices.

C'est en 1924, peu avant son décès, que son étudiant, Martin Kirschner, effectue pour la première fois avec succès une embolectomie pulmonaire, en utilisant la technique d'ouverture de l'artère pulmonaire avec extraction des caillots, imaginée et publiée en 1908 par Trendelenburg, qui sera elle aussi nommée "opération de Trendelenburg".

Friedrich Trendelenburg est enterré au Cimetière Nikolassee *(Friedhof Nikolassee),* Berlin (Allemagne).

***Valsalva** (manœuvre de) :* Manœuvre consistant à effectuer une expiration forcée, nez et bouche fermés, après une inspiration profonde. Elle permet d'équilibrer la pression entre l'oreille externe et l'oreille moyenne, et se pratique par exemple lors d'une plongée sous-marine. Par ailleurs, elle augmente la pression intrathoracique, élève les pressions artérielle pulmonaire et veineuse périphérique, et réduit le retour veineux au cœur.

***Valsalva** (sinus de) :* Également nommés sinus aortiques, les sinus de Valsalva correspondent aux petites poches formées par les cuspides de la valve aortique. La racine de l'aorte est légèrement dilatée à ce niveau, et les artères coronaires droite et gauche naissent au niveau des sinus de Valsalva antérieurs droit et gauche, respectivement.

VALSALVA ANTONIO MARIA (1666-1723) : Médecin, chirurgien et anatomiste italien, né à Imola (Émilie-Romagne), mort à Bologne (Émilie-Romagne) (Italie).

Après des études artistiques, Antonio Valsalva étudie la médecine et la philosophie à l'Université de Bologne et obtient son doctorat dans ces deux matières en 1687. Il est l'élève préféré de Marcello Malpighi qui est son directeur de thèse. Sous l'influence de son maître, et partageant avec lui une grande rigueur scientifique, Valsalva met en place les bases de l'anatomie pathologique, notant précisément les anomalies cliniques, les symptômes, l'évolution de chaque patient pour les confronter aux constatations anatomiques en cas de décès.

En 1694, Valsalva succède à Malpighi à la chaire d'Anatomie et devient Professeur d'Anatomie à l'Université de Bologne. Il a pour étudiant Giovanni Battista Morgagni qui est aussi son assistant à l'Hôpital *Santa Maria della Morte*. Il partage ses activités entre son enseignement de l'anatomie et de la chirurgie, et son travail comme Chef de la Chirurgie à l'*Ospedale degli Incurabili* (actuellement *Policlinico Sant'Orsola*), poste qu'il occupera pendant vingt-cinq ans. Il y réalise des néphrectomies, des opérations vasculaires et opère des tumeurs. Il effectue de nombreuses autopsies de patients décédés, et n'hésite pas à goûter lui-même les fluides constatés sur certains cadavres.

Valsalva concentre ses recherches sur l'étude de l'anatomie de l'oreille, invente le terme de "trompe d'Eustache", en l'honneur de Bartolomeo Eustachi qui avait décrit ce conduit, et explique sa fonction. En 1704, Antonio Valsalva publie *De Aure Humana Tractatus*, ouvrage rapportant seize ans d'expérience à partir de mille autopsies, se focalisant sur l'oreille, et qui restera une référence sur cet organe pendant plus d'un siècle. Il est le premier à décrire l'embryologie, l'anatomie, la physiologie et la pathologie de l'oreille, et établit la division entre oreilles interne, moyenne et externe. C'est dans cet ouvrage qu'on trouve la description de la manœuvre qui sera désignée sous le terme de "manœuvre de Valsalva". Il semble que Valsalva ait proposé d'utiliser cette manœuvre chez des patients présentant une tachycardie paroxystique. Un siècle et demi plus tard, en 1850, le médecin allemand Ernst Heinrich Weber sera le premier à étudier les effets physiologiques de la manœuvre de Valsalva, responsable d'une bradycardie pouvant aller jusqu'à un bref arrêt cardiaque.

Valsalva s'intéresse aussi à la physiologie et à l'anatomie des valves cardiaques, et améliore les descriptions anatomiques de la valve aortique effectuées par Giulio Cesare Aranzio, dit Arantius. Il montre aussi de l'intérêt pour les causes et les traitements des anévrysmes de l'aorte thoracique et les dissections aortiques. Il réalise, sur des animaux, des expérimentations telles que des splénectomies ou des ligatures carotidiennes, introduit de nouveaux instruments de chirurgie et de nouvelles techniques opératoires, en particulier la ligature des artères pour stopper les hémorragies lors des amputations, et observe la controlatéralité des lésions cérébrales en cas d'accident vasculaire cérébral.

En 1704, Antonio Valsalva est élu Président de l'Académie des Sciences de Bologne. Il est aussi élu membre étranger de la *Royal Society of London.*

C'est Morgagni qui éditera, en 1740, les œuvres complètes de son maître, de manière posthume, ainsi que sa biographie. Morgagni publiera en particulier l'ouvrage intitulé *Opera*, qui contient la description par Valsalva des trois sinus aortiques de l'aorte ascendante. Valsalva avait compris que ces sinus favorisent la fermeture de la valve aortique du fait de la turbulence créée, sinus qui seront nommés par son disciple Morgagni "sinus de Valsalva". L'œuvre majeure de Morgagni, *De Sedibus et Causis Morborum per Anatomen Indagatis,* publiée en 1761, inclut de nombreuses contributions de Valsalva.

Antonio Valsalva est enterré à l'Église *San Giovanni in Monte* à Bologne. Son portrait est visible dans le hall de l'Université de Bologne. On trouve au Musée d'Anatomie de Bologne des pièces anatomiques provenant de sa collection.

***Van Leeuwenhoeck** (microscope simple de) :* Instrument d'optique permettant de grossir les objets examinés. Le microscope simple de Van Leeuwenhoeck était composé d'une lentille biconvexe en verre insérée entre deux plaques de métal, et permettait un grossissement de 70 à près de 300 fois.

VAN LEEUWENHOEK ANTONI (OU ANTON) PHILIPS (1632-1723) : Biologiste et physicien hollandais, né à Delft, mort à Delft (Hollande Méridionale) (République des Provinces-Unies, actuellement Pays-Bas).

Né à Delft, Antoni van Leeuwenhoek devient apprenti-comptable chez un drapier à Amsterdam en 1648. Puis il ouvre, en 1654, à Delft, une boutique de draps et de produits de mercerie qu'il délaissera en 1660. Il est l'ami du grand peintre Jan Vermeer et tient la fonction de chambellan de l'échevin à l'Hôtel de Ville de Delft. Ce poste municipal lucratif, qu'il occupera pendant quarante ans, lui laisse du temps libre pour sa passion, la microscopie, après avoir été inspiré par l'ouvrage du grand scientifique anglais Robert Hooke, *Micrographia.*

Van Leeuwenhoek commence en effet à utiliser le microscope pour vérifier la qualité de ses étoffes, puis se met à fabriquer lui-même des microscopes à lentille unique, d'une performance remarquable, grossissant plus de 200 fois, ce qui lui permet d'explorer le monde de l'infiniment petit. Dès 1672, le médecin et anatomiste néerlandais

Reinier de Graaf s'intéresse à ses observations, et les présente, l'année suivante, à la *Royal Society of London for the Improvement of Natural Knowledge.*

En 1674, van Leeuwenhoek découvre l'existence des protozoaires, qu'il nomme "animalcules", après avoir examiné dans son microscope un échantillon de l'eau d'un lac proche de chez lui. Il écrit plusieurs centaines de lettres à la *Royal Society*, pour faire part de ses observations, mais, ne maîtrisant pas l'anglais, il ne reçoit guère de réponses, ou alors celles-ci sont teintées de scepticisme. Par contre, il reçoit le soutien de Robert Hooke, qui appuie les observations de van Leeuwenhoek lors d'une séance de la *Royal Society* en 1677. C'est aussi en 1677 que van Leeuwenhoek observe, dans du sperme, des créatures minuscules, « semblables à des têtards », qui seront identifiées bien plus tard comme étant des spermatozoïdes. Cette découverte fera de van Leeuwenhoek un adversaire de la théorie de la "génération spontanée". Il décrit aussi différents types de bactéries et les globules rouges du sang.

C'est seulement en 1680, après que la *Royal Society of London* eut reconnu la fiabilité de ses observations, qu'il est élu membre de la société savante londonienne, grâce à la recommandation de Reinier de Graaf à sa candidature.

Ayant ainsi acquis une grande notoriété, Antoni van Leeuwenhoek reçoit la visite de grands personnages de l'époque, tels que la Reine Marie II d'Angleterre, le Tsar Pierre le Grand de Russie, Frédéric Ier de Prusse, ainsi que des savants et des médecins, qui viennent observer les organismes microscopiques dans le "microscope simple de van Leeuwenhoek".

En 1689, il décrit la circulation du sang dans les capillaires, constatant la déformation des globules rouges au passage des capillaires. En 1699, il est élu membre correspondant de l'Académie des Sciences de Paris.

Bien que n'ayant reçu aucune formation scientifique, mais faisant preuve d'une curiosité insatiable, Antoni van Leeuwenhoek peut être considéré comme l'un des précurseurs de la biologie cellulaire et le "père de la microbiologie". Il emportera dans sa tombe le secret de fabrication de ses fameuses lentilles, et il faudra attendre plusieurs décennies pour parvenir à refabriquer un microscope de cette qualité, pouvant agrandir jusqu'à 300 fois.

Antoni van Leeuwenhoek décède à plus de quatre-vingt-dix ans, et est inhumé dans la Vieille Église de Delft *(Oude Kerk)*, Delft (Pays-Bas).

Sa mémoire est honorée par la Médaille *Leeuwenhoek*, attribuée par l'Académie Royale des Arts et des Sciences Néerlandaise, qui récompense l'œuvre d'un microbiologiste.

Vaquez-Laubry *(tensiomètre ou sphygmomanomètre) ; voir aussi Laubry Charles :* Nommé également le "Vaquez", cet appareil, composé essentiellement d'un brassard gonflable et d'un manomètre, est utilisé pour mesurer la pression artérielle.

VAQUEZ LOUIS "HENRI" (1860-1936) : Cardiologue, interniste et physiologiste français, né à Paris, mort à Paris (France).

Henri Vaquez étudie la médecine à Paris, est reçu à l'Internat de Paris en 1884, et obtient son doctorat en médecine en 1890. Il est l'élève préféré du cardiologue Pierre Potain. Comme son maître, il s'intéresse aux affections du système circulatoire et du sang. C'est dans le service de Potain qu'il décrit, en 1892, à La Charité, la polyglobulie qui sera nommée "maladie de Vaquez". Après son clinicat, Vaquez est nommé Médecin des Hôpitaux en 1895. En tant qu'interniste, il consacre une partie de son œuvre scientifique à l'hématologie, étudiant les leucémies et certains types d'anémies. Il exerce alors à l'Hôpital Saint-Antoine.

Influencé par Pierre Potain, Henri Vaquez se consacre à l'appareil cardiovasculaire, s'intéressant aux phlébites, à l'hypertension artérielle, aux troubles du rythme cardiaque, aux maladies de l'aorte, à l'insuffisance cardiaque, et devient un cardiologue renommé. En 1897, il suggère que l'hypertension artérielle est une affection parfois primitive. Il est nommé Agrégé en 1898. Ses amis proches se nomment Joseph Babinski et Fernand Widal.

Au début des années 1900, Vaquez et son élève Charles Laubry s'associent à l'industriel français Émile Spengler afin de mettre au point un nouvel appareil de mesure de la pression artérielle. Après des années de recherche, en 1907, est inventé le tensiomètre mano-brassard "Vaquez" ou "tensiomètre Vaquez-Laubry". Ce premier tensiomètre moderne à brassard, basé sur le principe de la méthode auscultatoire, révolutionne le diagnostic médical par ses performances et son côté pratique.

Henri Vaquez publie, en 1911, un ouvrage sur les arythmies cardiaques. Il installe, à l'Hôpital Saint-Antoine, et pour la première fois à Paris, un appareil d'électrocardiographie. Il est ainsi l'un des premiers médecins à corréler le syndrome d'Adams-Stokes à une altération du faisceau de His, entraînant une dissociation entre les oreillettes et les ventricules.

En 1908, Vaquez cofonde les *Archives des Maladies du Cœur, des Vaisseaux et du Sang.* Deux ans plus tard, il est élu membre de l'Académie de Médecine (section Thérapeutique) et obtient le poste de Professeur de Pathologie Médicale en 1918. En 1915, il met en évidence l'intérêt thérapeutique de l'ouabaïne. En 1921, Henri Vaquez reçoit la chaire de Thérapeutique Médicale qu'il occupera jusqu'en 1932, date de sa retraite. En 1924, il est nommé Président de la Société Médicale des Hôpitaux. Il est considéré comme l'un des fondateurs de la cardiologie française moderne.

Henri Vaquez, qui était un amateur d'art moderne, a été représenté au cours d'une visite au lit d'un patient par le peintre Édouard Vuillard, dans un tableau daté de 1921.

Il fut inhumé au cimetière de Crouy-en-Theile, Oise (Picardie) (France).

Vaughan Williams *(classification de) :* La classification des antiarythmiques de Vaughan Williams se base sur les effets cellulaires des médicaments ou sur leur action sur le système nerveux autonome. On distingue quatre groupes : les antiarythmiques de classe I inhibent le canal sodique rapide (stabilisants de membrane) et sont divisés en trois sous-groupes A, B et C ; ceux de la classe II s'opposent aux effets de la stimulation bêta-adrénergique (bêtabloquants) ; ceux de la classe III diminuent la sortie cellulaire du potassium et allongent le potentiel d'action (tels que l'amiodarone) ; ceux de la classe IV inhibent l'entrée du calcium dans la cellule (certains inhibiteurs calciques).

VAUGHAN WILLIAMS EDWARD "MILES" (1918-2016) : Pharmacologue britannique, né à Bangalore (Inde), mort au Royaume-Uni.

Né en Inde où son père, ingénieur, travaillait sur les locomotives à vapeur du système ferroviaire indien, Miles Vaughan Williams, petit cousin du compositeur Ralph Vaughan Williams, commence ses études universitaires (philosophie et lettres classiques) en 1937 au *Wadham College* (Oxford, Royaume-Uni). Durant la Seconde Guerre Mondiale, il conduit des ambulances, en particulier au cours du *Blitz* de Londres, et tient aussi un rôle d'Assistant Médical.

Suite à cette expérience, de retour à Oxford après la guerre, Vaughan Williams s'oriente vers la médecine, obtient ses diplômes en 1947, et s'intéresse à la pharmacologie. Il obtient une bourse pour poursuivre sa formation à la *Johns Hopkins' University* (Baltimore, Maryland) pendant deux ans. Il devient alors un pharmacologue de premier plan et, à partir de 1955, il enseigne les étudiants en médecine en tant que *First Full Science Fellow* au *Hertford College* et au *Wadham College* à Oxford. Il participe aussi aux améliorations architecturales et sanitaires des bâtiments du *Hertford College,* qui étaient alors très décrépits.

Miles Vaughan Williams est l'un des premiers au monde à étudier les bêtabloquants, et s'intéresse tout particulièrement à la fibrillation auriculaire et aux troubles du rythme en général, devenant un expert mondial dans ce domaine. C'est en 1970 qu'il publie une classification des médicaments anti-arythmiques basée sur leurs propriétés électrophysiologiques, classification largement utilisée et enseignée, et communément appelée "classification de Vaughan Williams".

Vaughan Williams termine sa carrière, toujours au *Hertford College*, en 1985, après avoir publié plus de 220 articles scientifiques et trois livres. Ses travaux de pharmacologue, axés sur la cardiologie et la rythmologie, ont été mondialement reconnus, valant à Miles Vaughan Williams d'être nommé membre d'honneur de l'*American College of Clinical Pharmacology,* fait rare pour un citoyen non américain, et de recevoir un doctorat d'honneur de l'Université de Paris-La Sorbonne.

***Venturi** (effet)* : Phénomène physique de la dynamique des fluides, dérivant du théorème de Bernouilli, qui met en évidence une accélération du mouvement d'un fluide et une augmentation de pression (en amont) en cas de rétrécissement. Cet effet est observé dans les sténoses vasculaires serrées.

VENTURI GIOVANNI BATTISTA (1746-1822) : Physicien italien, né à Bibbiano (Émilie-Romagne), mort à Reggio d'Émilie (Émilie-Romagne) (Italie).

Giovanni Battista Venturi est ordonné prêtre en 1769, à l'âge de vingt-trois ans, et commence en même temps à enseigner la logique au séminaire de Reggio d'Émilie. En 1774, il devient Professeur de Géométrie et de Philosophie à l'Université de Modène (Émilie-Romagne) et, deux ans plus tard, il est Professeur de Physique à l'École du Génie Militaire de Modène. La municipalité l'emploie aussi comme ingénieur pour la construction de ponts, l'élaboration de canaux et d'écluses, le drainage des marais.

En 1786, il obtient le poste de Professeur de Physique Expérimentale à l'Université de Modène, où il met en place un laboratoire avec des équipements de pointe. Venturi réside ensuite à Paris pendant un an et demi, cette période lui permettant d'améliorer ses connaissances en physique et en chimie, et de rencontrer Georges Cuvier, Pierre-Simon Laplace, Gaspard Monge et beaucoup d'autres.

En 1797, à la suite de ses travaux sur la dynamique des fluides, Venturi décrit, dans son livre intitulé *Recherches Expérimentales sur le Principe de la Communication Latérale du Mouvement dans les Fluides Appliqué à l'Explication de Différents Phénomènes Hydrauliques*, le phénomène physique qui établit la relation entre la vitesse d'un fluide et sa pression, et qui sera nommé "effet Venturi". Il invente par ailleurs le "tube de Venturi" et la "pompe Venturi", et réalise également des travaux en acoustique et en optique.

Giovanni Battista Venturi est aussi un historien des sciences, et il est le premier à montrer l'importance de Léonard de Vinci comme scientifique et pas seulement comme artiste. Il est élu membre de l'Académie des Sciences d'Italie. Jérôme Lalande, Directeur de l'Observatoire de Paris, fait l'éloge de Venturi, pour ses compétences en ingénierie hydraulique et en génie militaire, auprès de Napoléon Bonaparte, alors Premier Consul. Ce dernier va le protéger, l'honorer et, après la conquête de l'Italie, lui offrir une chaire à l'Université de Pavie (Lombardie), et lui confier diverses missions diplomatiques, en particulier pour la Confédération Helvétique où il passera douze années. Après sa retraite en 1813, Venturi termine sa vie dans sa région natale, l'Empereur Napoléon lui ayant octroyé une pension à un échelon maximal.

Vésale *(arteria soporalis de) :* Terme anatomique ancien, désignant l'artère carotide commune (ou carotide primitive). Cette artère naît par bifurcation du tronc brachio-céphalique du côté droit, directement de la crosse de l'aorte du côté gauche. Elle monte vers la base du cou et se termine par la bifurcation en artère carotide externe et artère carotide interne.

Le terme "carotide" vient du grec ancien *"karôtides",* signifiant "endormir", "engourdir", dérivé de *"karôtikos",* signifiant "soporifique" (le terme *"soporalis"* ayant la même signification en latin), car la compression de ces artères au niveau du cou était censée causer l'évanouissement ou l'apoplexie.

VÉSALE ANDRÉ, NÉ ANDRIES WYTINCK VAN WESEL (1514-1564) : Médecin et anatomiste brabançon, né à Bruxelles (Duché de Brabant, aujourd'hui Belgique), mort à Zakynthos (Île Ionienne, Grèce).

Né en face d'une colline nommée Mont de la Potence, le jeune Andries Wytinck van Wesel grandit avec le spectacle de cadavres et de squelettes, suscitant sa curiosité, au point de rapporter des ossements chez lui. Il est issu d'une famille de pharmaciens et de médecins réputés, son arrière-grand-père ayant été le médecin de Charles le Téméraire au Palais des Ducs de Brabant, son grand-père celui d'un prince de la Maison de Habsbourg, Maximilien d'Autriche. Après avoir reçu un enseignement en grec, en hébreu, en arabe et en latin, Andries entame, en 1528, des études artistiques au *Paedagogium Castrense*, une des quatre pédagogies de l'Université de Louvain, puis, en 1530, s'oriente vers la médecine. Deux ans plus tard, il poursuit ses études de médecine au Collège Royal de Médecine de l'Université de Paris, et s'installe rue de la Grange aux Belles, non loin du gibet de Montfaucon.

Andries, dont le nom latin Andreas Vesalius est francisé en André Vésale, suit les cours du grand anatomiste Jacques Dubois (Jacobus Sylvius, qui avait décrit l'artère cérébrale moyenne), ardent défenseur des théories de Galien, et ceux de Jean Gonthier d'Andernach (qui avait décrit les vaisseaux de la main). Ces cours consistent alors en une lecture des textes de Galien, tandis qu'un barbier réalise l'autopsie d'un chien, et, deux fois en hiver (pour limiter le risque de décomposition des organes), le corps d'un homme pendu. Vésale se passionne pour cette matière, l'anatomie, récupère des corps de pendus au gibet de Montfaucon, et apprend à les disséquer. Il démontre ainsi que la mâchoire inférieure de l'homme est composée d'un os unique, et non de deux comme l'enseignait Galien. C'est à cette époque qu'il fait la connaissance de son condisciple, Michel Servet.

En 1536, alors qu'éclate la guerre entre la France et le Saint-Empire, Vésale doit quitter Paris, et retourne à Louvain pour y poursuivre ses études et y recevoir son doctorat en médecine en 1537. Quelques mois plus tard, il arrive à Padoue, siège d'une université réputée dans toute l'Europe. En effet, l'Université de Padoue, ville de la République de Venise, jouit d'une grande liberté de recherche et ne craint pas l'Inquisition. Rapidement, la chaire d'Anatomie et de Chirurgie de l'Université de Padoue est confiée à Vésale. Il réalise alors lui-même, devant ses étudiants, les dissections de cadavres de condamnés, et consigne ses observations sous la forme de planches anatomiques. Vésale constate rapidement des erreurs dans les descriptions de Galien, qui réalisait ses dissections sur le singe et non sur l'homme. En 1543, il procède à la dissection du corps de Jacob Karrer, un meurtrier de la ville de Bâle, puis fait don du squelette de celui-ci à l'Université de Bâle, qui le possède encore de nos jours dans son musée anatomique.

La même année, en 1543, Vésale publie le résultat de ses travaux dans son ouvrage intitulé *De Humani Corporis Fabrica Libri Septem (À Propos de la Fabrique du Corps Humain en Sept Livres)*, plus simplement nommé *La Fabrica,* et dédié à Charles Quint. Ce livre de 700 pages, dont le texte est riche et très descriptif, comporte plus de 200 planches anatomiques dessinées par Jan Stephan Van Calcar, élève du Titien. Il s'agit d'une œuvre monumentale sur l'anatomie humaine, qui décrit, pour la première fois, avec exactitude, de nombreuses structures anatomiques, telles que le sternum, le sacrum, le vestibule de l'oreille, la veine azygos, l'épiploon, le pylore, la plèvre… On y trouve aussi la configuration exacte des coronaires ainsi que leur dénomination. C'est dans cet ouvrage que Vésale donne une désignation latine à l'artère carotide commune, d'où son nom d'*"arteria soporalis de Vésale".* Surtout, dans le sixième livre de *La Fabrica,* traitant des organes intra-thoraciques, Vésale rapporte que la cloison interventriculaire du cœur n'est pas perméable, ainsi que le soutenait Galien dans sa théorie de la circulation sanguine. C'est dans la deuxième édition de *La Fabrica*, en 1555, que Vésale réfute clairement le caractère perméable de cette cloison, malgré des erreurs persistantes sur la physiologie du cœur. Il écrit alors : « Je ne vois toujours pas comment la quantité de sang la plus infime pourrait être infusée, à travers la substance du septum, du ventricule droit vers le gauche. »

Bien que gardant un profond respect pour Galien, Vésale ose attaquer ses théories en vigueur depuis treize siècles. Il est, pour cette raison, violemment attaqué par ses pairs, traité d'"insensé" par Sylvius, ce qui amènera Vésale, dans un moment de découragement et de colère, à brûler ses propres manuscrits.

Peu de temps après la parution de *La Fabrica,* en 1544, André Vésale abandonne la chaire de Padoue, appelé par l'Empereur Charles Quint à Bruxelles pour devenir son médecin et chirurgien. Il sera par la suite, en 1555, le médecin personnel de son fils, Philippe II d'Espagne.

En 1557, il est le premier à diagnostiquer un anévrysme de l'aorte, confirmé à l'autopsie. En 1559, Vésale est appelé, avec Ambroise Paré, au chevet du Roi de France, Henri II, blessé à l'œil par une lance lors d'un tournoi, et qui décèdera peu après.

Une légende raconte que Vésale, lors d'un séjour à Madrid, aurait été condamné à être brûlé vif par le tribunal de l'Inquisition, après une autopsie au cours de laquelle la défunte aurait bougé et aurait donc été autopsiée vivante. Cette version paraît cependant peu vraisemblable, car il n'existe nulle trace de ce procès.

Après un pèlerinage en Terre Sainte, (qui aurait été imposé pour remplacer sa condamnation à mort, selon la version désormais contestée), André Vésale doit retourner à Padoue pour prendre le poste de Professeur, à la mort de son élève et ami Gabriele Falloppio. Mais la traversée en bateau est éprouvante : après une tempête, il se voit atteint du scorbut et du typhus. Le capitaine le débarque sur l'île de Zakynthos (île de Zante, Grèce), et quelques jours après, en 1564, Vésale meurt d'épuisement, seul, loin de tous ses amis, et dans le plus complet dénuement. André Vésale aurait été enterré dans l'église *Santa Maria delle Cruzie*, démolie en 1893.

Tenu pour être le plus grand anatomiste de la Renaissance, André Vésale, sans mettre fin aux dogmes du galénisme, a osé corriger des notions erronées qui prévalaient depuis Galien, dont l'œuvre était considérée comme "indépassable". En étant le fondateur de l'anatomie humaine moderne, il a donné à cette discipline le statut d'une science à part entière.

Une plaque commémorative a été posée sur la façade de l'Athénée Robert Catteau, une école de Bruxelles, lieu correspondant au site de la demeure natale de Vésale. Une statue d'André Vésale se dresse au centre de la Place des Barricades à Bruxelles (Belgique). L'Hôpital André Vésale, à Montigny-le-Tilleul (Belgique) porte son nom en son honneur.

***Vieussens** (anneau de) :* Actuellement désigné sous le nom de limbe de la fosse ovale, l'anneau de Vieussens est un repli semi-lunaire limitant en haut et en avant la dépression de la fosse ovale, au niveau de la face droite du septum interatrial.

VIEUSSENS (OU DE VIESSENS) RAYMOND (OU RAIMOND) (1641-1715) : Médecin et anatomiste français, né au Vigan (Lot) (Rouergue), mort à Montpellier (France).

Après avoir entamé des études de philosophie à Rodez, Raymond Vieussens se tourne vers la médecine et entre à l'Université de

Montpellier, où il reçoit son diplôme en 1670. Il se passionne pour l'anatomie et, l'année suivante, obtient le poste de Médecin à l'Hôtel-Dieu Saint-Eloi (Montpellier), où il autopsie tous les malades décédés dans son service. Il est ensuite nommé Médecin-Chef dans ce même hôpital, poste qu'il gardera jusqu'à la fin de sa vie. À plusieurs occasions, Vieussens quitte Montpellier pour de longues périodes, afin d'aller soigner des personnalités de l'aristocratie parisienne.

En 1684, influencé par l'anatomiste anglais Thomas Willis, Vieussens publie *Neurographia Universalis,* ouvrage de référence en neuroanatomie, basé sur plus de 500 autopsies réalisées par lui-même. Ce livre contient la description la plus complète du cerveau et de la moelle épinière, certaines formations cérébrales portant encore son nom, et confère à Vieussens une grande réputation à travers toute l'Europe.

En 1688, Raymond Vieussens devient le médecin de la famille royale de Louis XIV, obtenant du roi une pension annuelle de mille livres, et soigne la *Grande Mademoiselle*, la Duchesse de Montpensier, jusqu'à la mort de celle-ci en 1693.

Après avoir publié en 1705 un ouvrage renommé sur le système vasculaire et lymphatique, intitulé *Novum Vasorum Corporis Humani Systema*, il décrit, en 1706, dans son livre *Nouvelles découvertes sur le cœur*, différentes structures anatomiques cardiaques auxquelles son nom sera associé, dont l'"anneau de Vieussens". Il précise le trajet des artères coronaires et d'autres vaisseaux cardiaques. Dans ce même ouvrage, Vieussens fournit également la description anatomique détaillée de ces minuscules veines cardiaques, prenant naissance dans le lit capillaire du myocarde et se drainant directement dans les cavités cardiaques, qu'il nomme *"ducti carnosi"*. Ces vaisseaux seront décrits à nouveau deux ans plus tard par l'anatomiste Adam Christian Thebesius, et, malgré l'antériorité de Vieussens, prendront le nom de "veines de Thebesius", situation à l'origine d'une controverse entre ces deux scientifiques. Vieussens est aussi le premier à fournir une description fine et détaillée du ventricule gauche.

En 1707, Vieussens est nommé Conseiller d'État par le Roi Louis XIV. En 1715, il publie son important traité de cardiologie intitulé *Traité Nouveau de la Structure et des Causes du Mouvement Naturel du Cœur.* Cet ouvrage établit pour la première fois, de façon claire, le mécanisme de la sténose mitrale, en précisant ses conséquences hémodynamiques. Il écrit à ce sujet : « J'ai découvert que les valves de la valvule mitrale étaient réellement ossifiées et si épaisses et contractées qu'elles rétrécissaient nettement l'ostium ». Il réalise également une description remarquable de l'insuffisance aortique, effectuée à partir de l'autopsie d'un patient de trente-cinq ans ayant succombé à sa maladie d'origine rhumatismale. Raymond Vieussens note que cette dernière affection se manifeste par un pouls caractéristique, constatation qui sera faite à nouveau par Dominic John Corrigan, un siècle plus tard, ce signe sémiologique étant désigné sous le terme de "pouls de Corrigan".

Médecin et anatomiste réputé, Raymond Vieussens a obtenu les faveurs de l'aristocratie française et les honneurs du milieu scientifique, en étant élu membre de l'Académie Royale des Sciences en 1699, et membre de la *Royal Society* de Londres.

***Vineberg** (opération ou procédure de) :* Technique chirurgicale utilisée en cas d'insuffisance coronarienne, afin d'améliorer la vascularisation du muscle cardiaque. Elle consiste à implanter l'artère mammaire interne directement dans le myocarde au niveau du ventricule gauche. Cette procédure est aujourd'hui abandonnée.

VINEBERG ARTHUR MARTIN (1903-1988) : Chirurgien cardiaque canadien, né à Montréal, mort à Montréal (Québec) (Canada).

Arthur Vineberg entre à l'Université McGill (Montréal) et, après l'obtention de son diplôme en Sciences en 1924, démarre des études de médecine. Il reçoit, dans cette même université, son titre de docteur en médecine en 1928, tout en suivant des études de biochimie lui permettant d'acquérir un Master dans cette spécialité.

Vineberg commence une formation en chirurgie, d'abord à New York City en 1928 au *Bellevue Hospital*, puis au *Royal Victoria Hospital* de Montréal à partir de 1929. Il mène parallèlement des études de physiologie expérimentale à *McGill*, recevant un nouveau diplôme en 1933, et complète sa formation de chirurgien. Dès lors, il intègre l'équipe de Chirurgie Cardiaque au *Royal Victoria Hospital.* Sa carrière s'interrompt en 1942, lors de la Seconde Guerre Mondiale, où il sert dans le *Royal Canadian Army Medical Corps.*

Après la guerre, Arthur Vineberg retrouve son poste au *Royal Victoria Hospital* et enseigne à la Faculté de Médecine de l'Université McGill, postes qu'il occupera plus de cinquante ans en devenant Chirurgien Cardiaque Senior.

Vineberg commence à s'intéresser à la revascularisation cardiaque et démontre que l'artère mammaire interne implantée directement dans le myocarde pouvait permettre le développement de nouveaux vaisseaux sanguins pour irriguer le muscle cardiaque. Plus tard, il utilisera aussi de l'épiploon richement vascularisé pour entourer le cœur. C'est en 1946 que Vineberg développe et publie ses expérimentations animales, décrivant cette technique chirurgicale qui utilise l'artère mammaire gauche dans le but de revasculariser le myocarde, laquelle sera nommée "procédure de Vineberg". Le premier patient qui en bénéficie est opéré en 1950 au *Royal Victoria Hospital.* La technique de Vineberg sera utilisée sur des milliers de patients avant d'être abandonnée, mais l'idée d'utiliser l'artère mammaire interne sera reprise dans les années soixante, pour effectuer des pontages coronaires, par Robert Hans Goetz, Vasilii Kolesov et George Green.

En 1957, Vineberg est nommé Directeur du Département de Chirurgie Cardiaque au *Royal Victoria Hospital.* Il a été le fondateur de plusieurs unités chirurgicales dans diverses structures hospitalières de Montréal, et de départements de chirurgie cardiaque au *Sir Mortimer B. Davis Jewish General Hospital*, à l'Institut de Cardiologie de Montréal et au *Royal Victoria Hospital.* Il a été aussi le fondateur de la *Québec Heart Foundation.*

En 1986, Arthur Vineberg est honoré du titre d'Officier de l'Ordre du Canada, la plus haute distinction civile du Canada.

***Virchow** (triade de) :* La triade de Virchow est constituée de l'association des trois facteurs favorisant la thrombogenèse : stase, altération pariétale et hypercoagulabilité.

VIRCHOW RUDOLF LUDWIG KARL (1821-1902) : Médecin anatomopathologiste allemand, né à Schivelbein (actuellement Swidwin, Pologne) (Poméranie), mort à Berlin (Allemagne).

Né en Poméranie, élève brillant, Rudolf Virchow arrive à Berlin, en 1839, étudier la médecine grâce à une bourse, au *Friedrich-Wilhelms-Institut*, académie de médecine militaire de Berlin, dite "La Pépinière" (aujourd'hui Université de Humbold). Il obtient son doctorat en 1843, et entre, l'année suivante, à l'Hôpital de La Charité (Berlin) où il est Assistant Médical en Anatomie Pathologique, chargé des examens chimiques et microscopiques, et rapportant l'un des premiers cas de leucémie.

Virchow fonde, en 1847, avec Benno Reinhardt, la revue *Archiv für Pathologische Anatomie und Physiologie und für Klinische Medizin,* qui porte encore son nom depuis 1903, sous le titre de *Virchows Archiv.*

En 1848, il participe activement à la "Révolution de Mars", provoquant son renvoi de La Charité. On lui propose alors d'occuper la première chaire d'Anatomie Pathologique créée en Allemagne, à l'Université de Würzburg. L'un de ses étudiants est Adolf Kussmaul. Virchow occupe ce poste jusqu'en 1856. À cette date, il est rappelé à Berlin et prend en charge la chaire d'Anatomie Pathologique et de Physiologie, nouvellement créée, à la *Friedrich-Wilhelms-Universität,* chaire qu'il gardera jusqu'à sa mort en 1902. Il est aussi nommé Directeur de l'Institut Berlinois de Pathologie, situé dans les locaux de La Charité, et développe la collection anatomopathologique qu'il avait initiée en 1847.

C'est en 1858 que Rudolf Virchow décrit sa théorie cellulaire, postulant que toute cellule provient d'une autre cellule, par division ou par bourgeonnement, et que les maladies ont leur origine dans des altérations des cellules du corps, dans son ouvrage, considéré comme la base de l'anatomopathologie moderne, *Die Cellularpathologie in ihrer Begründung auf physiologische und pathologische Gewebelehre (Pathologie cellulaire, théorie fondamentale en histologie physiologique et pathologique).* Sa théorie et ses travaux, qui prolongent l'œuvre de Xavier Bichat, lui apportent immédiatement une renommée mondiale.

C'est en 1858 aussi qu'il identifie et publie les facteurs favorisant le mécanisme de la thrombogenèse, qui prendront le nom de "triade de Virchow". Virchow est connu aussi pour avoir formulé le premier les termes de "thrombose" et d'"embolie", et pour avoir expliqué le premier (à partir de ses recherches effectuées entre 1846 et 1853) le mécanisme de l'embolie pulmonaire, après avoir constaté que les caillots siégeant dans une artère pulmonaire provenaient de thrombus veineux. Il est aussi le premier à reconnaître les embolies cérébrales, de même que le caractère graisseux des lésions athéromateuses, et à décrire une thrombose carotidienne associée à une cécité contro-latérale.

En 1876, Virchow publie un petit livre décrivant la méthode systématisée d'autopsie, devenue la méthode standard. C'est lui qui réalise, en 1888, l'autopsie du *Kaiser* Frederick III qui souffrait d'un cancer du larynx. Les études de Virchow, en particulier celle publiée en 1886 à partir de l'analyse des cheveux, de la peau et de la couleur des yeux de plus de six millions d'écoliers allemands, démontrent que la majorité de ces enfants présente des caractéristiques mixtes, et lui permettent de conclure qu'il n'existe pas de race aryenne ni de race juive, combattant ainsi les idées antisémites alors présentes.

Rudolf Virchow est également un homme politique, devenant, en 1859, membre fondateur du Parti Progressiste allemand, et le présidant. Il est élu membre du Conseil Municipal de Berlin, œuvre pour la construction d'hôpitaux, de marchés couverts et d'un abattoir conforme aux règles de l'hygiène, et planifie un tout-à-l'égout moderne pour la ville. Il siège à la Chambre des Députés de Prusse de 1862 à 1902, et aussi au Reichstag, de 1880 à 1893, s'opposant à Otto von Bismarck.

Considéré comme le médecin allemand le plus important du dix-neuvième siècle et "le père de l'histopathologie moderne", Rudolf Virchow est élu, en 1861, membre étranger de l'Académie Royale des Sciences de Suède et, en 1873, membre de l'Académie des Sciences de Prusse. Il reçoit la médaille *Copley* de la *British Royal Society* en 1892, l'année de sa nomination comme Recteur de l'Université de Berlin. Il s'occupe aussi de questions concernant l'anthropologie, l'ethnologie, l'archéologie, et fonde en 1869 la Société d'Anthropologie de Berlin. Auteur prolifique, il a publié plus de 2000 articles scientifiques. En 1899, il crée un musée pathologique accessible au grand public, qui est aujourd'hui le musée historique de médecine de Berlin à l'Hôpital de La Charité.

Rudolf Virchow est enterré dans l'Ancien Cimetière St. Matthieu *(Alter St.-Matthäus-Kirchhof)*, à Berlin-Schöneberg (Allemagne). Un mémorial a été édifié, en son honneur, dans sa ville natale de Swidwin (Pologne) près de sa maison familiale, tandis qu'un monument le commémorant a été érigé à Berlin sur la *Karlplatz*. Plusieurs timbres le représentant ont été édités en 1948 et en 1953. Un campus de l'Hôpital de La Charité de Berlin est nommé *"Campus Virchow Klinikum"*, et un centre de recherche biomédicale de l'Université de Würzburg s'appelle *"Rudolf-Virchow-Zentrum"* en son honneur.

Waldhausen *(opération ou technique de) :* Technique opératoire utilisée chez le nourrisson, dans les coarctations aortiques isthmiques longues, qui consiste à sacrifier l'artère sous-clavière et à utiliser sa portion proximale qui est rabattue sur l'aorte, pour élargir le site de la coarctation sans utiliser de matériel prothétique.

WALDHAUSEN JOHN ANTON (NÉ HANS ANTON) (1929-2012) : Chirurgien cardiaque américain, d'origine allemande, né à New York City (New York), mort en Pennsylvanie (USA).

Né à New York d'une famille d'aristocrates allemands, John Anton Waldhausen retourne en Allemagne à l'âge de dix ans, à Berlin puis à

Bonn. À l'âge de quinze ans, recruté dans la Jeunesse Hitlérienne, il est envoyé sur le Front Ouest, pendant la Seconde Guerre Mondiale. Après la guerre, il doit quitter l'Allemagne, du fait qu'il est citoyen américain. Il parvient à passer son baccalauréat en Allemagne, en rémunérant son professeur au moyen de neuf cents cigarettes obtenues grâce à la vente de son train électrique à un soldat belge. Waldhausen a dix-sept ans lorsqu'il arrive seul et quasiment sans ressources à New York en juin 1947. Avec l'aide d'un prêtre jésuite, il obtient une bourse, puis, en 1950, commence ses études de médecine à la *St. Louis University School of Medicine* (Saint-Louis, Missouri) où il obtient son doctorat. Il admire alors Cyril Rollins Hanlon, Professeur de Chirurgie et chirurgien cardiaque renommé, qu'il prend pour modèle. Il poursuit sa formation en chirurgie au *Johns Hopkins Hospital* avec Alfred Blalock, au milieu des années cinquante, et participe à la mise en place de la technique du pontage aorto-coronarien dans le service.

Après un passage, de 1957 à 1962, à la *Clinic of Surgery of the National Heart Institute* de l'*University of Pennsylvania*, Waldhausen intègre l'équipe de chirurgie cardiaque à l'*Indiana University*. Il gagne alors une réputation de chirurgien cardiaque d'une grande technicité et d'une remarquable habileté.

C'est là, en 1966, qu'il invente et développe, avec David Nahrwold, Chef du Service de Chirurgie, la technique opératoire, utilisée dans la coarctation aortique, qui prendra le nom d'"opération de Waldhausen". Cette technique permettra de réduire drastiquement le taux de mortalité chez le nourrisson ainsi que le risque de récidive. En 1966, John Waldhausen développe le service de chirurgie cardio-pédiatrique au *Children's Hospital of Philadelphia*, où il travaille avec William Rashkind sur la transposition des gros vaisseaux. En 1969, il est nommé Professeur et Chef du Département de Chirurgie nouvellement créé, au *Milton Hershey Medical Center* au *Pennsylvania State University College of Medicine*, poste qu'il occupera pendant vingt-cinq ans, jusqu'à sa retraite. Il y développe, avec William Schuler Pierce, l'un des deux premiers cœurs artificiels approuvés par la *Food and Drug Administration* en 1985, nommé *"Penn State Heart"*.

Auteur de plus de 200 publications et membre de plusieurs sociétés chirurgicales, dont l'*American Association for Thoracic Surgery*, dont il fut le Président en 1991, John Anton Waldhausen a été aussi le sixième éditeur du *Journal of Thoracic and Cardiovascular Surgery*.

WallStent : Modèle d'endoprothèse utilisé au cours d'un cathétérisme artériel, pour maintenir ouvertes des artères au niveau d'une sténose et limiter la prolifération intimale à l'origine de la resténose. Ce petit implant est constitué d'un mince tube en métal tressé auto-expansible, permettant un étayage intraluminal exerçant une force radiale permanente.

WALLSTÉN HANS IVAR (1923-2018) : Ingénieur suédois, né à Ostersund (Suède), mort à Lausanne (Suisse).

En 1950, Hans Wallstén obtient son diplôme d'ingénieur en génie mécanique de l'Université de Technologie de Chalmers (Göteborg, Suède). Il commence une carrière industrielle dans la production de papier d'impression, et obtient rapidement plusieurs brevets dans ce domaine. Il est nommé Directeur Général de l'usine de papeterie de Fengersfors (Suède), mais, en 1968, il met fin à ses fonctions et décide de devenir inventeur à plein temps. Il fonde alors la société *Inventing*, dans le but de développer et commercialiser ses inventions.

En 1973, Wallstén s'installe à Lausanne, en Suisse, pour y créer un centre de développement. En 1979, il est contacté par le chirurgien Åke Senning, exerçant alors à Zürich. Celui-ci avait eu l'idée de fabriquer une prothèse en forme de ressort hélicoïdal, pouvant s'insérer dans de petits vaisseaux sténosés afin de les maintenir ouverts. Ce projet initial échoue, mais Wallstén conçoit, à la place, un implant auto-expansible, sous la forme d'un mince tube composé de fils métalliques tressés (en chrome cobalt).

C'est en 1982 qu'est ainsi inventé le "WallStent", en collaboration avec le cardiologue suisse Ulrich Sigwart et l'ingénieur anglais Christian Imbert. Soutenu financièrement par le groupe suédois Bonnier, Wallstén fonde alors la société *Medinvent*, à Villars-Sainte-Croix, lui permettant de gérer le développement de son invention. Après plusieurs années d'expérimentations animales sur le mouton et le chien, la première implantation humaine d'une endoprothèse *"self-expandable"* sur une artère fémorale a lieu en 1985, réalisée en France par Hervé Rousseau à Toulouse. Peu de temps après, le 17 mars 1986, Jacques Puel, également à Toulouse, est le premier au monde à implanter le WallStent sur une artère coronaire. Les études *BENESTENT* et *STRESS* confirmeront, en 1994, la diminution du risque de resténose coronaire grâce au stent.

Cette invention connaît un succès fulgurant, au point qu'on estime à environ deux millions le nombre de ces dispositifs implantés chaque année dans le monde. Le brevet du WallStent et la société *Medivent* sont vendus aux Laboratoires *Pfizer* en 1989. L'année suivante, Wallstén fonde *Wallstén Medical SA* (désormais *Veldana Medical*) à Morges en Suisse.

Hans Wallstén obtiendra, au cours de sa longue carrière d'inventeur, une centaine de brevets dans différents domaines d'activité. Le WallStent, sa plus grande invention, a constitué l'une des étapes majeures de l'histoire de la cardiologie interventionnelle.

WARD OWEN CONOR (1923-2021) : Pédiatre et cardiologue irlandais, né à Monaghan (Irlande), mort à Teddington (Grand-Londres) (Royaume-Uni) ; *voir Romano-Ward (syndrome de).*

Fils d'un médecin généraliste, Owen Conor Ward effectue ses études de médecine à l'*University College Dublin,* puis se spécialise en pédiatrie et en cardiologie pédiatrique à l'*University of Liverpool* et au *Alder Hey Children's Hospital* (Liverpool). Il obtient son doctorat en 1951. À partir de 1956, il exerce comme Pédiatre au *Our Lady's Hospital for Sick Children* (Dublin). En 1959, il est admis comme membre du *Royal College of Physicians of Ireland*, dont il sera nommé vice-président en 1979.

C'est en 1964 qu'il rapporte, de façon indépendante de la publication du pédiatre italien Cesarino Romano, des cas de jeunes patients présentant un syndrome du QT long, lequel sera plus tard, en 1970, connu sous le nom de "syndrome de Romano-Ward". Ward décrit ainsi la survenue de syncopes chez deux enfants présentant un intervalle QT prolongé et des épisodes de fibrillation ventriculaire à la suite d'émotions ou d'efforts, sans trouble de l'audition, distinguant ainsi ce syndrome de celui de Jervell et Lange-Nielsen.

En 1970, Owen Ward est nommé Professeur de Pédiatrie à l'*University College Dublin.* Il a aussi été le Doyen de la *Faculty of Paediatrics of the Royal College of Physicians of Ireland.* Au cours de sa carrière, il a été élu membre de multiples sociétés savantes, telles que l'*European Association of Paediatric Cardiologists*, avant de prendre sa retraite en 1991.

Il s'est aussi passionné pour l'histoire de la médecine en écrivant la biographie de John Langdon Down, et s'est investi pour la *Down's Syndrome Association of Ireland.* En 2016, Owan Conor Ward, qui a été le premier cardiologue pédiatrique d'Irlande, est nommé Docteur en Sciences *honoris causa* de l'*University College Dublin,* recevant cet honneur le même jour que son petit-fils obtenait son diplôme de médecin.

Waterston *(anastomose de)* : Technique chirurgicale palliative, de type anastomose aorto-pulmonaire, utilisée pour augmenter le débit artériel pulmonaire et améliorer l'oxygénation du sang systémique dans les cardiopathies congénitales cyanogènes. C'est une variante de l'anastomose de Potts. Elle consiste à créer une anastomose entre la face postérieure de l'aorte ascendante et la face antérieure de la branche droite de l'artère pulmonaire. Cette procédure n'est plus utilisée actuellement.

WATERSTON DAVID JAMES (1910-1985) : Chirurgien thoracique et pédiatrique britannique, né à St. Andrews (Écosse), mort au Royaume-Uni.

Fils de David Waterston, Professeur d'Anatomie de l'Université de St. Andrews (Écosse), le jeune David James Waterston étudie la médecine dans les Universités de St. Andrews et d'Édimbourg (Écosse), et reçoit son doctorat en 1933. Il commence à exercer à l'*Hospital for Sick Children* à *Great Ormond Street* (Londres), où on lui confie rapidement des responsabilités de chirurgie.

Waterston participe à la Seconde Guerre Mondiale en servant dans une unité d'Afrique puis en Europe, et fait partie de la première équipe médicale entrée dans le camp de concentration de Belsen, le 08 mai 1945. Après la démobilisation, Waterston retourne au *Great Ormond Street Hospital* comme chirurgien, en se vouant particulièrement aux nourrissons et aux jeunes enfants. En tant que chirurgien pédiatrique général, c'est lui qui opère le Prince Charles d'Angleterre, dans son enfance, d'une appendicite aiguë. La capacité de Waterston à réparer les fistules congénitales trachéo-œsophagiennes lui confère alors une solide réputation.

S'intéressant aux cardiopathies congénitales, Waterston participe à la mise en place d'une unité thoracique, la première de ce type dans le monde, dédiée aux pathologies thoraciques et cardiaques, qu'elles soient médicales ou chirurgicales. Waterston est nommé Professeur en 1961 et est élu, la même année, Président de la *British Association of Paediatric Surgeons*. En 1962, il propose un nouveau type d'opération palliative pour traiter les cardiopathies congénitales cyanogènes, telles que la tétralogie de Fallot, qui sera nommée "anastomose de Waterston".

David James Waterston a reçu de nombreux prix et honneurs, tels que la *William E. Ladd Medal* de l'*American Academy of Pediatrics*, et le *Copernicus Award* de la Pologne, remis en raison de ses contributions à la chirurgie pédiatrique. Il a été nommé, en 1972, *Commander of the British Empire*.

***Wellens** (syndrome de) :* Anomalie électrocardiographique, en relation avec une sténose critique de l'artère coronaire interventriculaire antérieure. Ce syndrome associe des douleurs d'angine de poitrine (angor instable) et une inversion de l'onde T à l'électrocardiogramme, d'abord biphasique puis symétrique et profonde dans les dérivations précordiales antérieures (V2, V3).

WELLENS HENRICK JOAN JOOST "HEIN" (1935-2020) : Cardiologue néerlandais, né à La Haye, mort à Maastricht (Pays-Bas).

Hein Wellens étudie la médecine à l'Université de Leyde (Pays-Bas), puis s'oriente vers la cardiologie au *Wilhelmina Gasthuis Hospital* de l'Université d'Amsterdam. À la fin des années soixante, il commence à étudier les arythmies cardiaques à l'Hôpital Universitaire d'Amsterdam en plaçant des sondes intracardiaques, localisant les sites d'origine des arythmies par mapping et explicitant leur mécanisme, à l'aide de stimulations électriques programmées. Il explore ainsi les syndromes de Wolff-Parkinson-White, les flutters auriculaires, et introduit le concept de réentrée. Il montre qu'il est possible d'induire et de stopper ce type de tachycardies au moyen de stimulations électriques prématurées et programmées. En 1971, Wellens publie le premier livre au monde décrivant les explorations électrophysiologiques de patients présentant une tachycardie, intitulé *Electrical Stimulation of the Heart in the Study and Treatment of Tachycardias.* L'année suivante, il montre que les tachycardies ventriculaires peuvent également, de façon reproductible, être déclenchées et arrêtées par des stimulations prématurées et programmées. Cette technique d'exploration électrophysiologique permet aussi d'étudier l'effet des médicaments antiarythmiques sur le mécanisme des tachycardies et, plus tard, de les traiter définitivement par ablation.

En 1973, Hein Wellens est nommé Professeur de Cardiologie à l'Université d'Amsterdam, puis, en 1977, Professeur et titulaire de la chaire du Département de Cardiologie de l'*Academic Hospital of the new Maastricht University (University of Limburg School of Medicine).* Il crée là un centre de pointe en rythmologie, l'un des plus réputés au monde, attirant et formant plus de 150 cardiologues du monde entier. Remarquable enseignant et scientifique exigeant, Wellens n'hésite pas à analyser lui-même, et à faire analyser par ses étudiants, des centaines de mètres d'enregistrements électrocardiographiques de surface et intracardiaques, en mesurant chaque intervalle, battement par battement.

C'est en 1982 qu'il décrit et publie le syndrome coronaire aigu, associant angor et anomalies de la repolarisation, évocateur d'une menace d'infarctus dans le territoire antérieur, qui prendra le nom de "syndrome de Wellens". Sensibilisé par les morts subites cardiaques, Hein Wellens met en place un programme d'installation de défibrillateurs automatiques dans les lieux publics. À partir de 1993, il dirige également l'*Interuniversity Cardiology Institute of the Netherlands* (Utrecht). Il prend sa retraite en 2000.

Considéré comme l'un des pères fondateurs de l'électrophysiologie cardiaque, et connu sous le nom de "géant de Maastricht", Hein Wellens a fondamentalement changé la compréhension et l'approche des arythmies cardiaques. Il a publié au cours de sa carrière plus de 600 articles scientifiques et 21 ouvrages de cardiologie. Il a été membre de nombreuses sociétés cardiologiques internationales et a été élu, en 1990, membre de la *Royal Netherlands Academy of Arts and Sciences.* En 2005, Hein Wellens a reçu le premier *Outstanding Achievement Award* de l'*European Cardiac Arrhythmia Society.*

***Wenckebach** (point de) :* Fréquence auriculaire à partir de laquelle survient un bloc atrioventriculaire du 2ème degré, de type Mobitz I, au cours d'une épreuve de stimulation électrique atriale par sonde endocavitaire. Chez l'adulte, le point de Wenckebach normal est supérieur à 150 battements par minute.

WENCKEBACH KAREL FREDERIK "VENKY" (1864-1940) : Médecin cardiologue, interniste et anatomiste néerlandais, né à La Haye (Pays-Bas), mort à Vienne (Autriche) ; *voir aussi Luciani-Wenckebach (période, bloc ou phénomène de).*

En 1881, Karel Wenckebach démarre ses études de médecine à l'Université d'Utrecht (Pays-Bas), et y reçoit son doctorat en 1888. Pendant les trois années suivantes, il travaille avec le physiologiste allemand Theodor Wilhelm Engelmann à l'Université d'Utrecht, et apprend à utiliser le kymographe et à enregistrer les anomalies du rythme cardiaque grâce à des expérimentations sur le cœur de grenouille.

Wenckebach commence une activité de médecin de campagne, puis retourne, en 1896, à Utrecht, ce qui lui permet d'associer activité clinique et études en laboratoire. Il réalise alors de brillantes recherches sur les extrasystoles, les troubles de conduction, les troubles du rythme, à partir de l'analyse du pouls artériel, donc avant l'avènement de l'électrocardiographie.

C'est en 1898 que, lors d'une consultation, Wenckebach examine une femme de quarante ans présentant un pouls irrégulier : il note que des pauses surviennent régulièrement tous les trois ou quatre battements et enregistre cette anomalie de rythme sur un sphygmographe. Il s'en réfère à son mentor, Theodor Wilhelm Engelmann, qui lui fournit des enregistrements datant de 1893 de cœur de grenouille au niveau atrial et ventriculaire. Grâce à une analyse mathématique soigneuse, à partir des tracés du pouls de la patiente et de ceux de la grenouille, en 1899, donc trois ans avant l'introduction de l'électrocardiographie par Willem Einthoven, Wenckebach publie ce phénomène de battements cardiaques irréguliers liés à un bloc partiel de la conduction atrioventriculaire. L'article en question s'intitule *"Zur Analyse des unregelmässigen Pulses" ("À propos de l'analyse d'un pouls irrégulier").* Ce bloc atrioventriculaire du second degré sera plus tard nommé "phénomène de Wenckebach", puis reclassifié en 1924 par Woldemar Mobitz en bloc de type Mobitz I. Dans cette publication, Wenckebach attribue cette découverte à Luigi Luciani, qui avait décrit en 1873 ce rythme cardiaque périodique, et nomme lui-même ce phénomène "périodes de Luciani".

En 1901, Karel Wenckebach est nommé Professeur de Médecine Interne à Groningen. Deux ans plus tard, il publie son premier ouvrage sur les arythmies cardiaques, *Die Arhythmie als Ausdruck bestimmter Funktionsstörungen des Herzens. Eine physiologisch-klinische Studie,* qui lui apporte une renommée mondiale. C'est en 1906 que Wenckebach pourra documenter, sur un enregistrement électrocardiographique, le prolongement progressif de l'intervalle PR avant la survenue d'une onde P bloquée, caractérisant la période de Luciani-Wenckebach. La même année, Ludwig Aschoff et Sunao Tawara découvrent le nœud atrioventriculaire, fournissant ainsi le substrat anatomique aux anomalies de conduction décrites par Wenckebach.

En 1911, celui-ci est nommé Professeur à Strasbourg (alors en Allemagne). Il met en évidence les effets bénéfiques de la quinine sur les troubles du rythme cardiaque, en particulier dans la fibrillation auriculaire. Il est aussi le premier à décrire le repos compensateur qui peut survenir après des extrasystoles ventriculaires. Karel Wenckebach termine sa carrière professionnelle à Vienne, en 1929, après avoir reçu la chaire de Médecine en 1914. En 1927, il publie, en collaboration avec Winterberg, un monumental traité sur les arythmies cardiaques nommé *Unregelmässige Herztätigkeit.*

De nombreux honneurs lui ont été décernés, tels que l'Ordre du Mérite de la République Autrichienne et la médaille d'honneur Carl Ludwig. Karel Wenckebach a été élu membre du *Royal College of Physicians of London*, de la *Royal Society of Medicine*, de la Société Française de Cardiologie… et fut le fondateur de la revue *Wiener Archiv für innere Medizin.*

Il est enterré dans le cimetière de Grinzing *(Grinzinger Friedhof),* un quartier de Vienne (Autriche).

White Paul Dudley (1886-1973) : Cardiologue américain né à Roxbury (Massachusetts), mort à Boston (Massachusetts) (USA) ; *voir Wolff-Parkinson-White (syndrome de) ; voir Bland, White et Garland (syndrome de).*

Fils d'un médecin généraliste, Paul White entre en 1907 à la *Harvard Medical School* (Boston, Massachusetts) et reçoit son diplôme en médecine en 1911. Profondément marqué par le décès de sa jeune sœur de douze ans d'une cardite rhumatismale, le jeune Paul sera, par cet événement dramatique, influencé dans sa carrière médicale, laquelle sera consacrée à la cardiologie. Mais avant de s'orienter vers les maladies cardiaques, White poursuit sa formation d'abord en pédiatrie, puis en hématologie, au *Massachusetts General Hospital* (Boston), et participe à la mise au point d'une nouvelle technique de mesure de la coagulation sanguine, à laquelle son nom est associé, le "test Lee-White" *("Lee-White clotting time").*

En 1913, grâce à une bourse, Paul White passe une année à l'*University College Hospital* de Londres, auprès de Sir Thomas Lewis, étudier la physiologie cardiovasculaire et apprendre à utiliser un nouvel outil, l'électrocardiographe. Pendant cette période à Londres, il rend visite à James Mackenzie et à John Parkinson, dans leur service de cardiologie qui lui servira plus tard de modèle. Ce sera le début d'une longue amitié entre White et Parkinson.

De retour à Boston en juillet 1914, White installe un laboratoire d'électrocardiographie au *Massachusetts General Hospital,* et est alors déterminé à poursuivre ses études sur le cœur. C'est pendant cette période qu'il se lie d'amitié avec Samuel Levine, qui fera une brillante carrière en cardiologie au *Peter Bent Brigham Hospital* de Boston.

Lors de la Première Guerre Mondiale, White sert dans le Corps Expéditionnaire anglais puis américain, en Italie et en France, puis organise une expédition de la Croix Rouge américaine pour gérer une épidémie de typhus qui sévissait en Macédoine et sur les îles grecques, acte pour lequel il sera décoré.

De retour, en 1919, au *Massachusetts General Hospital,* White organise le département de cardiologie et s'intéresse particulièrement à l'électrophysiologie du cœur. Il étudie de nombreux cas de fibrillation atriale ainsi que les effets de la digitaline sur l'électrocardiogramme, observant un allongement de la conduction chez les patients traités par ce médicament.

White est nommé Chef du Service de Médecine Ambulatoire en 1920 et organise un programme de formation en cardiologie pour les étudiants au *Massachusetts General Hospital.* Il commence à enseigner à la *Harvard Medical School* dès 1921. En 1924, il est l'un des fondateurs de l'*American Heart Association* dont il sera le Président en 1941.

En 1928, un jeune nageur de l'équipe de *Harvard*, âgé de dix-huit ans, décrit à Paul White des crises de palpitations se répétant depuis quatre ans, liées à des épisodes de fibrillation ou de tachycardie auriculaire paroxystique. Son électrocardiogramme présente un aspect inhabituel, avec un espace PR court et un intervalle QRS élargi. Onze jours plus tard, Louis Wolff, qui travaillait dans le laboratoire de White, rapporte un cas similaire chez un gymnaste de trente-cinq ans, lequel décrit des épisodes de palpitations déclenchés par l'effort ou le stress, depuis une dizaine d'années. En cherchant dans leurs archives, ils retrouvent encore deux autres dossiers comparables. Paul White, lors d'une tournée en Europe, retrouve à Londres son ami John Parkinson, qui est intéressé par ces tracés électrocardiographiques. Ce cardiologue britannique se souvient d'avoir vu des cas similaires, qu'il va chercher et trouver dans ses propres dossiers au cours de la nuit suivante. Les onze cas réunis de Wolff et Parkinson feront l'objet d'une publication en 1930, première description formelle de ce syndrome qui sera nommé "syndrome de Wolff-Parkinson-White". L'intitulé de l'article, *"Bundle Branch Block with Short P-R Interval in Healthy Young People Prone to Paroxysmal Tachycardia",* indique que les auteurs rapportaient l'élargissement du complexe QRS à un bloc de branche, ce qui était inexact. Dans la publication originale, les auteurs notent que les caractéristiques électrocardiographiques de ce syndrome avaient déjà été décrites par Frank Norman Wilson en 1915. Mais il s'avère que le premier cas documenté d'électrocardiogramme avec syndrome de préexcitation fut publié en 1909 par August Hoffmann, Directeur de l'Hôpital Universitaire de Düsseldorf (Allemagne).

C'est en 1933 que C.C. Wolferth et F.C. Wood proposeront, comme explication, l'existence d'une voie accessoire. Quant à l'onde *delta*, elle sera identifiée et explicitée en 1944 par P.M. Segers.

En 1931, Paul White publie son ouvrage intitulé *Heart Disease*, écrit à partir des données collectées sur douze mille patients, plusieurs fois réédité, qui devient rapidement un classique dans le domaine de la cardiologie et qui procure à son auteur une réputation internationale. À partir de 1933, il enseigne à la *Harvard University* comme Professeur Assistant, jusqu'à être nommé Professeur Émérite en 1946.

C'est en 1933 que Paul White décrit, avec Edward Franklin Bland et Joseph Garland, le syndrome qui portera leur nom, le "syndrome de Bland, White et Garland", sur un petit garçon âgé de trois mois, le fils d'un collègue radiologue. En 1935, il identifie les signes électrocardiographiques de l'embolie pulmonaire.

En 1949, White démissionne de son poste de Chef du Service de Cardiologie au *Massachusetts General Hospital*, son poste étant repris par son successeur, Edward Bland. Il souhaite en effet se consacrer totalement au développement et à la direction du *National Heart Institute* (Bethesda, Maryland). Quelques mois auparavant, le Président Harry S. Truman avait signé le *National Heart Act,* permettant la création du *National Heart Institute.* White dirigera cette institution pendant huit ans.

White est aussi l'un des fondateurs de l'*International Society of Cardiology,* en 1946, dont il sera Président en 1948, et il présidera également le premier Congrès Mondial de Cardiologie qui se tient à Paris en 1950. Il cofonde l'*International Cardiology Foundation* en 1957, dans le but de trouver des fonds pour soutenir l'*International Society of Cardiology.*

Paul Dudley White est tenu aussi pour être le fondateur de la cardiologie préventive. Il préconise l'exercice physique, tel que la pratique du vélo comme il l'avait conseillée à son prestigieux patient, le Président Dwight Eisenhower, après son infarctus en 1955, tout en le poussant à reprendre ses activités politiques. Il insiste aussi sur le sevrage tabagique, le contrôle du poids et la diététique dans la prévention des coronaropathies. White jouera un rôle essentiel dans la mise en place de la *Framingham Heart Study*, étude épidémiologique majeure (démarrée en 1948) pour identifier les facteurs de risque dans les coronaropathies.

Considéré comme le "père de la cardiologie aux USA", Paul White a consacré sa vie entière à la cardiologie, et a publié, au cours de sa carrière, plus de 700 articles scientifiques et 12 livres. Il a reçu de nombreux honneurs pour l'ensemble de ses contributions à la cardiologie, et a été honoré de la *Presidential Medal of Freedom* par le Président Lyndon B. Johnson en 1964.

Sa tombe est visible au *Bellevue Cemetery* à Harvard, Worcester County (Massachusetts) (USA).

Un timbre à son effigie a été émis en 1986 pour honorer sa mémoire. Le *"17 miles Dr. Paul Dudley White Bike Path",* situé le long de la *Charles River* à Boston, est ainsi nommé pour célébrer ce fervent défenseur de l'activité physique dans la prévention des maladies cardiovasculaires.

Williams *ou* ***Williams et Beuren*** *(syndrome de) ; voir aussi Beuren Alois J. :* La maladie de Williams ou de Williams et Beuren est une maladie génétique rare associant retard mental, une sténose aortique supra-valvulaire et des traits faciaux caractéristiques de type "elfe".

WILLIAMS JOHN CYPRIAN PHIPPS (1922-1988) : Cardiologue néo-zélandais, né à Wellington (Nouvelle-Zélande), mort ? (porté disparu) en 1988.

John Williams commence ses études de médecine en 1947 à l'*Otago Medical School* de Dunedin (Otago, Nouvelle-Zélande) et obtient son diplôme en 1953. D'abord interne en chirurgie à Auckland, il exerce, de 1956 à 1962, à l'Hôpital d'Auckland et au *Greenlane Hospital* à Auckland.

C'est au cours de cette période, en 1961, qu'il publie, à propos de quatre cas, le syndrome associant déficit cognitif, anomalie valvulaire aortique et faciès particulier, qui portera son nom, le "syndrome de Williams". Ce même syndrome est décrit l'année suivante, indépendamment de Williams, à partir de trois autres patients, par le cardiologue et pédiatre allemand Alois Josef Beuren, d'où le nom de "syndrome de Williams et Beuren" également donné. L'anomalie génétique, responsable de ce syndrome, sera découverte beaucoup plus tard.

En 1963, John Williams est nommé consultant en cardiologie au *Greenlane Hospital*, puis obtient un poste au Laboratoire de Physiologie Cardiovasculaire à la *Mayo Clinic* de Rochester (Minnesota). En 1966, il part travailler au Royaume-Uni à l'*University College* de Londres.

Sa fin de vie reste mystérieuse. Il quitte brutalement Londres en 1969, évite tout contact avec les siens à partir de 1970, et est déclaré "disparu, présumé mort" en 1988 par la Haute-Cour de Nouvelle-Zélande.

Wilson *(bloc de branche droit, type) :* Le bloc de la branche droite du faisceau de His de type Wilson est le plus fréquent et se caractérise par une onde R étroite, suivie d'une onde S large et profonde en D1, et par une onde Q étroite, suivie d'une onde R large en DIII, et un axe normal.

Wilson *(dérivations) :* Les six dérivations Wilson sont, en électrocardiographie, les dérivations précordiales du plan horizontal, nommées V1 à V6.

WILSON FRANK NORMAN (1890-1952) : Cardiologue américain, né à Livonia Township (Michigan), mort à Stockbridge (Michigan) (USA).

Frank Wilson étudie la médecine à l'*University of Michigan*, à Ann Arbor, et en sort diplômé en 1913. Il obtient un poste d'Assistant au Département de Médecine à l'Hôpital d'Ann Arbor, service qui acquiert, l'année suivante, l'un des tout premiers galvanomètres à corde des USA. Wilson est chargé de l'assemblage et de l'utilisation de cet appareil, et, à partir de là, sa carrière sera entièrement consacrée à l'électrocardiographie. Il publie, dès 1915, son premier article sur cette nouvelle technique, et décrit le premier, toujours en 1915, les caractéristiques électrocardiographiques du syndrome qui sera publié en 1930 sous le nom de syndrome de Wolff-Parkinson-White. Cependant, le premier exemple de tracé électrocardiographique de ce syndrome date de 1909, publié par August Hoffmann.

En 1916, Wilson part pour la *Washington University* (St. Louis), mais la Première Guerre Mondiale éclate, et il doit servir dans l'*US Army Medical Corps*. Il est alors envoyé à Colchester en Angleterre, assigné au *British Military Heart Hospital*, où il rencontre le grand expert en électrocardiographie, Thomas Lewis. Une profonde amitié naîtra entre ces deux cardiologues. Les deux amis passent leur temps libre à photographier des oiseaux, leur passion commune. C'est dans ce même hôpital que Frank Wilson rencontre Samuel Levine, qui restera à jamais aussi son grand ami.

À la fin de la guerre, Wilson revient à St. Louis, puis, en 1921, retourne à Ann Arbor comme Professeur Associé dans le Service de Cardiologie, où il fera toute sa carrière.

Ses études en électrocardiographie portent sur le complexe ventriculaire, les arythmies cardiaques, l'infarctus du myocarde, l'hypertrophie ventriculaire, les anomalies de l'onde T et les blocs de branche. Il décrit ainsi, en 1926, les ondes Q pathologiques de l'infarctus du myocarde, et, en 1933, le type le plus habituel de bloc de branche droit, qui sera nommé "bloc de branche droit type Wilson".

En 1934, Frank Wilson perfectionne la technique d'enregistrement électrocardiographique en ajoutant un axe horizontal transversal au cœur, au moyen de six électrodes unipolaires fixées directement sur la paroi thoracique, les "dérivations Wilson". En 1941, il formule la première définition du bloc de branche gauche. Une grande part de son activité est vouée à l'enseignement de l'électrocardiographie à des médecins venus du monde entier.

Pour ses contributions à l'étude de l'électrocardiographie, l'édition de juillet 1950 de l'*American Heart Association (Circulation)* lui est dédiée, et il reçoit, l'année suivante, la *Gold Heart Medal* de cette association. Frank Wilson, dont l'expertise dans le domaine de l'électrocardiographie clinique, est largement reconnue, est l'auteur de plus de 120 publications scientifiques. Son équipement électrocardiographique d'origine est exposé au *Museum of American History* de la *Smithsonian Institution* (Washington).

Wolff *(éperon de) :* L'éperon de Wolff, ou *crista supraventricularis*, est une formation anatomique constituée d'une saillie musculaire située sur la face droite du septum interventriculaire, marquant la limite entre la chambre de remplissage et la chambre de chasse du ventricule droit.

WOLFF CASPAR FRIEDRICH (1734-1794) : Médecin anatomiste, physiologiste et embryologiste allemand, né à Berlin (Allemagne), mort à Saint-Pétersbourg (Empire de Russie).

Fils d'un tailleur, Caspar Wolff commence ses études de médecine en 1753 au *Collegium Medico-Chirurgicum* de Berlin, et les poursuit à l'Université Martin-Luther de Halle-Wittenberg. C'est là qu'il reçoit son doctorat en médecine en 1759, grâce à sa thèse intitulée *Theoria Generationis.* Cette thèse, élaborée à partir des études de Wolff sur le développement de l'embryon de poulet et la croissance des plantes, soutient la théorie de l'épigenèse, qui explique le développement de l'embryon et des organes à partir de couches différenciées, provenant elles-mêmes de cellules indifférenciées, théorie déjà proposée par Aristote et William Harvey. Cette théorie, qui réfute le concept de "préformation", est à l'époque révolutionnaire et controversée, et critiquée en particulier par Albrecht von Haller.

Pendant la Guerre de Sept Ans, en 1761, Wolff est réquisitionné comme médecin par l'armée prussienne. Il obtient par la suite un poste de conférencier dans un hôpital militaire de Breslau (actuellement Wroclaw en Pologne) où il enseigne l'anatomie. À la fin de la guerre, en 1763, Wolff retourne à Berlin, tente d'enseigner la médecine au Collège de Médecine, mais fait face à une forte opposition de la part des professeurs, probablement en lien avec de sévères critiques vis-à-vis de sa théorie. Il est toutefois autorisé à donner des cours privés en physiologie, anatomie et médecine.

Cependant, Wolff attire l'attention de la Tsarine de Russie, Catherine II la Grande, qui, en 1766, l'invite à devenir un membre de l'Académie des Sciences de Saint-Pétersbourg. Dès l'année suivante, Caspar Wolff s'installe en Russie, où il trouve un sanctuaire pour ses travaux de recherche en embryologie, anatomie et botanique. Il a en effet obtenu la chaire d'Anatomie et de Physiologie à l'Académie des Sciences de Saint-Pétersbourg, grâce à l'appui apporté par le mathématicien Leonhard Euler. Il est également responsable du Théâtre Anatomique et du Jardin Botanique de l'Académie des Sciences.

En 1768, Caspar Wolff publie, dans les *Mémoires de l'Académie des Sciences de Saint-Pétersbourg,* un ouvrage remarquable sur l'embryologie, traitant du développement des viscères et particulièrement du tube digestif chez le poulet, et intitulé *De Formatione Intestinorum.* Dans ce livre, Wolff introduit la théorie des couches germinales, considérant que le futur embryon se présente, au début de son développement, sous forme de couches ayant l'apparence de feuilles. En anatomie, il consacre ses recherches au muscle cardiaque.

Par la suite, Wolff oriente ses travaux de recherche vers l'étude des monstres humains, réunissant une collection au Cabinet Anatomique de l'Académie, mais sa mort subite l'empêchera de compléter son travail sur la "théorie des monstres" dans laquelle il poursuivait sa théorie de l'épigénèse.

Caspar Wolff peut être considéré comme l'un des fondateurs de l'embryologie, et a laissé son nom à plusieurs formations anatomiques et embryologiques, telles que le "canal de Wolff", le "corps de Wolff", ou mésonéphros, et l'"éperon de Wolff", saillie musculaire visible dans le ventricule droit.

Cependant, l'œuvre de Wolff, et en particulier ses importants travaux sur le tractus intestinal des poussins, sont restés quasiment ignorés de ses contemporains. Il faudra attendre la traduction en allemand de son ouvrage *De Formatione Intestinorum* par Johann Friedrich Meckel le jeune, en 1812, pour que son œuvre soit redécouverte. Celle-ci sera alors reconnue par le grand embryologiste du dix-neuvième siècle, Karl Ernest von Baer, comme « le plus grand chef d'œuvre de l'observation scientifique ».

***Wolff-Parkinson-White** (syndrome de) :* Syndrome électrocardiographique caractérisé par l'existence d'un empâtement au pied du complexe QRS, appelé onde *delta*, responsable d'un raccourcissement de l'intervalle PR et d'un élargissement du complexe QRS. Cette anomalie est liée à la présence d'une voie de conduction accessoire atrio-ventriculaire perméable (faisceau de Kent), entraînant une préexcitation ventriculaire, et est souvent associée à des crises de tachycardie paroxystique.

WOLFF LOUIS (1898-1972) : Cardiologue américain, né à Boston (Massachusetts), mort à Boston (Massachusetts) (USA) ; *voir Lown et Wolff (classification de).*

Né à Boston dans une famille récemment immigrée de Lithuanie, Louis Wolff obtient un diplôme de biologie et de santé publique au *Massachusetts Institute of Technology* (Cambridge, Massachusetts) en 1918. Le jeune Louis est un très bon violoniste qui joue dans des orchestres de danse, et il envisage d'étudier la musique en Europe. L'évolution de la Première Guerre Mondiale l'incite à rester aux USA et à s'orienter vers la médecine. Il reçoit son doctorat en médecine de la *Harvard Medical School* (Boston, Massachusetts) en 1922, et effectue son internat de 1922 à 1924 au *Massachusetts General Hospital*, sous la direction de Paul Dudley White. Wolff se spécialise en cardiologie, s'intéressant plus particulièrement à la maladie coronarienne et aux tachycardies paroxystiques.

En 1928, Louis Wolff est nommé Chef du Laboratoire d'Électrocardiographie au *Beth Israel Hospital*, affilié à la *Harvard Medical School* (Boston, Massachusetts) et gardera ce poste jusqu'en 1964.

C'est également en 1928 que Paul White reçoit en consultation un jeune nageur de dix-huit ans qui décrit des crises de palpitations se répétant depuis quatre ans, liées à des épisodes de fibrillation ou de tachycardie auriculaire paroxystique. L'électrocardiogramme de ce patient présente un aspect inhabituel, avec un espace PR court et un intervalle QRS élargi. Onze jours plus tard, Louis Wolff se trouve face à un cas similaire, chez un gymnaste de trente-cinq ans. Celui-ci décrit des épisodes de palpitations déclenchés par l'effort ou le stress, se répétant depuis une dizaine d'années, et présente les mêmes anomalies électrocardiographiques que le patient de White.

En cherchant dans leurs archives, White et Wolff trouvent encore deux autres dossiers comparables. Paul White, lors d'une tournée en Europe, rencontre à Londres John Parkinson qui se montre intéressé par ces tracés électrocardiographiques. Ce cardiologue britannique se souvient d'avoir vu des cas similaires, qu'il va chercher et trouver dans ses propres dossiers au cours de la nuit suivante. Les onze cas réunis de Wolff et Parkinson feront l'objet d'une publication en 1930, première description formelle de ce syndrome qui sera nommé "syndrome de Wolff-Parkinson-White". L'intitulé de l'article, *"Bundle Branch Block with Short P-R Interval in Healthy Young People Prone to Paroxysmal Tachycardia",* indique que les auteurs rapportaient l'élargissement du complexe QRS à un bloc de branche, ce qui était inexact. Dans la publication originale, les auteurs notent que les caractéristiques électrocardiographiques de ce syndrome avaient déjà été décrites par Frank Norman Wilson en 1915. Mais il s'avère que le premier cas documenté d'électrocardiogramme avec syndrome de préexcitation fut publié en 1909 par August Hoffmann, Directeur de l'Hôpital Universitaire de Düsseldorf (Allemagne).

C'est en 1933 que C.C. Wolferth et F.C. Wood proposeront, comme explication, l'existence d'une voie accessoire. Quant à l'onde *delta*, elle sera identifiée et explicitée en 1944 par P.M. Segers. C'est seulement en 1954 que Louis Wolff rencontrera pour la première fois John Parkinson, lors du second *World Congress of Cardiology.*

Louis Wolff est élu Président de la *New England Cardiovascular Society* et devient Professeur de Médecine Clinique à la *Harvard Medical School,* où il sera nommé Professeur Émérite. En 1950, il publie son ouvrage *Electrocardiography : Fundamentals and Clinical Application.*

En 1971, Louis Wolff détermine, avec Bernard Lown, la classification des extrasystoles ventriculaires, qui portera leur nom, la "classification de Lown et Wolff".

Passionné par la musique, Louis Wolff était aussi un bon violoniste amateur qui aimait accompagner sa femme, flûtiste.

Il est enterré au *Moses Mendelsohn Cemetery*, West Roxbury, Massachusetts (USA).

Yacoub *(opération de) :* L'opération de Yacoub est une intervention chirurgicale sur un anévrysme de l'aorte ascendante qui consiste à remplacer l'aorte ascendante en conservant la valve aortique native, avec réimplantation des coronaires. Le culot aortique est remodelé à l'aide d'une prothèse festonnée. Ce type d'intervention est actuellement abandonné au profit de celle de Tiron David.

YACOUB MAGDI HABIB, SIR (1935-) : Chirurgien cardiothoracique britannique d'origine égyptienne, né à Bilbéis (Égypte).

Fils d'un chirurgien copte, Magdi Yacoub se découvre dès l'enfance une passion pour la médecine, et particulièrement pour la cardiologie suite au décès de sa jeune tante qui souffrait d'une sténose mitrale. Il entreprend ses études de médecine à l'Université du Caire, obtient son diplôme en 1957 et entreprend une formation en chirurgie. En 1961, il quitte l'Égypte pour Londres, travaillant avec Sir Russell Brock au *Guy's Hospital*, et reçoit son diplôme de Chirurgien (*Fellow Royal College of Surgeons*). En 1964, il entre dans le service de Donald Ross au *National Heart and Chest Hospital*. Il pratique alors l'"opération de Ross", au cours de laquelle la valve aortique pathologique est remplacée par la propre valve pulmonaire du patient, en particulier sur des enfants en pleine croissance. Par la suite, Yacoub modifie et améliore cette procédure en réalisant un remodelage de la racine aortique, procédure alors nommée "opération de Ross-Yacoub".

En 1968, Yacoub part pour les États-Unis et est nommé Professeur Assistant à l'Université de Chicago. L'année suivante, il revient à Londres pour tenir le poste de Chirurgien Cardio-Thoracique à l'Hôpital de Harefield.

En 1977, Magdi Yacoub élabore une nouvelle approche opératoire de switch artériel chez des patients présentant une transposition des gros vaisseaux avec septum interventriculaire intact. Mais surtout, sous sa direction, l'Hôpital de Harefield démarre un programme de transplantations cardiaques en 1980, après la levée du moratoire d'une douzaine d'années établi suite aux essais infructueux de Donald Ross. En une décennie, Yacoub et son équipe réalisent un millier d'opérations de ce type. Magdi Yacoub devient alors le chirurgien ayant réalisé le plus de transplantations cardiaques au monde. L'établissement devient le leader britannique de cette discipline et établit un record de survie de trente-trois ans pour le transplanté cardiaque John McCafferty opéré par Yacoub en 1982.

En novembre 1983, Yacoub réussit la première transplantation cœur-poumons au Royaume-Uni sur un journaliste suédois de trente-trois ans considéré comme perdu. Par la suite, avec plus de 2500 interventions, le programme de transplantations de Harefield deviendra le plus important au monde. C'est en cette même année que Yacoub conçoit un nouveau procédé opératoire, dit "de remodelage" dans la chirurgie des anévrysmes de l'aorte ascendante, qui sera nommé "opération de Yacoub".

En 1986, Yacoub est nommé Professeur de Chirurgie Cardio-Thoracique au *National Heart and Lung Institute*, *Imperial College School of Medicine of London,* et opère au *Royal Brompton Hospital* (Londres), tout en poursuivant ses activités au *Harefield Hospital*. Très impliqué en recherche fondamentale, Yacoub fonde, en 2001, le *Harefield Heart Science Centre* (*Magdi Yacoub Research Institute),* dont il est Directeur de Recherche. Ce centre est consacré à la recherche sur la transplantation cellulaire, la thérapie génique dans l'insuffisance cardiaque, et permet à Yacoub de développer une nouvelle valve à partir de cellules souches.

En 1988, Magdi Yacoub devient membre du *Royal College of Physicians,* et réalise un triple pontage coronarien sur le Premier Ministre grec Andreas Papandreou, lui sauvant ainsi la vie. Il opère de nombreuses célébrités, telles que l'acteur Omar Sharif.

Considéré comme une légende de la chirurgie cardiaque et l'un des meilleurs spécialistes internationaux de la transplantation cardiaque, Sir Magdi Yacoub a reçu de nombreux prix et honneurs pour l'ensemble de sa carrière, tels que le titre de *Chevalier* en 1992 et l'*Order of Merit* en 2014, reçus de Sa Majesté la Reine Elizabeth II. Il a été membre de l'*Academy of Medical Sciences* en 1998, membre associé de l'Institut de France, Académie des Sciences en 2005, a reçu la Médaille d'Or de l'*European Society of Cardiology* en 2006, la Médaille *Lister* du *Royal College of Surgeons* en 2015… Il est l'auteur de plus de mille publications scientifiques et membre de plus de vingt sociétés savantes, dont, en 1999, la *Royal Society of Great Britain.* Au cours de sa longue carrière professionnelle, il aura réalisé plus de vingt mille interventions de chirurgie cardiaque.

Après sa retraite en 2001, Sir Magdi Yacoub devient consultant en transplantation cardiaque. Il a continué à opérer bénévolement dans le cadre de la *"Chain of Hope"*, branche britannique de l'association humanitaire française créée par Alain Deloche dont il prit la présidence en 1995. Il a cofondé la *Magdi Yacoub Global Heart Foundation* en 2008, qui a permis, l'année suivante, d'établir l'*Aswan Heart Centre* (Égypte), inclus dans le projet de "la Chaîne de l'Espoir", réalisant chaque année plus de mille interventions à cœur ouvert, en majorité sur des enfants, et de démarrer, en 2020, la construction du *Magdi Yacoub Global Heart Centre* au Caire (Égypte).

Index des termes médicaux

Dans le cas d'éponymes composés (ex : Wolff-Parkinson-White, syndrome de), il est possible de retrouver l'article à partir de n'importe lequel des noms propres par un renvoi approprié au premier d'entre eux)

Cheyne-Stokes (dyspnée ou respiration de)
Clerc, Robert-Lévy et Cristesco (syndrome de)
Conn (adénome ou syndrome de)
Cooley (opérations de)
Corrigan (maladie de) - **Corrigan** (pouls de)
Corvisart-Fallot (syndrome)
Crafoord (opération de)
Cruveilhier (nodosités de)
Dammann-Müller (opération de)
David (opération de)
Davies (thorax de)
DeBakey (signe de) - **DeBakey** (classification de)
Dieulafoy (signes de)
Doppler (effet) - **Doppler** (examen)
Dressler (syndrome de)
Dubost (dilatateur de) - **Dubost** (opération de)
Duroziez (rythme ou triade de) - **Duroziez** (maladie de)
Ebstein (maladie d')
Einthoven (triangle d') - **Einthoven** (dérivations standard d')
Eisenmenger (syndrome d')
Eustachi (valvule d')
Fallot (tétralogie de) - **Fallot** (trilogie de) - **Fallot** (pentalogie de)
Favaloro (opération de)
Fick (méthode ou principe de)
Flack (test de)
Flint (signe ou roulement de)
Fogarty (sonde ou cathéter de)
Fontaine et Leriche (classification de)
Fontan (opération de)
Frank-Starling (ou **Starling)** (loi de)
Fridericia (formule de)
Galien (veine de)
Gallavardin (rétrécissement mitral œdémateux de) - **Gallavardin** (signe ou phénomène de) - **Gallavardin** (tachycardie ventriculaire de)
Gibbon (machine cœur-poumon de)
Goldberger (dérivations de)
Graham Steell (souffle de)
Gross (opération de)
Haller (cul-de-sac ou sinus de)
Harvey (théorie de la circulation sanguine de)
His (faisceau de)
Hodgson (maladie de)
Holter (enregistrement)
Homans (signe de)
Horton (maladie de)
Hunter-Lillehei-Hardy (intervention de)
Ionescu-Shiley (valve de)
Jaccoud-Osler (maladie de)

Jarvik-7 (cœur artificiel type)
Jatene (intervention ou procédure de)
Jervell et Lange-Nielsen (syndrome de)
Jones (critères de)
Keith et Flack (nœud sinoauriculaire de)
Kent (faisceau de)
Koch (triangle de)
Kolff (oxygénateur à membrane de)
Korotkoff (bruits de)
Kouwenhoven (méthode de)
Kussmaul (pouls paradoxal de)
Laennec (infarctus de) - **Laennec** (stéthoscope de)
Laubry et Pezzi (syndrome de)
Lenègre ou **Lenègre-Lev** (maladie de)
Leriche (opération de) - **Leriche** (syndrome de)
Leriche et Fontaine (classification de)
Lev ou **Lenègre-Lev** (maladie de)
Levine ou **Cossio-Levine** (signe de)
Lewis (indice de)
Libman-Sacks (endocardite de)
Lillehei-DeWall (oxygénateur à bulles de)
Löffler (endocardite de)
Lown-Ganong-Levine (syndrome de)
Lown et Wolff (classification de)
Luciani-Wenckebach (période, bloc ou phénomène de)
Ludwig (kymographe de)
Lutembacher (syndrome de)
Mackenzie (polygraphe clinique de)
Mahaïm (fibres de)
Marey (lois de) - **Marey** (sphygmographe de)
Marfan (syndrome ou maladie de)
Matas (opération de)
MicroMed DeBakey-Noon human implant
Mobitz (bloc type)
Mönckeberg (maladie de) - **Mönckeberg** (sclérose ou artériosclérose de)
Mondor (signe de)
Morgagni-Adams-Stokes (syndrome de)
Morquio (maladie de)
Mustard (intervention ou procédure de)
Osler (maladie d')
Pachon (appareil ou oscillomètre de)
Pardee (onde de)
Potts ou **Potts, Gibson et Smith** (anastomose ou opération de)
Prinzmetal (angor de)
Purkinje (réseau ou fibres de)
Rashkind (atrioseptostomie ou auriculotomie transseptale ou manœuvre de)
Rastelli (classification de) - **Rastelli** (opération ou procédure de)
Raynaud (syndrome ou maladie de)

Rivero-Carvalho (signe de)
Roger (maladie et souffle de)
Rokitansky-Maude Abbott (syndrome de)
Romano-Ward (syndrome de)
Ross (opération ou procédure de)
Ruffier (indice ou test de)
Seldinger (technique ou méthode de)
Senning (intervention ou opération de)
Sokolow-Lyon (indice de)
Sones (technique de)
Starr-Edwards (prothèse ou valve de)
Still (souffle de)
Stokes-Adams (maladie ou syndrome de)
Swan-Ganz (cathéter ou sonde de)
Takayasu (artérite ou maladie de)
Taussig-Bing (syndrome ou malformation de)
Thebesius (valvule de) - **Thebesius** (veines de)
Theile (sinus transverse de)
Trendelenburg (opération de)
Valsalva (manœuvre de) - **Valsalva** (sinus de)
Van Leeuwenhoeck (microscope simple de)
Vaquez-Laubry (tensiomètre ou sphygmomanomètre)
Vaughan Williams (classification de)
Venturi (effet)
Vésale (arteria soporalis de)
Vieussens (anneau de)
Vineberg (opération ou procédure de)
Virchow (triade de)
Waldhausen (opération ou technique de)
WallStent
Waterston (anastomose de)
Wellens (syndrome de)
Wenckebach (point de)
Williams ou **Williams et Beuren** (syndrome de)
Wilson (bloc de branche droit, type) - **Wilson** (dérivations)
Wolff (éperon de)
Wolff-Parkinson-White (syndrome de)
Yacoub (opération de)

Index des noms propres cités

COOLEY DENTON ARTHUR
CORRIGAN DOMINIC JOHN, SIR, 1ST BARONET
CORVISART JEAN-NICOLAS DES MARETS, BARON
CRAFOORD CLARENCE
CRUVEILHIER JEAN
DAMMANN JOHN FRANCIS "FRANK"
DAVID TIRONE ESPERIDIAO
DAVIES DAVID "HYWEL"
DEBAKEY MICHAEL ELLIS
DEWALL RICHARD ALISON
DIEULAFOY PAUL "GEORGES"
DOPPLER CHRISTIAN ANDREAS
DRESSLER WILHELM "WILLIAM"
DUBOST CHARLES
DUROZIEZ PAUL-LOUIS
EBSTEIN WILHELM
EDWARDS MILES "LOWELL"
EINTHOVEN WILLEM
EISENMENGER VICTOR
EUSTACHI BARTOLOMEO, OU EUSTACHIO
FALLOT ÉTIENNE-LOUIS "ARTHUR"
FAVALORO RENÉ GERONIMO
FICK ADOLF EUGEN
FLACK MARTIN WILLIAM
FLINT AUSTIN
FOGARTY THOMAS J. "TOM"
FONTAINE RENÉ LOUIS
FONTAN FRANCIS
FRANK OTTO FRIEDRICH WILHELM FERDINAND
FRIDERICIA LOUIS SIGURD
GALIEN CLAUDE (LATINISÉ EN GALENUS CLAUDIUS)
GALLAVARDIN "LOUIS" BÉNÉDICT
GANONG WILLIAM FRANCIS "FRAN" JR.
GANZ VILEM "WILLIAM"
GARLAND JOSEPH
GIBBON JOHN HEYSHAM JR
GOLDBERGER EMANUEL
GRAHAM STEELL
GROSS ROBERT EDWARD
HALLER VICTOR ALBRECHT VON
HANLON CYRIL ROLLINS "ROLLO"
HARVEY WILLIAM
HIS WILHELM JUNIOR
HODGSON JOSEPH
HOLTER NORMAN JEFFERIS "JEFF"
HOMANS JOHN
HORTON BAYARD TAYLOR
HUNTER SAMUEL W.

IONESCU MARIAN ION
JACCOUD FRANÇOIS SIGISMOND
JARVIK ROBERT KOFFLER
JATENE ADIB DOMINGOS
JERVELL ANTON
JONES THOMAS "DUCKETT"
JUDKINS MELVIN PAUL
KEITH ARTHUR, SIR
KENT ALBERT FRANK STANLEY
KOCH WALTER KARL
KOLFF WILLEM JOHAN "PIM"
KOROTKOFF NIKOLAÏ SERGUEÏEVITCH
KOUWENHOVEN WILLIAM BENNETT "BILL"
KUSSMAUL ADOLF CARL PHILIPP KONRAD
LAENNEC (OU LAËNNEC) RENÉ-THÉOPHILE-MARIE-HYACINTHE
LANGE-NIELSEN FRED
LAUBRY CHARLES
LENÈGRE-THOURIN JEAN
LERICHE HENRI MARIE "RENÉ"
LEV MAURICE
LEVINE SAMUEL ALBERT
LEWIS THOMAS, SIR
LIBMAN EMANUEL
LILLEHEI CLARENCE WALTON "WALT"
LÖFFLER WILHELM
LOWN BERNARD
LUCIANI LUIGI
LUDWIG CARL FRIEDRICH WILHELM
LUTEMBACHER RENÉ
MACKENZIE JAMES, SIR
MAHAÏM IVAN
MAREY ÉTIENNE-JULES
MARFAN BERNARD-JEAN ANTONIN "ANTOINE"
MATAS RUDOLPH
MOBITZ WOLDEMAR
MÖNCKEBERG JOHANN GEORG
MONDOR HENRI JEAN JUSTIN
MORGAGNI GIOVANNI BATTISTA
MORQUIO LUIS
MÜLLER WILLIAM HENRY JR.
MUSTARD WILLIAM THORNTON "BILL"
NOON GEORGE P.
OLIVER WILLIAM SILVER
OSLER WILLIAM, SIR, 1ST BARONET
PACHON MICHEL "VICTOR" GABRIEL LÉON
PARDEE HAROLD ENSIGN BENNET
PARKINSON JOHN, SIR
PEZZI CESARE

Potts Willis John
Prinzmetal Myron
Purkinje Jan (ou Johannes) Evangelista
Rashkind William J. "Bill"
Rastelli Giancardo
Raynaud "Maurice"-Auguste-Gabriel
Rivero Carvalho (ou Carvallo) José Manuel
Roger Henri-Louis
Rokitansky Karl, Freiherr (Baron) von, né Rokitansky Karel
Romano Cesarino
Ross Donald Nixon
Ruffier James-Edward
Sacks Benjamin
Seldinger Sven Ivar
Senning Åke
Shiley Donald Pearce
Sokolow Maurice N. "Sokie"
Sones Frank Mason, Jr
Starling Ernest Henry
Starr Albert
Steell Graham
Still George Frederic, Sir
Stokes William
Swan Harold James Charles "Jeremy"
Takayasu Mikito
Taussig Helen Brooke
Tawara Sunao
Thebesius Adam Christian
Theile Friedrich Wilhelm
Thomas Vivien Theodore
Trendelenburg Friedrich
Valsalva Antonio Maria
Van Leeuwenhoeck Antoni (ou Anton) Philips
Vaquez Louis "Henri"
Vaughan Williams Edward "Miles"
Venturi Giovanni Battista
Vésale André, né Andries Wytinck van Wesel
Vieussens (ou de Viessens) Raymond (ou Raimond)
Vineberg Arthur Martin
Virchow Rudolf Ludwig Karl
Waldhausen John Anton (né Hans Anton)
Wallstén Hans Ivar
Ward Owen Conor
Waterston David James
Wellens Henrick Joan Joost "Hein"
Wenckebach Karel Frederik "Venky"
White Paul Dudley
Williams John Cyprian Phipps

WILSON FRANK NORMAN
WOLFF CASPAR FRIEDRICH
YACOUB MAGDI HABIB, SIR

Termes éponymes par ordre chronologique
et dates marquantes de la cardiologie (du IIème au XXème siècles)

Les termes en caractères gras sont explicités dans le corps de l'ouvrage

157-201 : ***veine de Galien,*** décrite ? par **Claude Galien** (latinisé en Galenus Claudius).
- *théorie de la circulation sanguine,* formulée par **Claude Galien** (latinisé en Galenus Claudius), mais erronée, qui restera le modèle pendant quinze siècles.

1242 : *découverte de la petite circulation sanguine (ou circulation pulmonaire),* décrite, au Caire, par le médecin syrien Ibn Al Nafis (Ala-al-din abu Al-Hassan Ali ibn Abi-Hazm al-Qarshi al-Dimashqi), préalable nécessaire à la compréhension de la circulation générale décrite par **William Harvey** (concept repris par Michel Servet en 1552).

1271 : *première description d'une thrombose veineuse profonde,* par le moine franciscain Guillaume de Saint-Pathus.

1543 : ***arteria soporalis de Vésale***, décrite par **André Vésale**, né Andries Wytinck van Wesel, dans la première édition de son livre *De Humani Corporis Fabrica Libri Septem (À Propos de la Fabrique du Corps Humain en Sept Livres).*

1550-1564 : ***valvule d'Eustachi,*** décrite par **Bartolomeo Eustachi, ou Eustachio.**

1556-1564 : ***corps d'Arantius,*** décrits par **Arantius : Aranzio Giulio Cesare, dit Arantius.**

1628 : ***théorie de la circulation sanguine,*** décrite et publiée par **William Harvey**, dans son ouvrage *Exercitatio Anatomica de Motu Cordis et Sanguinis in Animalibus (Exercice anatomique sur le mouvement du cœur et du sang chez les animaux)*, dédié au roi d'Angleterre, Charles Ier (théorie présentée pour la première fois en 1616).

1667-1728 : *visualisation et description du trajet des artères coronaires,* par l'anatomiste hollandais Frederik Ruysch, en utilisant une préparation à base de cire, méthode améliorée à partir de celle du naturaliste hollandais Jan Swammerdam.

1668 : ***microscope simple de van Leeuwenhoek***, inventé par **Antoni van Leeuwenhoek.**

1669 : *Tractatus de Corde*, grand livre de pathologie cardiovasculaire publié par le médecin anglais Richard Lower, qui distingue l'insuffisance ventriculaire droite de la gauche.

1704 : ***manœuvre de Valsalva***, décrite par **Antonio Maria Valsalva.**

1706 : ***anneau de Vieussens***, décrit par **Raymond Vieussens.**

1707 : *mesure du pouls dans la pratique quotidienne, grâce à la "one minute pulse watch"*, inventée par le médecin anglais Sir John Floyer.

1708 : ***veines de Thebesius***, décrites par **Adam Christian Thebesius** (thèse de doctorat) (déjà décrites par **Raymond Vieussens** en 1706).
- *valvule de Thebesius*, décrite par **Adam Christian Thebesius** (thèse de doctorat).

1733 : *première mesure de la pression artérielle sur une jument*, à l'aide d'un manomètre à eau, réalisée par l'anglais Stephen Hales.

1734-1736 : ***cul de sac de Haller***, décrit par **Victor Albrecht Haller.**

1740 : ***sinus de Valsalva***, décrit par **Antonio Maria Valsalva**, publié de façon posthume par **Giovanni Battista Morgagni.**

1749 : *Traité de la structure du cœur, de son action et de ses maladies*, ouvrage considéré comme l'acte fondateur de la cardiologie, publié par le médecin français Jean-Baptiste Sénac.

1761 : ***syndrome de Morgagni-Adams-Stokes***, décrit par **Giovanni Battista Morgagni** (déjà décrit en 1717 par Marcus Gerbezius) (décrit à nouveau en 1827 par **Robert Adams**, puis en 1854 par **William Stokes**).

1767 ? : ***éperon de Wolff***, décrit par **Caspar Friedrich Wolff.**

1768 : *première description complète de l'angine de poitrine, nommée "angina pectoris"*, réalisée par l'anglais William Heberden, présentée au Collège Royal des Médecins de Londres, et publiée en 1772.

1778 : *théorie expliquant l'angine de poitrine par des calcifications coronariennes,* proposée par le médecin anglais Edward Jenner, futur découvreur du vaccin contre la variole.

1785 : *découverte des vertus thérapeutiques de la substance active de la digitale pourprée, nommée digitaline*, par le médecin et botaniste britannique William Withering (isolée et purifiée par le pharmacien et chimiste français Claude-Adolphe Nativelle en 1844).

1797 : ***effet Venturi,*** décrit par **Giovanni Battista Venturi.**

1801 : *premier drainage péricardique chirurgical*, réalisé par le chirurgien espagnol Francisco Romero.

1804 : *première description détaillée de l'athérome artériel*, par le chirurgien italien Antonio Scarpa.

1808 : *traduction du livre de Josef Leopold Auenbrügger sur la percussion*, datant de 1761, par **Jean-Nicolas Corvisart des Marets.**

1809 : *traitement de l'arrêt cardiaque au moyen d'un choc électrique,* envisagé pour la première fois par l'anatomiste et chirurgien écossais Allan Burns.

1814 : ***syndrome de Corvisart-Fallot,*** décrit par **Jean-Nicolas Corvisart des Marets** (décrit à nouveau par **Étienne-Louis Arthur Fallot** en 1888) (également nommé ***syndrome de Caillaud***).

1815 : ***maladie de Hodgson,*** décrite par **Joseph Hodgson.**

1816 : ***stéthoscope de Laennec***, inventé par **René-Théophile-Marie-Hyacinthe Laennec** (présenté à l'Académie des Sciences en 1818).

1818 : ***respiration de Cheyne-Stokes,*** décrite par **John Cheyne**, puis à nouveau en 1854 par **William Stokes.**

1827 : ***syndrome d'Adams-Stokes***, décrit par **Robert Adams** (déjà décrit en 1717 par Marcus Gerbezius et en 1761 par **Giovanni Battista Morgagni**, et décrit à nouveau en 1854 par **William Stokes**).
- *découverte des vertus thérapeutiques de la substance active de l'écorce de saule, nommée saliciline*, par le pharmacien français Pierre-Joseph Leroux (synthèse de l'acide acétylsalicylique en 1899 par le chimiste allemand Félix Hoffmann).

1831 : ***syndrome de Bouley-Charcot,*** décrit par **Jean-François Bouley** sur une jument, puis sur l'homme en 1858 par **Jean-Martin Charcot.**

1832 : ***maladie de Corrigan*** *et* ***pouls de Corrigan,*** décrits par **Dominic John Corrigan** (ce signe séméiologique avait déjà été décrit par **Raymond Vieussens** en 1715).

1834-1853 : ***sinus de Theile,*** décrit par **Friedrich Wilhelm Theile.**

1839 : ***fibres de Purkinje,*** découvertes par **Jan Evangelista Purkinje.**

1840 : ***maladie de Bouillaud,*** décrite par **Jean-Baptiste Bouillaud.**

1842 : ***effet Doppler***, décrit par **Christian Andreas Doppler** (publié en 1843).
- *première détection d'un courant électrique dans le cœur*, par le physicien italien Carlo Matteucci.

1847 : ***kymographe de Ludwig,*** inventé par **Carl Friedrich Wilhelm Ludwig.**

1849 : ***nodosités de Cruveilhier***, décrites par **Jean Cruveilhier** (également dénommées ***nodosités d'Albini***) (décrites à nouveau par **Giuseppe Albini** en 1859).

1852 : *stéthoscope bi-auriculaire,* mis au point par le médecin américain Georges P. Cammann.

1854 : ***syndrome d'Adams-Stokes***, décrit par **William Stokes** (déjà décrit en 1717 par le médecin slovène Marcus Gerbezius, en 1761 par **Giovanni Battista Morgagni**, et en 1827 par **Robert Adams**).
- ***respiration de Cheyne-Stokes,*** décrite par **William Stokes** (déjà décrite en 1818 par **John Cheyne**).

1858 : ***triade de Virchow,*** décrite par **Rudolf Ludwig Karl Virchow.**

1859 : ***nodosités d'Albini***, décrites par **Giuseppe Albini** (également dénommées ***nodosités de Cruveilhier***) (déjà décrites par **Jean Cruveilhier** en 1849).

1860 : ***sphygmographe de Marey,*** inventé par **Étienne-Jules Marey.**

1862 : ***triade de Duroziez,*** décrite par **Paul-Louis Duroziez.**
- ***maladie de Duroziez,*** décrite par **Paul-Louis Duroziez** (publiée en 1877).
- ***roulement de Flint,*** décrit par **Austin Flint.**
- ***maladie de Raynaud,*** décrite par **Maurice Raynaud** (thèse de doctorat).

1863 : *premier cathétérisme cardiaque sur l'animal (le cheval),* réalisé par **Étienne-Jules Marey** et le vétérinaire Jean-Baptiste-Auguste Chauveau, et présenté à l'Académie de Médecine.

1866 : ***maladie d'Ebstein**,* décrite et publiée par **Wilhelm Ebstein.**

1867 : *efficacité du nitrite d'amyle dans les crises d'angine de poitrine*, démontrée par Sir Thomas Lauder Brunton, médecin écossais (le nitrite d'amyle a été synthétisé par le chimiste français Antoine Balard en 1844).

1868 : ***signe d'Oliver-Cardarelli**,* décrit par **Antonio Cardarelli** (décrit à nouveau par **William Silver Oliver** en 1878).

1870 : ***méthode ou principe de Fick**,* découvert et publié par **Adolf Eugen Fick.**

1871 : ***effet Bowditch**,* observé par **Henry Pickering Bowditch.**

1873 : ***pouls paradoxal de Kussmaul,*** décrit par **Adolf Carl Philipp Konrad Kussmaul.**
- ***période ou bloc de Luciani-Wenckebach**,* décrit par **Luigi Luciani** (puis à nouveau par **Karel Frederik Wenckebach** en 1899).
- *bloc atrioventriculaire*, décrit pour la première fois chez l'homme par Alfred Lewis Galabin.

1875 : ***syndrome de Rokitansky-Maude Abbott***, décrit et publié par **Karl von Rokitansky** (décrit à nouveau par **Maude Abbott**, en 1924).

1876 : *premier sphygmomanomètre*, (méthode de mesure de la pression artérielle non invasive) inventé par Samuel Siegfried Karl von Basch.

1878 : ***signe d'Oliver-Cardarelli**,* décrit par **William Silver Oliver** (déjà décrit **Antonio Cardarelli** en 1868).

1879 : ***maladie de Roger**,* décrite par **Henri-Louis Roger.**
- *"ischémie myocardique",* terme créé par le médecin français Germain Sée.
- *découverte de l'action anti-angineuse de la trinitrine (nitroglycérine) et codification de son usage thérapeutique,* par le médecin et pharmacologue anglais William Murrel.

1880 ? : ***signes de Dieulafoy**,* décrits par **Paul Georges Dieulafoy.**

1882 : ***maladie de Jaccoud-Osler**,* décrite par **François Sigismond Jaccoud**, puis à nouveau par **William Osler** en 1885.

1885 : ***maladie de Jaccoud-Osler**,* décrite par **William Osler** (déjà décrite par **François Sigismond Jaccoud** en 1882).

1887 : *premier tracé de l'activité électrique du cœur chez l'homme*, enregistré par le médecin et physiologiste britannique Augustus Désiré Waller.

1888 : ***syndrome de Corvisart-Fallot**,* décrit par **Étienne-Louis Arthur Fallot** (déjà décrit par **Jean-Nicolas Corvisart des Marets** en 1814) (également nommé ***syndrome de Caillaud*).**
- *tétralogie de Fallot*, décrite par **Étienne-Louis Arthur Fallot** (déjà décrite en 1671 par le médecin anatomiste et évêque danois Niels Stensen, également nommé Nicolas Sténon, puis par le médecin et anatomiste hollandais Eduard Sandifort qui utilise le terme d'"enfant bleu").
- ***trilogie de Fallot**,* décrite par **Étienne-Louis Arthur Fallot.**
- ***opération de Matas**,* mise au point et réalisée par **Rudolph Matas.**
- *souffle de Graham Steell*, décrit par **Graham Steell.**

1889 : ***maladie de Bouveret**,* décrite par **Léon Bouveret** (déjà décrite en 1887 par le médecin anglais John Syer Bristowe).
- *invention du tensiomètre*, par le cardiologue français Pierre Carle Édouard Potain.

1891 : *premier électrocardiogramme enregistré sur un mammifère*, par **Ernest Henry Starling** et le physiologiste anglais William Maddock Bayliss.

1892 : ***polygraphe clinique de Mackenzie**, inventé par **Sir James Mackenzie.***

1893 : ***faisceau de His**,* décrit par **Wilhelm His Junior.**
- ***faisceau de Kent**,* découvert chez le rat par **Albert Frank Stanley Kent**, puis sur le cœur humain en 1913.

1895 : ***loi de Frank-Starling**,* démontrée par **Otto Friedrich Wilhelm Ferdinand Frank** et confirmée par **Ernest Henry Starling** en 1915.
- *découverte des rayons X*, par l'ingénieur physique et mécanique allemand Wilhelm Conrad Röntgen, Prix Nobel de Physique en 1901.

1896 : *sphygmomanomètre avec brassard gonflable*, inventé par le médecin italien Scipione Riva Rocci.
- *maladie de Marfan*, décrite par **Antoine Marfan.**
- *première suture en urgence réussie pour plaie du cœur droit*, réalisée par le chirurgien allemand Ludwig Wilhelm Carl Rehn.
- *première radiographie thoracique (sur un anévrysme aortique),* réalisée par le médecin français Toussaint Barthélémy.

1897 : ***syndrome d'Eisenmenger***, décrit et publié par **Victor Eisenmenger.**

1899 : ***période ou bloc de Luciani-Wenckebach***, décrit par **Karel Frederik Wenckebach** (déjà décrit par **Luigi Luciani** en 1873).

1900 : *première suture en urgence réussie pour plaie du ventricule gauche*, réalisée par le chirurgien français Jules Fontan.

1901 : *galvanomètre à corde, ancêtre de l'électrocardiographe*, conçu par **Willem Einthoven**, Prix Nobel de Physiologie ou Médecine, décerné en 1924 pour la mise au point de son galvanomètre à corde et pour ses travaux sur l'électrocardiographie.
- ***maladie de Morquio***, décrite par **Luis Morquio.**
- *découverte des groupes sanguins*, par le médecin et biologiste autrichien Karl Landsteiner (et découverte des groupes Rhésus en 1940).

1902 : ***dérivations standard d'Einthoven,*** décrites par **Willem Einthoven.**

1903 : ***sclérose de Mönckeberg***, décrite par **Johann Georg Mönckeberg.**

1904 : ***nodules d'Aschoff***, décrits par **Karl Albert Ludwig Aschoff** et par **Sunao Tawara.**
- ***maladie de Mönckeberg***, décrite par **Johann Georg Mönckeberg.**

1905 : *méthode auscultatoire*, présentée par **Nikolaï Sergueïevitch Korotkoff** comme méthode de mesure de la pression artérielle.
- ***bruits de Korotkoff***, définis par **Nikolaï Sergueïevitch Korotkoff.**
- ***nœud d'Aschoff-Tawara***, découvert par **Sunao Tawara** et par **Karl Albert Ludwig Aschoff** (publié en 1906).

1906 : ***nœud de Keith et Flack***, découvert par **Martin William Flack** et **Arthur Keith**, publié en 1907.
- *bloc type Mobitz II*, décrit par le cardiologue britannique John Hay au moyen d'un kymographe.

1907 : ***tensiomètre Vaquez-Laubry***, inventé par **Henri Vaquez** et **Charles Laubry** en collaboration avec l'industriel Émile Spengler.
- *premier phonocardiographe*, conçu par **Willem Einthoven.**

1908 : ***maladie de Bürger***, décrite par **Leo Bürger** (déjà rapportée en 1879 par le médecin autrichien Félix von Winiwarter).
- ***artérite de Takayasu***, décrite par **Mikito Takayasu**, (déjà décrite par **Giovanni Battista Morgagni**).

- ***opération de Trendelenburg***, conçue et publiée par **Friedrich Trendelenburg** (réalisée pour la première fois par le chirurgien allemand Martin Kirschner en 1924).

1909 : ***oscillomètre sphygmométrique de Pachon***, mis au point par **Michel Victor Gabriel Léon Pachon**, en collaboration avec l'ingénieur Charles Boulitte.
- ***souffle de Still***, décrit par **George Frederic Still.**
- ***nodosités d'Osler***, décrites par **William Osler.**

1911 : "*hypertension artérielle essentielle*", terme créé par **Otto Friedrich Wilhelm Ferdinand Frank.**

1912 : ***triangle d'Einthoven***, décrit par **Willem Einthoven.**

1914 : ***indice de Lewis***, déterminé par **Thomas Lewis.**

1915-1918 : ***signe de Mondor***, décrit par **Henri Jean Justin Mondor.**

1915 : ***réflexe de Bainbridge***, découvert par **Francis Arthur Bainbridge.**
- ***loi de Frank-Starling***, formulée par **Ernest Henry Starling** (déjà établie par **Otto Friedrich Wilhelm Ferdinand Frank** en 1895).

1916 : ***faisceau de Bachmann***, découvert par **Jean George Bachmann.**
- ***syndrome de Lutembacher***, décrit par **René Lutembacher** (déjà décrit par **Jean-Nicolas Corvisart des Marets** en 1811).
- *découverte des propriétés anticoagulantes de l'héparine*, par le physiologiste américain William Henry Howell et le chirurgien américain Jay McLean (premiers essais humains en 1935).

1919 : ***test de Flack***, établi par **Martin William Flack.**

1920 : ***formule de Bazett***, définie par **Henry Cuthbert Bazett.**
- ***formule de Fridericia***, définie par **Louis Sigurt Fridericia.**
- ***tachycardie ventriculaire de Gallavardin***, décrite par **Louis Bénédict Gallavardin.**
- ***onde de Pardee***, décrite par **Harold Ensign Bennet Pardee** (déjà décrite par le médecin américain James B. Herrick en 1919).

1921 : ***syndrome de Laubry-Pezzi***, décrit par **Charles Laubry** et **Cesare Pezzi.**

1922 : ***triangle de Koch***, décrit par **Walter Karl Koch.**

1923 : *cure d'un anévrysme de l'aorte abdominale*, réalisée par **Rudolph Matas.**
- *première commissurotomie réussie d'une sténose mitrale*, réalisée par le chirurgien américain Elliot Carr Cutler (publication en 1924).
- ***syndrome de Leriche***, décrit par **Henri Marie René Leriche** (puis à nouveau en 1940).

1924 : ***syndrome de Rokitansky-Maude Abbott***, décrit par **Maude Elizabeth Seymour Abbott, née Babin** (déjà décrit par **Karl von Rokitansky** en 1875).
- ***endocardite de Libman-Sacks***, décrite par **Emanuel Libman** et **Benjamin Sacks.**
- ***blocs de type Mobitz***, décrits et publiés par **Woldemar Mobitz.**

1925 : ***phénomène ou signe de Gallavardin***, décrit par **Louis Bénédict Gallavardin** et Ravault.
- *première commissurotomie à cœur fermé*, réalisée avec succès par le chirurgien britannique Henry Souttar (dilatation au doigt) (procédure reprise par le chirurgien américain Charles Philamore Bailey en 1945).

1928 : ***opération de Leriche***, mise au point et réalisée par **Henri Marie René Leriche**.
- *découverte de la pénicilline*, par le médecin et pharmacologue britannique Alexander Fleming, Prix Nobel de Médecine reçu en 1945, avec le pharmacologue australien Howard Walter Florey et le biochimiste allemand Ernst Boris Chain.

1929 : *premier cathétérisme cardiaque chez l'homme*, réalisé sur lui-même par le médecin allemand Werner Forssmann, Prix Nobel de Médecine, décerné en 1956, ainsi qu'au médecin et physiologiste franco-américain André Frédéric Cournand et au médecin et physiologiste américain Dickinson Woodruff Richards, pour leurs travaux sur le cathétérisme cardiaque.

1930 : ***syndrome de Wolff-Parkinson-White***, décrit et publié par **Louis Wolff**, **John Parkinson** et **Paul Dudley White** (déjà décrit en 1909 par le médecin allemand August Hoffmann, puis, en 1915, par **Frank Norman Wilson**).

1932 : ***maladie de Horton***, décrite par **Bayard Taylor Horton** et le médecin américain Thomas B. Magath (déjà décrite par le médecin de Bagdad Ali Ibn Isa au Xème siècle, puis par le chirurgien anglais Jonathan Hutchinson en 1890).

1933 : ***syndrome de Bland, White et Garland***, décrit par **Edward Franklin Bland**, **Paul Dudley White** et **Joseph Garland.**

- ***bloc de branche droit type Wilson***, décrit par **Frank Norman Wilson.**

1934 : ***rétrécissement mitral œdémateux de Gallavardin***, décrit par **Louis Bénédict Gallavardin.**
- ***dérivations Wilson***, établies par **Frank Norman Wilson.**

1935 : *opération Beck I*, mise au point et réalisée par **Claude Schaeffer Beck.**
- ***triade de Beck***, décrite par **Claude Schaeffer Beck.**
- *signes électrocardiographiques de l'embolie pulmonaire*, décrits par **Paul Dudley White.**

1936 : ***endocardite de Löffler***, décrite par **Wilhelm Löffler.**

1937 : ***machine cœur-poumon de Gibbon***, inventée par **John Haysham Gibbon Jr**, expérimentée sur des chats (date de la publication).

1938 : ***syndrome de Clerc, Robert-Lévy et Cristesco,*** décrit par **Pierre Antonin Clerc**, Robert-Lévy et Cristesco (décrit à nouveau en 1952 par **Bernard Lown, William Francis Ganong Jr** et **Samuel Albert Levine**).
- *première opération chirurgicale réussie sur les gros vaisseaux proches du cœur* : ligature d'un canal artériel persistant, réalisée par **Robert Edward Gross**, publiée en 1939.

1939 : *découverte des propriétés anticoagulantes du dicoumarol,* par le biochimiste américain Karl Paul Gerhard Link, suite aux observations du vétérinaire Frank W. Schofield en 1924.
- *découverte de l'angiotensine*, par le physiologiste argentin Eduardo Braun-Menéndez, et, de façon concomitante, par les américains Page et O.M. Helmer. Le terme "angiotensine" sera officiellement adopté en 1958.

1941 : ***fibres de Mahaïm***, décrites par **Ivan Mahaïm.**

1942 : ***dérivations de Goldberger***, définies par **Emanuel Goldberger**, et *premier enregistrement d'un tracé électrocardiographique sur 12 dérivations*.

1943 : ***test de Ruffier***, établi par **James-Edward Ruffier**, repris en 1950 par J. Dickson.
- *premier cathétérisme droit*, réalisé par **Jean Lenègre-Thourin** et le cardiologue français Pierre Maurice.

1944 : ***anastomose ou opération de Blalock-Thomas-Taussig***, mise au point et réalisée par **Alfred Blalock**, en collaboration avec **Helen Taussig** et **Vivien Thomas.**
- ***opération de Crafoord***, mise au point et réalisée par **Clarence Crafoord.**

- ***signe de Homans***, décrit par **John Homans.**
- ***critères de Jones***, définis par **Thomas Duckett Jones.**

1945 : *première commissurotomie mitrale à cœur fermé réussie*, réalisée par le chirurgien américain Charles Philamore Bailey (opération déjà effectuée par le chirurgien britannique Henri Souttar en 1925).
- *première correction réussie d'une coarctation de l'aorte, aux USA,* réalisée par **Robert Edward Gross.**
- *cathétérisme ventriculaire droit et artériel pulmonaire*, utilisé pour les mesures des pressions et du débit cardiaque, développé par le médecin et physiologiste franco-américain André Frédéric Cournand et le médecin et physiologiste américain Dickinson Woodruff Richards, Prix Nobel de Médecine, décerné en 1956, ainsi qu'au médecin allemand Werner Forssmann, pour leurs travaux sur le cathétérisme cardiaque.
- *premiers enregistrements électriques endocavitaires*, réalisés par **Jean Lenègre-Thourin** et le cardiologue français Pierre Maurice.

1946 : ***anastomose de Potts*** *ou de* ***Potts, Gibson et Smith***, développée et publiée par **Willis John Potts**, en collaboration avec Gibson et Sidney Smith.
- ***signe de Carvalho***, décrit par **José Manuel Rivero-Carvalho.**
- ***procédure Vineberg***, développée et publiée par **Arthur Martin Vineberg** (premier patient opéré en 1950).

1947 : ***phénomène d'Ashman*** et ***unité Ashman***, décrits par **Richard F. Ashman.**
- *opération Beck II*, inventée par **Claude Schaeffer Beck.**
- *première défibrillation à thorax ouvert*, par courant alternatif, réalisée par **Claude Schaeffer Beck** (méthode de ressuscitation par choc électrique suggérée en 1809 par l'anatomiste et chirurgien écossais Allan Burns).

1948 : ***opération de Brock***, mise au point et réalisée par **Claude Russell Brock** (déjà réalisée deux mois plus tôt par le chirurgien anglais Thomas Holmes Sellors).
- ***opération de Blalock-Hanlon***, mise au point et réalisée par **Alfred Blalock** et **Cyril Rollins Hanlon.**
- ***opération de Gross,*** mise au point et réalisée par **Robert Edward Gross**
- *début de l'étude de Framingham, étude épidémiologique au long cours portant sur les maladies cardiovasculaires et la détermination des facteurs de risque cardiovasculaire :* réalisée dans la ville de Framingham (Massachusetts, USA).
- *premier pontage artériel fémoral réussi par anastomose terminolatérale à l'aide d'un greffon veineux autogène*, réalisé par le chirurgien français Jean Kunlin.

1949 : ***syndrome de Taussig-Bing***, décrit par **Richard John Bing** et **Helen Taussig Brooke.**
- ***enregistrement Holter***, développé par **Normal Jefferis Holter**, puis appareil fabriqué par la société *Del Mar Avionics.*
- ***indice de Sokolow-Lyon***, établi par **Maurice N. Sokolow** et Thomas P. Lyon.
- *première opération mondiale à cœur ouvert, réalisée sur un chien,* par **William Mustard.**

1950 : ***procédure Vineberg,*** utilisée pour la première fois sur un patient par **Arthur Martin Vineberg.**

1951 : ***opération de Dubost***, mise au point et réalisée par **Charles Dubost** et le chirurgien français Philippe Blondeau.
- *premier pacemaker externe*, inventé par l'ingénieur canadien John Alexander Hopps.

1951-1955 ? ***opérations de Cooley***, mises au point par **Denton Arthur Cooley.**

1952 : *première opération à cœur ouvert sous vision directe, réussie chez l'homme, utilisant l'hypothermie,* par le chirurgien américain Floyd John Lewis de Minneapolis, assisté de **Clarence Walton Lillehei**, suite aux essais de **Wilfred Gordon Bigelow.**
- ***syndrome de Lown-Ganong-Levine***, décrit par **Bernard Lown**, **William Francis Ganong Jr** et **Samuel Albert Levine** (déjà décrit en 1938 par **Pierre Antonin Clerc**, Robert-Lévy et Cristesco).
- ***opération de Dammann-Müller***, développée par **John Francis Dammann** en collaboration avec **William Henry Müller.**
- ***classification de Leriche et Fontaine***, établie et publiée par **René Louis Fontaine** et **Henri Marie René Leriche.**
- ***technique de Seldinger***, mise au point par **Sven Ivar Seldinger** (publiée en 1953).
- *première valve cardiaque artificielle*, implantée en position aortique par le chirurgien américain Charles A. Hufnagel.

1953 : *première opération à cœur ouvert du Royaume-Uni*, réalisée par **William Paton Cleland** et **Hugh Henry Bentall**, avec la machine cœur-poumon du physiologiste sud-africain Denis Graham Melrose.
- ***signe de Cabrera***, publié par **E. Cabrera**, en collaboration avec Charlotte Friedland.
- *première endartériectomie carotidienne*, réalisée par **Michael Ellis DeBakey.**

- *première opération à cœur ouvert réussie aux USA, grâce à la machine cœur-poumon de Gibbon,* réalisée par **John Heysham Gibbon Jr.**
- *première échographie cardiaque*, réalisée par le cardiologue suédois Inge Edler et le physicien allemand Carl Hellmuth Hertz.

1954 : ***test d'Astrand et Ryhming***, développé par **Per-Olof Astrand** et Irma Ryhming.
- *première opération à cœur ouvert dans le monde, par la technique de circulation croisée,* réalisée par **Clarence Walton Lillehei.**
- *première opération à cœur ouvert en Europe réussie, sous circulation extracorporelle, grâce à une machine cœur-poumon*, réalisée en Suède par **Clarence Crafoord, Viking Olov Björk** et **Åke Senning.**
- ***syndrome de Conn,*** décrit par **Jerome W. Conn.**
- *première publication d'une étude utilisant les enregistrements Holter.*
- ***dilatateur de Dubost,*** inventé par **Charles Dubost.**

1955 : *traitement d'une dissection aortique par une homogreffe*, réalisé par **Michael Ellis DeBakey.**
- ***oxygénateur à bulles de Lillehei-DeWall,*** inventé par **Richard Alison DeWall** et **Clarence Walton Lillehei.**
- *première utilisation de la machine cœur-poumon avec oxygénateur à bulles*, mise au point par **Clarence Walton Lillehei** et **Richard Alison DeWall.**
- *première opération à cœur ouvert en Europe, utilisant la machine cœur-poumon avec oxygénateur à bulles,* réalisée par **Charles Dubost**.
- *première opération à cœur ouvert réussie aux USA grâce à la Mayo-Gibbon Heart-Lung machine*, réalisée par le chirurgien américain John W. Kirklin (Mayo Clinic).
- ***oxygénateur à membrane,*** conçu et réalisé par **Willem Johan Kolff.**

1956 : ***syndrome de Dressler,*** décrit par **William Dressler.**
- *première utilisation réussie d'un choc électrique à thorax fermé, par courant alternatif,* avec réduction d'une fibrillation ventriculaire chez l'homme, par le cardiologue américain Paul Maurice Zoll.

1957 : ***syndrome de Jervell et Lange-Nielsen,*** décrit par **Anton Jervell** et **Fred Lange-Nielsen.**
- *premier enregistrement électrique du faisceau de His*, effectué par le cardiologue français Paul Puech.
- *première implantation d'un cœur artificiel en plastique, sur un chien, permettant sa survie pendant 90 mn*, réalisée par **Willem Johan Kolff** et le japonais Tetsuko Akutsu, à la Cleveland Clinic (USA).
- *première défibrillation réussie sur thorax fermé, chez un patient en fibrillation ventriculaire,* réalisée par le cardiologue américain Gottlieb Friesinger,

grâce à un défibrillateur à courant alternatif conçu par **William Bennett Kouwenhoven.**
- *introduction du Doppler dans les investigations cardiovasculaires,* par le japonais Shigeo Satomura.

1958 : *première implantation mondiale d'un pacemaker sur l'homme*, réalisée par **Clarence Walton Lillehei**, appareil conçu par l'ingénieur américain Earl Elmer Bakken qui avait développé en 1957 le premier stimulateur cardiaque artificiel portable, transistorisé et fonctionnant sur batterie externe au patient.
- *première implantation d'un pacemaker interne, totalement implantable, sur le chien,* réalisée par le chirurgien américain William Chardack, appareil conçu par l'ingénieur américain Wilson Greatbatch.
- *première implantation d'un pacemaker interne, totalement implantable, sur l'homme*, réalisée par **Åke Senning** et **Clarence Crafoord,** appareil conçu par l'ingénieur suédois Rune Elmqvist.
- *opération de Senning*, mise au point et réalisée par **Åke Senning.**
- ***technique de Sones*,** mise au point par **Frank Mason Sones**, publiée en 1962.

1959 : ***opération de Bigelow ou de Bigelow-Cleland,*** mise au point et réalisée par **William Paton Cleland** (modifiée en 1963 par **Wilfred Gordon Bigelow**).
- *thorax de Davies*, décrit par **David Hywel Davies.**
- *sonde de Fogarty*, inventée et conçue par **Thomas J. Fogarty** (début de la production en 1969 par la société *Edwards Life Sciences*).
- *première utilisation sur un pacemaker externe de l'électrode Hunter-Roth sur l'homme,* développée par **Samuel W. Hunter**, en association avec l'ingénieur Norman Roth, de *Medtronic.*
- *angor de Prinzmetal*, décrit par **Myron Prinzmetal** (déjà décrit, par **John Parkinson**, dans les années 1930).

1960 : ***formule d'Astrand*,** déterminée par **Per-Olof Astrand.**
- *classification de DeBakey*, proposée par **Michael Ellis DeBakey.**
- ***signe de DeBakey*,** décrit par **Michael Ellis DeBakey.**
- *valve de Starr-Edwards*, conçue par **Albert Starr** et **Miles Lowell Edwards**, et premier remplacement valvulaire mitral, réalisé par **Albert Starr** (présentation des premiers résultats en 1961).
- *méthode de Kouwenhoven*, décrite et publiée par **William Bennett Kouwenhoven**, sur l'idée de l'ingénieur Guy Knickerbocker.
- *premier pontage coronarien réussi, en utilisant l'artère mammaire interne gauche,* réalisé par le chirurgien américain Robert Hans Goetz (technique reprise et légèrement modifiée par le chirurgien russe Vasilii Ivanovich Kolesov en 1964).

- *premier remplacement valvulaire aortique*, réalisé avec succès par le chirurgien américain Dwight Emary Harken sur une sténose aortique.
- *première implantation réussie d'un stimulateur cardiaque, interne, totalement implantable, pour traitement à long terme d'un bloc cardiaque,* réalisée par le chirurgien américain William Chardack, avec un appareil mis au point par l'ingénieur américain Wilson Greatbatch (appareil implanté à Buffalo, USA, sur un homme de soixante-dix-sept ans ayant un bloc atrioventriculaire complet et qui vécut deux ans après l'implantation).
- *technique de la transplantation cardiaque, réalisée sur le chien,* mise au point et présentée par le chirurgien américain Norman Edward Shumway.
- *découverte du propranolol, premier bêtabloquant,* par le médecin et pharmacologue écossais Sir James Whyte Black, Prix Nobel de Physiologie ou Médecine en 1988.

1961 : ***syndrome de Williams ou de Williams et Beuren**,* décrit par **John Cyprian Phipps Williams** (décrit à nouveau par **Alois Josef Beuren** en 1962).
- *première restauration du rythme sinusal sur un patient en fibrillation ventriculaire, par un défibrillateur à courant continu*, par **Bernard Lown.**
- *premier défibrillateur portatif*, élaboré par **William Bennett Kouwenhoven** avec l'aide de la *Mine Safety Appliance Company.*

1962 : ***syndrome de Williams ou de Williams et Beuren**,* décrit par **Alois Josef Beuren** (déjà décrit par **John Cyprian Phipps Williams** en 1961).
- *première utilisation du défibrillateur à courant continu pendant une chirurgie cardiaque*, par le chirurgien américain Donald B. Effler.
- *anastomose de Waterston*, conçue par **David James Waterston.**
- *première implantation d'une homogreffe (prélevée sur un cadavre) pour remplacement valvulaire aortique*, réalisée par le chirurgien Sir Brian Gerald Barratt-Boyes en Nouvelle-Zélande.
- *coronarographie sélective transcutanée par voie fémorale,* technique mise au point et publiée par les américains Herbert Abrams et Howard Ricketts.
- *première cinéangiographie coronaire sélective*, réalisée par **Frank Mason Sones Jr.**

1963 : ***syndrome ou maladie de Barlow**,* décrit par **John Brereton Barlow.**
- *opération de Bigelow ou de Bigelow-Cleland*, mise au point et réalisée par **Wilfred Gordon Bigelow** (technique de **William Paton Cleland** de 1959, modifiée).
- *protocole de Bruce*, publié par **Robert Arthur Bruce.**
- *première implantation de la **valve de Starr-Edwards** en position aortique*, réalisée par **Albert Starr**.
- *procédure de Mustard*, mise au point et réalisée par **William Thornton Mustard.**

- ***syndrome de Romano-Ward***, décrit par **Cesarino Romano**, puis décrit à nouveau, indépendamment, par **Owen Conor Ward**, en 1964.

1964 : *dilatation transluminale percutanée pour une artère périphérique sténosée*, réalisée pour la première fois au monde par **Melvin Paul Judkins** et le radiologue vasculaire américain Charles Dotter, sur une artère fémorale superficielle.
- ***intervention de Hunter-Lillehei-Hardy***, développée par **Samuel W. Hunter, Clarence Walton Lillehei** et H.K. Hardy.
- ***maladie de Lenègre ou de Lenègre-Lev***, décrite par **Jean Lenègre-Thourin**, et, indépendamment, par **Maurice Lev.**
- *première implantation de triple valve (aortique, mitrale et tricuspide*, réalisée par **Albert Starr.**
- ***syndrome de Romano-Ward***, décrit par **Owen Conor Ward** (déjà décrit par **Cesarino Romano**, indépendamment, en 1963).
- *première transplantation cardiaque, utilisant un cœur de chimpanzé*, réalisée par le chirurgien américain James D. Hardy.
- *première anastomose artère mammaire interne-artère coronaire réussie*, réalisée par le chirurgien russe Vasilii Kolesov (procédure déjà réalisée par Robert Hans Goetz en 1960).
- *premier pontage aorto-coronarien réussi*, réalisé par le chirurgien américain Harvey Edward Garrett, dans le service de Michael DeBakey, en utilisant un greffon artificiel en Dacron (non publié).
- *découverte des inhibiteurs calciques*, par le pharmacologue allemand Albrecht Fleckenstein.

1965 : ***valve de Carpentier-Edwards***, conçue par **Alain Carpentier** et **Miles Lowell Edwards**, et première implantation d'une hétérogreffe valvulaire en position mitrale par **Alain Carpentier** et le chirurgien français Jean-Paul Binet.
- ***manœuvre de Rashkind***, mise au point et réalisée par **William Rashkind J.**

1966 : ***opération de Bentall***, mise au point et réalisée par **Hugh Henry Bentall** (publiée en 1968).
- *première implantation d'une prothèse mécanique assurant une assistance ventriculaire gauche*, réalisée par **Michael Ellis DeBakey.**
- ***opération de Waldhausen***, conçue et réalisée par **John Anton Waldhausen** et David Nahrwold.
- *premier cas de "torsade de pointes"*, décrit et publié par le cardiologue français François Dessertenne.

1967 : *cathéter Bourassa*, inventé par **Joseph Martial Germain Bourassa.**
- ***technique de Bourassa et Judkins***, inventée et publiée par **Joseph Martial Germain Bourassa** et **Melvin Paul Judkins.**

- *première implantation d'une hétérogreffe valvulaire en position aortique*, réalisée par **Alain Carpentier** et **Charles Dubost.**
- *première transplantation cardiaque mondiale utilisant un cœur humain*, réalisée par le chirurgien cardiaque sud-africain Christiaan Barnard.
- ***opération de Favaloro***, conçue et pratiquée par **René Geronimo Favaloro**, utilisant la veine saphène (premier pontage aorto-coronarien documenté).
- ***classification de Rastelli***, établie et publiée par **Giancardo Rastelli.**
- ***intervention de Rastelli***, mise au point par **Giancardo Rastelli.**
- ***procédure de Ross***, conçue et réalisée par **Donald Nixon Ross.**
- *première cardioversion d'une fibrillation auriculaire*, réalisée par **Bernard Lown.**

1968 : *cathéter Judkins*, inventé par **Melvin Paul Judkins.**
- *première transplantation cardiaque aux USA*, réalisée par les chirurgiens américains Norman Edward Shumway et Randall B. Griepp.
- *première transplantation cardiaque, considérée comme un succès, aux USA*, réalisée par **Denton Arthur Cooley.**
- *première tentative de transplantation cardio-pulmonaire*, réalisée par **Denton Arthur Cooley.**
- ***opération de Fontan***, mise au point et réalisée par **Francis Fontan** (publiée en 1971).
- ***intervention de Rastelli***, réalisée par Robert Wallace (mise au point par **Giancardo Rastelli**).
- *première transplantation cardiaque en Europe*, réalisée par les chirurgiens français Christian Cabrol, Gérard Guiraudon et Maurice Mercadier (Pitié-Salpêtrière, Paris), survie du patient = 53 heures.
- *première transplantation cardiaque, considérée comme un succès, en Europe*, réalisée par **Charles Dubost** et le chirurgien français Jean-Paul Cachera.
- *première transplantation cardiaque au Royaume-Uni*, réalisée par **Donald Nixon Ross.**
- *première transplantation cardiaque à Marseille sur un patient, Emmanuel Vitria, qui vivra plus de dix-huit ans après sa greffe*, réalisée par les chirurgiens français Edmond Henry, Yves Baille et Jean-Raoul Monties.

1969 : ***valve Björk-Shiley***, implantée pour la première fois par **Viking Olov Björk.**
- ***anneau de Carpentier***, inventé par **Alain Carpentier** dans le cadre de la chirurgie plastique et reconstructive des valves cardiaques.
- ***effet Chatterjee***, décrit par **Kanu Chatterjee.**
- *première implantation mondiale d'un cœur artificiel expérimental*, mis au point par Domingo Liotta, réalisée par **Denton Arthur Cooley.**
- *première transplantation cœur-poumons*, réalisée par **Clarence Walton Lillehei.**

1970 : *premier pontage aorto-coronaire de Suède*, réalisé par **Viking Olov Björk.**
- ***sonde de Swan-Ganz***, inventée et développée par **Vilem "William" Ganz** et **Jeremy Swan**, avec les *Laboratoires **Edwards.***
- ***classification de Vaughan Williams***, établie et publiée par **William Edward "Miles" Vaughan Williams.**
- *premier défibrillateur cardiaque implantable*, mis au point par le médecin américain d'origine polonaise Michel Mirowski (première publication de son utilisation en 1980).

1971 : ***classification de Lown et Wolff***, établie par **Louis Wolff** et **Bernard Lown.**
- *découverte de l'action immunosuppressive de la ciclosporine A, extraite du champignon Tolypocladium inflatum,* par le microbiologiste et immunologiste belge Jean-François Borel (utilisée en clinique humaine à partir de 1977).
- ***valve de Ionescu-Shiley***, implantée par **Marian Ion Ionescu**, puis produite par ***Shiley** Laboratories.*

1972 : *premier scanner médical*, conçu par l'ingénieur britannique Godfrey Newbold Hounsfield, Prix Nobel de Physiologie ou Médecine en 1979.

1973 : *première scintigraphie cardiaque au thallium.*
- *découverte de l'intérêt de la prostaglandine E1 pour le maintien de l'ouverture d'un canal artériel persistant,* par les médecins canadiens Flavio Coceani et Peter M. Olley.

1974 : *première angioplastie percutanée sur une artère fémorale superficielle sténosée*, réalisée par le cardiologue allemand Andreas Roland Gruentzig, à Zürich (par cathéter à ballonnet).

1975 : ***procédure de Jatene***, développée et réalisée par **Adib Domingos Jatene.**
- *première échographie cardiaque transoesophagienne*, réalisée par le cardiologue américain Leon Frazin.
- ***solution de Bretschneider-HTK***, mise au point par **Hans Jürgen Bretschneider.**
- *synthèse du captopril, premier inhibiteur de l'enzyme de conversion de l'angiotensine,* par David W. Cushman, Miguel A. Ondetti et Bernard Rubin (commercialisation et introduction dans le traitement de l'hypertension artérielle à partir de 1980).

1976 : ***valve de Ionescu-Shiley***, développée par **Marian Ion Ionescu** en collaboration avec l'ingénieur **Donald Pearce Shiley**, implantée pour la première fois en 1971 par **Marian Ion Ionescu**, puis produite par ***Shiley** Laboratories.*

- *découverte de la prostacycline, sécrétée par l'endothélium vasculaire*, par les pharmacologues britanniques Sir John Robert Vane et Sir Salvador Enrique Moncada, ayant valu à John R. Vane le Prix Nobel de Physiologie ou Médecine en 1982, conjointement avec les chercheurs suédois Sune Bergström et Bengt Samuelsson, pour leurs travaux sur l'aspirine et les prostaglandines, démontrant l'efficacité de l'acide acétylsalicylique dans les maladies cardiovasculaires, en prévention secondaire.

1977 : *première angioplastie percutanée sur une sténose coronaire*, réalisée par le cardiologue allemand Andreas Roland Gruentzig.
- *première image sur l'homme obtenue par Imagerie par Résonance Magnétique (IRM)*, réalisée par le médecin américain Raymond Vahan Damadian, technique également développée par le chimiste américain Paul Christian Lauterbur et le physicien britannique Peter Mansfield, Prix Nobel de Physiologie ou Médecine en 2003, suite aux travaux du physicien suisse Félix Bloch et du physicien américain Edward Mills Purcell en 1946, Prix Nobel de Physique en 1952.

1978 : *première thrombolyse coronaire*, réalisée à la phase aiguë d'une infarctus par le cardiologue américain K.Peter Rentrop.
- *première angioplastie percutanée sur une sténose coronaire aux USA*, réalisée par l'américain Richard Myler.

1979 : *première fulguration endocavitaire*, réalisée par les français Jacques Vedel, Robert Frank et Guy Fontaine.
- *première angioplastie percutanée sur une sténose coronaire en France*, réalisée par le cardiologue français Jean-Léon Guermonprez.

1980 : *première pose mondiale d'un défibrillateur cardiaque implantable, au Johns Hopkins Hospital,* appareil conçu par le médecin américain d'origine polonaise Michel Mirowski en 1970.

1981 : *première transplantation cardio-pulmonaire mondiale considérée comme un succès*, réalisée par les chirurgiens américains Norman Edward Shumway et Bruce Reitz.

1982 : ***cœur artificiel type Jarvik-7,*** conçu par **Robert Koffler Jarvik**, avec **Willem Johan Kolff** et le japonais Tetsuko Akutsu, à Salt Lake City (USA), et première implantation, sur un homme, par le chirurgien américain William DeVries.
- ***syndrome de Wellens***, décrit par **Henrick Joan Joost "Hein" Wellens.**
- ***WallStent***, inventé par **Hans Ivar Wallstén.**

1983 : *première transplantation cœur-poumons au Royaume-Uni*, réalisée par **Magdi Yacoub.**

- ***opération de Yacoub***, conçue et réalisée par **Magdi Yacoub.**

1984 : *première commissurotomie mitrale percutanée*, réalisée par le japonais Kandji Inoué.
- *valvulotomie aortique percutanée*, mise au point et réalisée par le cardiologue français Alain Gilbert Cribier.

1985 : *Prix Nobel de la Paix*, décerné à **Bernard Lown** et le cardiologue russe Evgeny Chazov qui le reçoivent au nom de l'*IPPNW*.
- *première implantation d'une endoprothèse sur une artère périphérique*, réalisée par Hervé Rousseau et Francis Joffre, dispositif inventé par **Hans Wallstén *(WallStent).***

1986 : *première implantation d'une endoprothèse sur une artère coronaire*, réalisée par les français Jacques Puel, Hervé Rousseau et Francis Joffre, (dispositif nommé ***WallStent*** inventé par **Hans Wallstén)**, et préconisation de l'association aspirine-ticlopidine pour éviter la thrombose.
- *première utilisation de la radiofréquence*, par les cardiologues français Louis Guize, Thomas Lavergne et Jean-Yves Le Heuzey.

1991 : ***syndrome de Brugada***, décrit par **Josep et Pedro Brugada**, et publié en 1992.

1992 : ***opération de David***, développée par **Tirone Esperidiao David.**

1995 : *stimulation multisite pour l'insuffisance cardiaque (resynchronisation cardiaque)*, mise au point et publiée par le cardiologue français Serge Cazeau.

1998 : ***MicroMed DeBakey-Noon human implant***, *première pompe d'assistance ventriculaire implantable*, inventée et mise au point par **Michael Ellis DeBakey**, **George P. Noon** et des ingénieurs de la NASA, implantée à Berlin (implantée en France en 1999 par **George P. Noon** et le chirurgien français Jean-Noël Fabiani-Salmon).

TABLE DES MATIÈRES

Structures éditoriales du groupe L'Harmattan

L'Harmattan Italie
Via degli Artisti, 15
10124 Torino
harmattan.italia@gmail.com

L'Harmattan Hongrie
Kossuth l. u. 14-16.
1053 Budapest
harmattan@harmattan.hu

L'Harmattan Sénégal
10 VDN en face Mermoz
BP 45034 Dakar-Fann
senharmattan@gmail.com

L'Harmattan Cameroun
TSINGA/FECAFOOT
BP 11486 Yaoundé
inkoukam@gmail.com

L'Harmattan Burkina Faso
Achille Somé – tengnule@hotmail.fr

L'Harmattan Guinée
Almamya, rue KA 028 OKB Agency
BP 3470 Conakry
harmattanguinee@yahoo.fr

L'Harmattan RDC
185, avenue Nyangwe
Commune de Lingwala – Kinshasa
matangilamusadila@yahoo.fr

L'Harmattan Congo
67, boulevard Denis-Sassou-N'Guesso
BP 2874 Brazzaville
harmattan.congo@yahoo.fr

L'Harmattan Mali
Sirakoro-Meguetana V31
Bamako
syllaka@yahoo.fr

L'Harmattan Togo
Djidjole – Lomé
Maison Amela
face EPP BATOME
ddamela@aol.com

L'Harmattan Côte d'Ivoire
Résidence Karl – Cité des Arts
Abidjan-Cocody
03 BP 1588 Abidjan
espace_harmattan.ci@hotmail.fr

L'Harmattan Algérie
22, rue Moulay-Mohamed
31000 Oran
info2@harmattan-algerie.com

L'Harmattan Maroc
5, rue Ferrane-Kouicha, Talaâ-Elkbira
Chrableyine, Fès-Médine
30000 Fès
harmattan.maroc@gmail.com

Nos librairies en France

Librairie internationale
16, rue des Écoles – 75005 Paris
librairie.internationale@harmattan.fr
01 40 46 79 11
www.librairieharmattan.com

Lib. sciences humaines & histoire
21, rue des Écoles – 75005 Paris
librairie.sh@harmattan.fr
01 46 34 13 71
www.librairieharmattansh.com

Librairie l'Espace Harmattan
21 bis, rue des Écoles – 75005 Paris
librairie.espace@harmattan.fr
01 43 29 49 42

Lib. Méditerranée & Moyen-Orient
7, rue des Carmes – 75005 Paris
librairie.mediterranee@harmattan.fr
01 43 29 71 15

Librairie Le Lucernaire
53, rue Notre-Dame-des-Champs – 75006 Paris
librairie@lucernaire.fr
01 42 22 67 13

www.ingramcontent.com/pod-product-compliance
Lightning Source LLC
LaVergne TN
LVHW011443061026
849535LV00004BA/933
9782140253867